骨肿瘤磁共振成像诊断学

主编　毕文志　黄俊琪

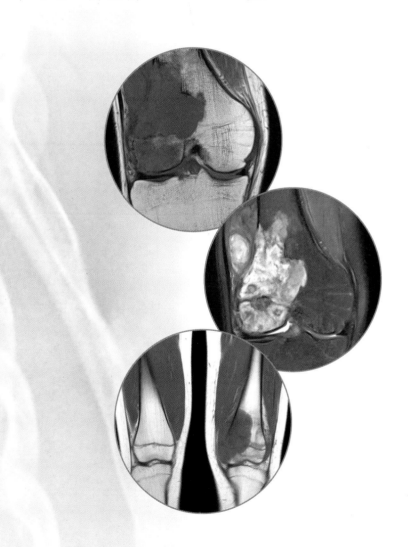

科学出版社

北　京

内 容 简 介

本书以原发性骨肿瘤的磁共振影像为主导，结合流行病学、病理学、X线和CT描述疾病特征和诊断要点。全书共13章，包括骨肿瘤概述、磁共振成像技术、软骨源性肿瘤、骨源性肿瘤、成纤维性与纤维组织细胞性肿瘤、尤因肉瘤、造血系统肿瘤、富含破骨性巨细胞肿瘤、脊索肿瘤、脉管源性肿瘤、造釉细胞肿瘤、其他间叶性肿瘤和肿瘤复发的评估等。

本书涵盖大量临床病例和影像资料、病理切片，图文并茂，理论和具体病例相结合，使读者更好地了解疾病表现，适合临床医务人员、影像人员参考。

图书在版编目（CIP）数据

骨肿瘤磁共振成像诊断学／毕文志，黄俊琪主编 .—北京：科学出版社，2023.11
ISBN 978-7-03-076727-1

Ⅰ.①骨… Ⅱ.①毕… ②黄… Ⅲ.①骨肿瘤－核磁共振成像－诊断学
Ⅳ.①R738.1

中国国家版本馆CIP数据核字（2023）第195696号

责任编辑：王海燕 肖 芳／责任校对：张 娟
责任印制：师艳茹／封面设计：吴朝洪

科 学 出 版 社 出版
北京东黄城根北街16号
邮政编码：100717
http://www.sciencep.com

北京画中画印刷有限公司 印刷
科学出版社发行 各地新华书店经销
*
2023年11月第 一 版 开本：889×1194 1/16
2023年11月第一次印刷 印张：11
字数：303 000
定价：149.00 元
（如有印装质量问题，我社负责调换）

编著者名单

主　编　毕文志　黄俊琪

副主编　许　霖　许　猛　石　波

编著者　（按姓氏笔画排序）

弋卓君　绵阳市中心医院骨科

王　昀　解放军总医院第一医学中心病理科

王　威　解放军总医院第四医学中心骨肿瘤科

王　陶　绵阳市中心医院骨科

石　波　绵阳市中心医院骨科

毕文志　解放军总医院第四医学中心骨肿瘤科

全宸良　解放军总医院第四医学中心骨肿瘤科

刘海丽　解放军总医院第一医学中心放射诊断科

闫　旭　解放军总医院第一医学中心放射诊断科

许　猛　解放军总医院第四医学中心骨肿瘤科

许　霖　解放军总医院第一医学中心放射诊断科

孙　凤　绵阳市中心医院放射诊断科

李　南　解放军总医院第四医学中心骨肿瘤科

张丽华　解放军总医院第四医学中心病理科

张迎龙　解放军总医院第四医学中心骨肿瘤科

武亚楠　解放军总医院第四医学中心骨肿瘤科

贾金鹏　解放军总医院第四医学中心骨肿瘤科

唐诗添　绵阳市中心医院骨科

黄俊琪　绵阳市中心医院骨科

韩　纲　解放军总医院第四医学中心骨肿瘤科

程佳佳　绵阳市中心医院手麻平台部

审　校　于胜吉　中国医学科学院肿瘤医院骨科

主编简介

毕文志　解放军总医院骨科医学部骨肿瘤科主任，主任医师，教授，博士生导师。长期从事骨与软组织肿瘤的临床和基础科研工作。以第一作者和（或）通信作者在 Oncogene、Orthopaedics 等杂志发表论文40 余篇。现任中华医学会骨科学分会骨肿瘤学组委员，北京抗癌协会肉瘤专业委员会副主任委员等。承担国家自然科学基金面上项目 2 项，军委后勤保障部卫生局保健专项科研课题 1 项。获解放军总医院医疗成果奖一等奖、科学技术成果奖一等奖各 1 项。主编《骨肉瘤保肢手术学》，主译《坎贝尔骨科手术学》和《临床骨肿瘤学》，以及视听教材等 10 部。获国家发明专利 2 项、实用新型专利 1 项；2012 年入选解放军总医院"百位名医"培育对象。

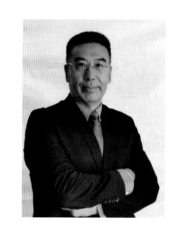

擅长疑难复杂骨肿瘤的保肢手术、骨盆肿瘤的切除与功能重建及骶骨肿瘤的切除与重建，精通骨与软组织恶性肿瘤的综合治疗，骨肉瘤的个体化新辅助化疗达到国际先进水平。

黄俊琪　任职于绵阳市中心医院骨科，硕士生导师。四川省医学会骨科学专业委员会骨肿瘤学组委员，四川省医师协会骨科医师分会数字与智能化学组委员，四川省优生托育协会骨与关节健康管理分会委员。擅长骨与软组织肿瘤综合治疗、恶性肿瘤保肢技术、3D 导航与 3D 打印重建技术、原发骨与软组织肿瘤新辅助化疗、骨与关节疾病诊疗、髋膝关节置换术等。参译《坎贝尔骨科手术学》，主编《骨肉瘤保肢手术学》，获国家专利技术 4 项。参与全军保健专项科研项目、四川省医学会科研项目，主持孵化课题项目等。以第一作者在 BMC、Orthopaedic Surgery 等杂志发表多篇 SCI 论文。获绵阳市中心医院"十大杰出青年""优秀青年医师"等称号。

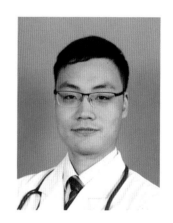

序

    "精准医疗，影像先行"。影像医学不仅定位于服务临床，而且在临床诊疗过程中发挥重要作用。近年来医学影像学发展迅猛，在传统成像技术基础上涌现出很多新技术、新方法，对于疾病的定性诊断、精准治疗进行指导。随着医学影像技术的快速发展，影像医师也需要不断地加强学习，以更好地在医疗工作中发挥自身价值，造福更多的患者。这就要求从事影像学专业的医师不能只是停留在日常工作上，更应有意识地培养对疾病全方位的认识，尤其是相关临床及病理知识，拓宽自己的疾病谱，夯实基础，进而逐步提高影像学诊断水平。

    以上述的影像学医师培养目标为出发点，本书凝聚了骨肿瘤科、放射诊断科及病理科数十位长期从事临床骨肿瘤诊疗专家的心血，按照 2020 版《WHO 骨肿瘤分类》，以大量病例为切入点，把握关键征象，结合分子病理及免疫组化，总结诊断要点及相关鉴别诊断，清晰地梳理了疾病的诊断思路，相信会给读者带来不一样的感受和收获。

北京大学第三医院放射科主任、教授、博士生导师
中华医学会放射学分会常委、骨关节学组组长
北京医学会放射学分会副主任委员

前　言

原发性骨肿瘤患者在整个肿瘤或骨科专业所占比例并不高，但发病年龄相对年轻，给社会和家庭带来的影响巨大。尤其是原发性恶性骨肿瘤，如果不能早期正确诊断和规范化治疗，可能导致相当高的致死、致残率。对原发性骨肿瘤的认识和研究一直在不断深入和完善。除少数专业骨肿瘤医师外，大多数临床医师缺乏对该类疾病的认识。正确的诊断是后续规范化治疗的基石。因此，如何来判断病变性质，鉴别其良恶性，成为早期诊治、远期生存率、保肢率的决定性因素。

骨肿瘤的诊断需要多学科的综合考虑，临床病史、查体、影像、病理，甚至需要结合分子检测等进行疾病鉴别。整个诊断期间是对影像医师、病理医师、经治医师的重大考验，需同时具备肿瘤学、骨科学、影像学、病理学等知识，以决定患者接下来的治疗方案。诊断不清或盲目诊断可能耽误病情，甚至导致无法弥补的结局。

在临床工作中，病史、查体和影像是医务人员最先接触的要素。基于骨肿瘤本身的特异性，如发病年龄、发病时长、好发部位，再结合影像表现特征，首诊医师作出最初的判断。书中依据《WHO 骨肿瘤分类》分别对各类原发骨肿瘤进行阐述。先介绍肿瘤定义、流行病学特点、临床表现和病理，再着重描述其影像表现。影像学技术的不断发展为临床提供了更多疾病信息。从最初的 X 线片、CT，到MRI、ECT、PET 等。相比其他检查，磁共振影像不仅可以展示骨与软组织的三维解剖结构，还可辨别组织性质、成分及代谢水平。本书总结了编著者多年的阅片经验，通过各章节的内容详细描述骨肿瘤特点和诊断依据。本书一大特色在于通过磁共振成像原理来剖析不同肿瘤成分和代谢差异，以此定性肿瘤类别。当然对于骨肿瘤仅探讨磁共振影像是片面的，需结合其他信息作出综合判断，以降低误诊、漏诊风险。通过这些总结，希望使读者形成系统化的诊断思路，以提高骨肿瘤诊断的正确性。

本书简明扼要的诊断说明可以为读者在诊疗过程中提供有效的判断依据、注意事项等。配以临床案例具体问题具体分析，重点突出。通过文字、图像结合的方式希望给临床医师更直观的阐述，以提升临床医师对骨肿瘤的了解。希望本书能为临床医师提供有用的参考。在本书写作与出版过程中得到骨科、影像科、病理科等多学科专业专家的大力支持，他们提供了丰富而珍贵的临床资料，在此表示深深的感谢。

毕文志

中华医学会骨科学分会骨肿瘤学组委员

北京抗癌协会肉瘤专业委员会副主任委员

解放军总医院骨科医学部骨肿瘤科主任

目　录

第 1 章　骨肿瘤概述

原发性骨肿瘤发病率相对较低，对其认识和研究一直在不断深入和完善。在恶性肿瘤中，原发性恶性骨肿瘤也非常少见。最常见的骨肉瘤、软骨肉瘤、尤因肉瘤仅占所有恶性肿瘤的 0.2%。但在儿童人群中，所占比例显著。WHO 骨与软组织肿瘤分类根据肿瘤细胞形态和来源将骨肿瘤分为 12 种类型，并进一步区分各类型中的良性、中间性和恶性。近年来随着基础、临床研究的不断发展，骨肿瘤分类、诊疗标准也随之更新和完善。

第一节　骨肿瘤流行病学

骨肿瘤在不同地区的发病率和好发部位有一定差异。在许多国家尚无标准化的骨肿瘤统计机制和数据。既往研究预测人群中有大量潜在病变未被统计或诊断，该现象在良性骨肿瘤中最为明显。即便在美国骨肿瘤调研中也发现许多无症状患者未被发现，且并非涉及单一的原发骨肿瘤类型。因此难以统计出确切的骨肿瘤发病率。相比之下，恶性骨肿瘤资料报道更为全面。在北美和欧洲，肉瘤的发病率约为 0.8/100 000。不同类型肉瘤有一定好发年龄段和地区分布。如骨肉瘤主要发生于 10 ～ 20 岁，第二高发年龄段则集中于 60 岁以后。在美国每年新增骨肉瘤病例约 2500 例，英国每年新增病例约 500 例。超过 75% 的恶性骨肿瘤为骨肉瘤、软骨肉瘤和尤因肉瘤。根据肿瘤登记系统资料总结出常见类型恶性骨肿瘤占比见表 1-1。

表 1-1　DORFMAN 和 CZERNIAK 统计的原发性恶性骨肿瘤占比情况

原发性恶性骨肿瘤	病例占比（%）
骨肉瘤	35.1
软骨肉瘤	25.8
尤因肉瘤	16.0
脊索瘤	8.4

续表

原发性恶性骨肿瘤	病例占比（%）
恶性纤维组织细胞瘤	5.7
血管肉瘤	1.4
未分类	1.2
其他	6.4

骨肿瘤和类肿瘤病变有明显的年龄分布倾向（表 1-2）。这在良性和恶性肿瘤中均有类似现象，为临床诊断提供一定依据。四肢长骨中，下肢长骨发病率显著高于上肢。其中，又以股骨、胫骨最为常见。上肢以肱骨发病为主。常见的良性病变为骨软骨瘤、巨细胞瘤、纤维结构不良。恶性主要为骨肉瘤、软骨肉瘤、恶性纤维组织细胞瘤。脊柱肿瘤可分布于颈椎、胸椎、腰椎，良性肿瘤常见于血管瘤、巨细胞瘤，原发恶性可见于骨髓瘤、淋巴瘤。脊柱病变中恶性肿瘤比例明显增高。骶骨肿瘤中巨细胞瘤和脊索瘤较为常见。最常见骨盆恶性肿瘤为软骨肉瘤，也可发生骨肉瘤、尤因肉瘤、骨髓瘤。临床诊断中结合年龄、部位、影像学可增加判断的准确性。如果初步诊断肿瘤类型发生于不常见部位或年龄段，则有必要重新评判诊断、鉴别诊断的可靠性。

表 1-2 原发骨肿瘤好发年龄与部位分布

组织学类型	好发年龄	好发部位
软骨性肿瘤		
骨软骨瘤	10～30 岁	股骨远端、胫骨近端、肱骨近端
内生软骨瘤	10～40 岁	手、足、长管状骨
骨膜软骨瘤	10～40 岁	肱骨近端、股骨远端、髋部、骨盆
软骨母细胞瘤	10～30 岁	股骨远端、胫骨近端、肱骨、跟骨（骨骺部位）
软骨黏液样纤维瘤	10～30 岁	胫骨近端、股骨远端、骨盆、趾骨
软骨肉瘤	50～80 岁	骨盆、股骨、肱骨近端、肋骨
未分化软骨肉瘤	50～70 岁	骨盆、股骨、肱骨
透明细胞软骨肉瘤	25～60 岁	股骨近端、肱骨（骨骺部位）
间充质软骨肉瘤	10～40 岁	颌骨、肋骨、骨盆、脊柱（也可发生于软组织）
骨源性肿瘤		
骨样骨瘤	5～25 岁	股骨近端、长骨
骨母细胞瘤	10～40 岁	脊柱、长管状骨、颌骨
经典型骨肉瘤	10～20 岁	股骨远端、胫骨近端、股骨近端、肩部（干骺端）
毛细血管扩张型骨肉瘤	10～30 岁	股骨、胫骨、肱骨（干骺端）
低级别中央型骨肉瘤	20～40 岁	股骨远端、胫骨近端
骨旁骨肉瘤	20～50 岁	股骨远端、肱骨近端
皮质旁骨肉瘤	10～30 岁	股骨、胫骨
继发型骨肉瘤	＞50 岁	骨盆、髋部、肩部、颅面部、胸壁
成纤维性与纤维组织细胞性肿瘤		
良性纤维组织细胞瘤	20～60 岁	骨盆、股骨
恶性纤维组织细胞瘤	40～70 岁	膝部、髋部、肩部、骨盆
尤因肉瘤	5～30 岁	骨盆、四肢长骨
骨巨细胞瘤	20～40 岁	股骨远端、胫骨近端、桡骨远端、骶骨
脊索瘤	30～80 岁	骶骨、颅底、椎骨
骨脉管源性肿瘤		
血管瘤	成人	颅面骨、椎体
上皮样血管内皮细胞瘤	成人	长管状骨、脊柱
血管肉瘤	20～70 岁	脊柱、骨盆、髋部、肩部
造釉细胞瘤	10～40 岁	胫骨、桡骨、腓骨

骨肿瘤常表现为疼痛、肿块、病理性骨折，或偶然发现。良性骨肿瘤以因疼痛就诊者为主。而无症状病变发生病理性骨折风险较高。较为特异性的症状如骨样骨瘤常出现夜间痛，镇痛药或消炎药可改善疼痛；骨软骨瘤常因关节周围无痛质硬包块就诊。但多数肿瘤临床表现不具有特异性。恶性骨肿瘤常表现为进行性疼痛，尤以夜间痛明显，药物对于症状的缓解有限。髓腔内起源的肿瘤病灶突破骨皮质后可同时表现出肿块，与疼痛呈一定相关性。对于进行性疼痛伴发肿块患者，应高度怀疑恶性肿瘤的可能。

第二节　骨肿瘤影像学

影像学检查对于骨肿瘤定位、定性、定量的判断尤为重要。影像资料可以准确显示病变所处解剖位置；根据影像学征象如骨质破坏、骨膜反应等评估病变良恶性，甚至明确肿瘤类型；同时可评估肿瘤累及解剖结构、浸润范围、与周围解剖组织关系等。

虽然如今影像学发展突飞猛进，为临床提供了更多疾病信息，但 X 线检查仍然是骨肿瘤诊断的第一步。X 线片作为最基本的检查技术，可发现溶骨、成骨性改变，骨质破坏为骨皮质破坏或是骨松质破坏，病变内有无钙化或纤维基质等（图 1-1）。结合临床表现、部位和年龄可以对肿瘤类型作出判断。X 线片上一些特异性的表现，如骨肉瘤 Codman 三角、日光放射征的典型特征，骨巨细胞瘤的皂泡样改变，血管瘤的栅栏样改变都能为骨肿瘤诊断提供帮助。X 线检查在骨肿瘤影像诊断中是不可忽视的基础。

CT 作为"增强版"X 线，采用螺旋式薄层扫描，可观察到更为细致的结构变化。利用骨窗、软组织窗、CT 值测量，三维重建解剖结构。对一些小病变或重叠病变较为敏感（图 1-2）。尤其在骨盆、脊柱、颅骨等不规则骨区域，对病变形态、范围的显像均有优势。增强 CT 可依据强化类型、强化时间等评估病变血供，明确病变与周围正常血管的解剖关系。CT 也可作为穿刺活检、介入治疗等的导向工具，但其空间分辨率有限。

磁共振成像（MRI）是骨肿瘤局部分期、治疗评估、肿瘤复发的主要成像方法。与 X 线、CT 相比，其组织分辨率、敏感性都更为优异。在肿瘤定性、定量中起重要作用。通过质子成像和计算机技术提供多种序列像，以区分不同解剖结构、病变组织性质。其优势在于可观察到骨、软组织的病变，病变周围水肿范围，与正常组织边界，骨膜早期反应，辨别病变内出血、坏死、囊性变，病变本身代谢强弱等。因此肿瘤分期是基于 MRI 成像进行区分的。

良性骨肿瘤在 MRI 上信号较为单一，病变在 T_1WI、T_2WI 序列可显示特征性的信号影像。除病理性骨折情况外，骨皮质连续性完整，多呈膨

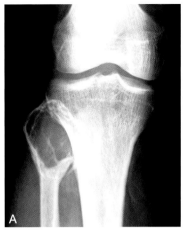

图 1-1　31 岁男性患者，膝关节 X 线片示右腓骨近端溶骨性改变（A）；17 岁女性患者，胫腓骨 X 线片示右胫骨中段成骨性改变（B）

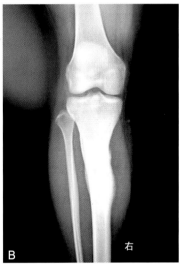

图 1-2　CT 能准确显示骨样骨瘤的瘤巢（箭头）

胀性改变，软组织内呈正常信号。恶性骨肿瘤常伴有出血、坏死、液化等，基质成分复杂，常表现为混杂的 MRI 信号。骨皮质连续性多有破坏，软组织内可见水肿或软组织肿块信号（图 1-3）。

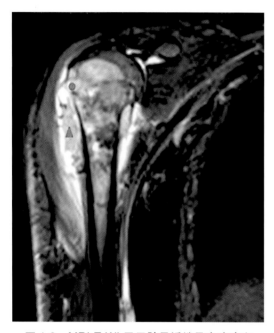

图 1-3 MRI-T$_2$WI 显示肱骨近端骨肉瘤病变
●示骨皮质连续性破坏；▲示软组织包块

影像学评估包含了肿瘤部位、大小、边界、基质类型、皮质反应等重要参数。例如造釉细胞瘤常发生于胫骨干前皮质，软骨母细胞瘤发生于骨骺。根据肿瘤大小可以预判病变的生物学行为。最大径＜ 6cm 病变良性可能性较大，＞ 6cm 病变良、恶性肿瘤中均可发生。肿瘤边界和骨破坏情况往往预示着病变的侵袭性。弧形钙化影常出现于软骨性肿瘤。生长缓慢的肿瘤使骨膜有充足的时间生成新骨，而骨膜成角则提示短期内病变进展，需警惕恶性肿瘤可能。骨松质内地图样破坏有清楚边界往往为良性肿瘤征象，边界模糊则恶性病变可能性更大。骨皮质破坏和软组织受累提示病变侵袭性强。恶性肿瘤进展早期即可表现出软组织内的水肿，但少数良性肿瘤如骨样骨瘤也可出现瘤巢周围的水肿。全身骨扫描（ECT）、PET 能提供全身肿瘤累及情况的信息，明确单一病灶或多发病灶、骨转移病灶。

第三节 骨肿瘤病理学

临床、影像、病理是骨肿瘤诊断的三要素。在肿瘤的诊疗过程中，病理被认为是诊断的"金标准"，即便临床表现、影像学特征都表明某一类型肿瘤，也需依从病理诊断依据。但骨肿瘤的病理诊断有其局限性：骨肿瘤发病率低，限制了许多病理学医师经验的积累；病理诊断过程中无法有效结合临床、实验室检查和影像资料；骨肿瘤本身形态的多样性、复杂性；肿瘤骨、反应骨、炎性增生、骨代谢等难以鉴别；穿刺活检取材量少，病变不典型。

骨肿瘤诊疗需要多学科协作，结合临床和影像资料基础上的病理诊断准确性更高。在不影响二期手术操作的前提下尽可能取得多而典型的活检组织。标本在未固定前及早送达病理室。在常规病理无法确定肿瘤类型时，可借助组织化学、免疫组化、电镜等方式明确肿瘤类型，甚至亚类（图 1-4）。

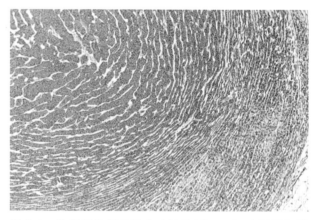

图 1-4 免疫组化显示骨肉瘤细胞 Vimentin 弥漫强阳性表达，可与转移癌鉴别

基于细胞学检查、肿瘤结构和基质类型对骨肿瘤进行组织学分型。通过病理学表现来解释临床、实验室检查和影像学的改变，可确定临床治疗方案的选择和预后判断。由于生物活性的不同，各肿瘤类型下又分为了良性、中间性和恶性。良性骨肿瘤生物活性有限，彻底的切除或刮除能有效控制局部复发率。中间性骨肿瘤具有局部渗透和破坏能力，少数病例可发生远处转移（＜2%）。常需要在正常组织中进行瘤段的广泛切除。恶性骨肿瘤除了局部破坏性生长，还具有较高的复发和转移风险。根据转移风险的高低，分为低级别（转移风险＜25%）和高级别（转移风险＞25%）。

良性软骨性肿瘤和软骨肉瘤之间存在细胞异型性、黏液基质改变和生长特性差异。但低级别软骨肉瘤分化较成熟，异型性低，无明显浸润生长，使得一些良性软骨病变与软骨肉瘤在细胞形态、黏液样变方面难以鉴别。即便考虑临床与影像因素，也难以评估这些软骨病变的恶性潜能。成骨性肿瘤中骨样骨瘤和骨母细胞瘤有着相似的组织学特征。相比而言，骨母细胞瘤发病年龄和病灶体积较大，病变内大量异常上皮样成骨细胞。骨肉瘤组织学特征是肿瘤细胞能直接产生骨样基质。骨样基质常呈弯曲状或团块样，包绕肿瘤细胞呈现出"小窝"样结构，骨样基质宽窄不一，可以似纤细的"蕾丝"样，也可以呈较宽的片块状。低级别中心性骨肉瘤都很容易被误认为是良性病变。肿瘤细胞呈长梭形，细胞形态温和，密度不大，异型性轻微，核分裂象也很难发现。肿瘤内的成骨是明显的，但成骨周边不见异型的肿瘤细胞，成骨不规则，可以出现分支状或弯曲的形态，给人以纤维结构不良的假象。低级别中心性骨肉瘤为低度恶性骨肉瘤，复发转移后可

能向高级别转化。结缔组织增生性纤维瘤虽然为良性肿瘤，但局部侵袭性较强，复发风险较高。纤维肉瘤富含恶性梭形细胞，基质内无骨化或矿化骨。低级别纤维肉瘤需与结缔组织增生性纤维瘤相鉴别，高级别纤维肉瘤需与成纤维性骨肉瘤相鉴别。良性纤维组织细胞瘤组织学上难以和非骨化纤维瘤区分，常需要通过临床表现来鉴别。恶性纤维组织细胞瘤为一类多形性肉瘤，与骨肉瘤的区别在于无骨基质生成。尤因肉瘤属于原发小圆细胞恶性肿瘤，免疫组化显示 CD99 阳性。骨巨细胞瘤以单核细胞和破骨细胞样多核巨细胞为主。继发动脉瘤样骨囊肿时，细胞核增大、深染。但软骨母细胞瘤、非骨化纤维瘤、棕色瘤伴甲状旁腺功能亢进等含有破骨细胞样巨细胞，应相鉴别。复发巨细胞瘤中可能发生高级别肉瘤样改变。脊索瘤含许多大小不等、充满黏液空泡的含藻细胞。细胞核位于细胞中心。细胞呈串排列，由嗜酸性黏液隔开。常伴有出血、坏死和囊性改变。骨的血管瘤中以混合型血管瘤最多见。上皮样血管内皮细胞瘤由上皮样细胞形成的血管通道，周围结缔组织可能有黏液样变。血管肉瘤则以非典型内皮样细胞形成血管为特征。高级别病变可表现出活跃的有丝分裂。造釉细胞瘤大体上呈实性、白色、纤维状组织，偶有出血或囊性变。组织学上表现为索状或岛状上皮样细胞，周围网状纤维或纤维骨基质。细胞核深染，核仁小或缺失，具有多形性和有丝分裂。细胞对波形纤维蛋白呈阳性，角蛋白呈阴性。

第四节　骨肿瘤治疗

骨肿瘤辅助治疗包括放疗、化疗、生物治疗等，主要针对恶性肿瘤在单纯手术治疗下难以获得有效的病情控制。放疗最常见的是直线加速器产生的高能光子束，通过诱导细胞形成氧自由基，自由基和 DNA 结合起到破坏细胞 DNA 链的作用，最终使细胞死亡。细胞对放疗的敏感性取决于许多因素，如细胞周期中有丝分裂活跃的细胞对放疗敏感；供氧丰富的细胞易于形成氧自由基，放疗敏感性较乏氧细胞高；细胞修复损伤的能力也是放疗敏感性所依赖的因素。放疗的剂量单位是戈瑞（Gy）。1Gy 相当于单位重量（kg）所吸收的射线量（J），1 拉德（rad）相当于 1 厘戈瑞（cGy）。放疗最佳的疗效在于对肿瘤细胞给予最

大可能的射线，但周围正常组织中不产生严重的损伤。可通过线性加速器保持放射边缘的清晰，使大剂量的射线集中于靶组织。细胞在有丝分裂期，200cGy 的剂量可将细胞杀死，利用特定的细胞间期，多次放疗让其他周期的细胞进入敏感期，进而利于杀伤肿瘤。同时，不断死亡的细胞周围含氧低的区域可发生氧合，增加放疗的疗效。但分次放疗可能会导致治疗的延迟，使肿瘤细胞恢复增殖，因此在肿瘤治疗过程中应避免延迟发生。一般放疗剂量为 150～200cGy/d，直至靶剂量。放疗分为术前放疗、术中放疗、术后放疗。术前放疗使肿瘤细胞不同程度坏死，消灭肿瘤周围亚临床病灶，将根治性手术变为广泛性切除。术中

放疗主要针对术中无法完全切除肿瘤或周围软组织水肿，有残留肿瘤细胞可能的患者。以降低术后肿瘤复发风险。但伤口延迟愈合、软组织坏死、放射性神经血管损伤等并发症时有报道。术后放疗应尽量缩短与手术的间隔时间，避免术后瘢痕和血供减少影响放疗疗效。

化疗药物包含周期特异性药物和周期非特异性药物，作用于肿瘤不同周期。根据其治疗目的，又分为辅助化疗和姑息化疗。20世纪80年代Rosen提出了新辅助化疗概念并应用于骨肉瘤的治疗上。使骨肉瘤5年生存率由原来的不足20%上升至60%～70%，患者可以长期无瘤生存，为骨肉瘤综合治疗奠定了基础。新辅助化疗的意义在于：可以早期进行全身治疗，以期消灭潜在的微小转移灶，控制转移率；可以根据肿瘤坏死率评估术前化疗疗效,指导术后化疗(或沿用原方案,或更改更有效的方案)和判断预后；缩小肿瘤水肿带，使肿瘤边缘钙化，提高保肢率，减少复发率；允许有充分时间，设计保肢方案，制作假体。根据一级动力学原理，大剂量化疗产生血液较高的药物浓度提高对肿瘤的杀伤作用，调动休眠期细胞进入增殖期，避免化疗免疫抑制，促使药物从细胞外转移至细胞内，易于透过生理屏障。药物的不良反应使得肿瘤医师对患者的用药剂量难以把握：小剂量药物化疗效果不显著，大剂量化疗疗效确定，但同时出现的副作用成为限制化疗用药的因素。化疗药物的副作用最严重的为骨髓抑制，同时也可出现包括泌尿系统、消化系统、心血管系统等在内的多脏器病变（表1-3）。化疗需要专科医生极高的医学水平，要充分认识骨肉瘤发病机制、掌握各类新型辅助检查技术，早期对疾病进行诊断，并了解各类化疗药物的作用特点及毒副作用，对患者进行个体化治疗设计。肿瘤坏死率是评估化疗疗效的金标准。分离骨周围未受累的软组织，参照影像，按肿瘤的最大截面沿骨的长轴剖开，获得肿瘤最大剖面的骨片，然后逐块切开，并绘制取材示意图，按所取材块依次标号（图1-5）。最后在镜下观察肿瘤坏死及残存肿瘤的范围，并在示意图上标识，计算肿瘤的坏死率。Ⅰ级：几乎未见化疗所致的肿瘤坏死；Ⅱ级：肿瘤组织坏死率＞50%，尚有存活的肿瘤组织；Ⅲ级：肿瘤组织坏死率＞90%，可见少许残存的存活的肿瘤组织；Ⅳ级：所有组织切片未见存活的肿瘤组织。

表 1-3　常用化疗药物不良反应

药物	不良反应
烷化剂	
芥子类	
环磷酰胺	出血性膀胱炎、骨髓抑制、脱发、恶心、呕吐
异环磷酰胺	出血性膀胱炎、骨髓抑制、肾毒性、神经毒性、恶心、呕吐
铂化合物	
顺铂	肾毒性、耳毒性、周围神经病变、恶心、呕吐
卡铂	骨髓抑制、肝毒性、肾毒性、恶心、呕吐、脱发
抗代谢药	
甲氨蝶呤	骨髓抑制、黏膜炎、肾毒性、肝毒性、神经毒性
拓扑异构酶活性药物	
抗肿瘤抗生素	
多柔比星	急慢性心脏毒性、骨髓抑制、黏膜炎、脱发、恶心、呕吐
放线菌素 D	骨髓抑制、腹泻、恶心、呕吐
表鬼臼毒素	
依托泊苷	黏膜炎、恶心、呕吐
抗微血管药物	
长春花生物碱类	
长春新碱	周围神经病变、癫痫发作、脱发

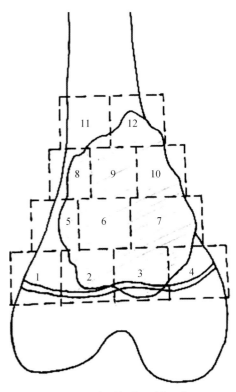

图 1-5　化疗后标本取材示意图

外科手术是目前骨肿瘤治疗的主要手段。骨肿瘤手术分级系统为手术方式的选择和评估肿瘤局部复发、远处转移具有重要意义。Enneking 分级系统基于肿瘤累及单间室或多间室、有无远处转移、肿瘤分级。AJCC 评分基于原发肿瘤大小、淋巴结受累情况、远处脏器转移。切除范围是依据术前影像学所测量的病变大小来设计，而非术中探查。X 线评估肿瘤累及范围的可靠性有限。骨缺失达 30% ～ 50% 才能在 X 线片上察觉。在比较 CT 和 MRI 评估病变范围方面，CT 属于解剖结构的检查，对确认骨性结构、软组织肿块、周围血管肌肉有一定价值。MRI 检查能体现解剖和组织内代谢情况，血管神经走行表现较 CT 更为清晰。不仅是患者手术指征的重要参考，也是手术切缘制订的依据。MRI-T_2 肿瘤的辨析度和敏感度较高，而 T_1WI 可排除肿瘤周围水肿信号的影响。既往报道认为 STIR 准确率高于 T_1WI，但可能存在过度评估的现象。手术方式有囊内切除（病灶内切除）、边缘性切除、广泛性切除、根治性切除（图 1-6）。囊内切除指外科切除平面在肿瘤内，适用于良性肿瘤或恶性肿瘤姑息性手术。边缘切除指手术切除的内侧面经过了肿瘤生长形成的假包膜。假包膜内可能残留微小病灶或卫星病灶，

因此边缘切除适用于良性肿瘤或一些低度恶性肿瘤。广泛性切除指在切除平面均在正常组织中。根治性切除指肿瘤累及的全间室切除，随着影像和辅助治疗的发展，广泛性切除也能达到同样的肿瘤控制效果。对应截肢术也分为病灶内截肢术、边缘性截肢术、广泛性截肢术、根治性截肢术。

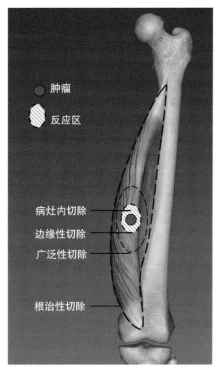

图 1-6　不同术式切除范围

保肢手术是在不影响患者局部肿瘤控制和远期生存的基础上，尽可能保留组织完整性，恢复肢体功能，提高生活质量。肿瘤切除后重建的原则在于稳定、无痛的骨重建，周围软组织重新附着以恢复肢体功能。骨缺损的重建包括关节融合术、骨关节或大段异体骨重建、异体骨 - 假体重建、假体重建、骨搬移术。融合术主要针对骨肉瘤切除后软组织缺损明显，没有足够剩余的软组织恢复功能。这是早期骨肉瘤保肢的主要方式。该方法无须置入材料，稳定重建骨结构。感染、排斥风险较低，能获得长期的生物型重建。但重建的肢体失去原有关节活动，长度发生短缩，给患者心理、生理方面带来不便。有效的化疗和显微外科的应用，利用局部旋转皮瓣或远处游离皮瓣克服软组织切除过多造成覆盖不足、功能无法恢复的问题。因外观、功能等不足，现关节融合术已不作为保肢的首选。异体骨重建是 20 世纪 70 年代提出的

生物型骨重建的方法。可通过不同的内固定方式将大段异体骨与截骨断端连接，达到重建骨缺损和关节的目的。但在临床实践中，大段异体骨发生的并发症概率较大。早期并发症包括排斥反应、感染、骨不连等，晚期并发症有骨折、关节塌陷、关节不稳定等。各中心并发症的发生率从20%到超过50%均有报道。由于这些并发症的影响，许多外科医师并不将此作为重建的选择。在一些儿童患者中，为保留患者部分生长潜力，降低肢体不等长的概率，部分治疗中心选择了异体骨进行重建。但远期发生塌陷或骨折时，为满足患者功能需要，常需要二次行关节置换术。异体骨-假体复合物（APCs）适用于肢体残端骨量较少，单纯异体骨或假体固定存在松动、固定不牢风险的情况。异体骨-假体复合物根据不同固定方式可分为骨水泥型、非骨水泥型、部分骨水泥型。由于增加了异体骨，有利于肌腱等软组织在假体上固定（图1-7），但其感染、骨折、骨不连、骨吸收等并发症限制了该技术的发展。也有研究中心对非骨水泥型异体骨-假体复合物进行报道，中期临床结果显示技术的可靠和满意。假体置换是目前应用最广泛的重建技术，能够提供早期的骨、关节支撑，使患者尽可能早地恢复肢体稳定和活动。随着材料学发展、假体理念完善，肢体各部位假体设计已趋于成熟，不只是简单地复制肢体的解剖结构，而在于达到更好的软组织覆盖。肌肉止点处钻孔的设计可实现术中对断端软组织的重新固定。工艺的提升使假体使用寿命延长，实用性更

强。针对骨肉瘤好发年龄偏小，存在生长发育的问题，为避免假体置换后肢体不等长的情况发生，设计出一种可延长假体，保留患肢部分骨骺的生长潜力，同时能够遵循不同生长曲线进行假体延长。假体普遍使用，并发症也逐渐凸显，包括机械性假体失败（如假体断裂、聚乙烯磨损）和非机械性假体失败（如感染、无菌性松动）。定制型假体存在术中不匹配的现象。可能因为假体制造期间，肿瘤生长导致术中截骨的改变；或术前影像学测量宿主骨、肿瘤大小存在偏差。假体规格不合适造成术中无法置入假体，或置入后达不到满意的解剖、功能重建。组配式假体能够根据术中实际截骨情况、探查髓腔大小选用合适的型号组装，术中不断修正和测试假体，使重建效果达到最佳。其可拆卸性极大降低了翻修手术的难度。多孔涂层、生物柄固定、高交联聚乙烯等逐渐应用于假体上，推动假体的改进创新。与其他重建方法相比，骨搬移术具有操作简单、并发症低的优点。在不涉及关节的大段骨缺损的病例中，骨搬移术能取得良好的生物重建效果。然而骨搬移术治疗周期较长，对患者的医从性要求较高。骨肉瘤患者在骨搬移期间还接受辅助性的化疗，影响骨质生长，可能会延缓搬移的速度或骨痂形成不良。Karita、Tsuchiya等报道瘤段切除后在外固定架的牵引下实现骨缺损的重建。骨与软组织的逐渐延长，避免了神经血管的牵拉伤和肢体不等长。在报道中，骨不连、骨折发生率低，骨不连的发生可能与牵引骨固定不牢有关（图1-8和图1-9）。

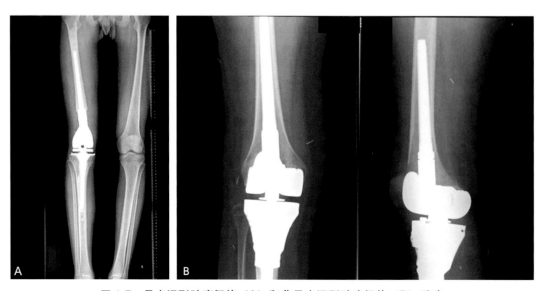

图1-7　骨水泥型肿瘤假体（A）和非骨水泥型肿瘤假体（B）重建

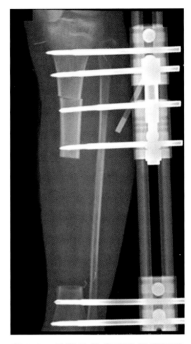

图 1-8　骨搬移技术重建肿瘤切除术后骨缺损

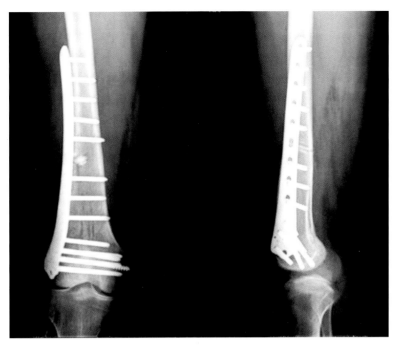

图 1-9　大段异体骨重建技术

主要参考文献

Abdeen A, Hoang BH, Athanasian EA, et al. 2009. Allograft-prosthesis composite reconstruction of the proximal part of the humerus: Functional outcome and survivorship. J Bone Joint Surg Am, 91(10): 2406-2415.

Amer KM, Munn M, Congiusta D, et al. 2020. Survival and prognosis of chondrosarcoma subtypes: SEER database analysis. J Orthop Res, 38(2): 311-319.

Amit P, Patro DK, Basu D, et al. 2014. Role of dynamic MRI and clinical assessment in predicting histologic response to neoadjuvant chemotherapy in bone sarcomas. Am J Clin Oncol, 37(4): 384-390.

Aponte-Tinao LA, Piuzzi NS, Roitman P, et al. 2015. A high-grade sarcoma arising in a patient with recurrent benign giant cell tumor of the proximal tibia while receiving treatment with Denosumab. Clin Orthop Relat Res, 473(9): 3050-3055.

Bernthal NM, Federman N, Eilber FR, et al. 2012. Long-term results (>25 years) of a randomized, prospective clinical trial evaluating chemotherapy in patients with high-grade, operable osteosarcoma. Cancer, 118(23): 5888-5893.

Brown HK, Tellez-Gabriel M, Heymann D. 2017. Cancer stem cells in osteosarcoma. Cancer Lett, 386: 189-195.

Campanacci M. 1999. Bone and soft tissue tumors: Clinical features, imaging, pathology and treatment. 2nd ed. Wien, Austria: Springer-Verlag: 464-491.

Canale ST, Beaty JH. 2013. Campbell's operative orthopaedics. 12th ed. Philadelphia: Elsevier: 945-963.

Chehrassan M, Ebrahimpour A, Sadighi M, et al. 2020. Epidemiologic trend of mobile spine and sacrum chordoma: A national population-based study. J Craniovertebr Junction Spine, 11(3): 226-231.

Ciernik IF, Niemierko A, Harmon DC, et al. 2011. Proton-based radiotherapy for unresectable or incompletely resected osteosarcoma. Cancer, 117(19): 4522-4530.

Crews KR, Liu T, Rodriguez-Galindo C, et al. 2004. High-dose methotrexate pharmacokinetics and outcome of children and young adults with osteosarcoma. Cancer, 100(8): 1724-1733.

Davies AM, Sundaram M, James SLJ, 2009.Imaging of bone tumors and tumor-like lesions: Techniques and applications.Berlin: Springer Berlin Heidelberg: 1-16.

Ferguson JL, Turner SP. 2018. Bone cancer: Diagnosis and treatment principles. Am Fam Physician, 98(4): 205-213.

Ferrari S, Ruggieri P, Cefalo G, et al. 2012. Neoadjuvant chemotherapy with methotrexate, cisplatin, and doxorubicin with or without ifosfamide in nonmetastatic osteosarcoma of the extremity: an Italian sarcoma group trial ISG/OS-1. J Clin Oncol, 30(17): 2112-2118.

Fletcher CDM, Bridge JA, Hogendoorn PCW, et al. 2013 .World Health Organization classification of soft tissue and bone tumours. 4ed. Lyon:IARC Press.

Gelderblom H, Hogendoorn PC, Dijkstra SD, et al. 2008. The clinical approach towards chondrosarcoma. Oncologist, 13(3): 320-329.

Houdek MT, Wagner ER, Wilke BK, et al. 2016. Long term outcomes of cemented endoprosthetic reconstruction for periarticular tumors of the distal femur. Knee, 23(1): 167-172.

Kuszyk B, Corl F, Franano F, et al. 2001. Tumor transport physiology: Implications for imaging and imaging-guided therapy. Am J Roentgenol, 177(4): 747-753.

Ordóñez JL, Osuna D, Herrero D, et al. 2009. Advances in Ewing's sarcoma research: Where are we now and what lies ahead? Cancer Res, 69(18): 7140-7150.

Palmerini E, Picci P, Reichardt P. 2019. Malignancy in giant cell tumor of bone: A review of the literature. Technol Cancer Res Treat, 18: 1533033819840000.

Picci P, Manfrini M, Fabbri N, et al. 2014. Atlas of musculoskeletal tumors and tumorlike lesions. Switzerland: Springer Press: 2-8.

Riaz S, Fox R, Broad R. 2007. Sacral chordoma. J Pak Med Assoc, 57(6): 328-330.

Rosenberg AE. 2017. Bone sarcoma pathology: Diagnostic approach for optimal therapy. Am Soc Clin Oncol Educ Book, 37: 794-798.

Sobti A, Agrawal P, Agarwala S. 2016. Giant cell tumor of bone - An overview. Arch Bone Jt Surg, 4(1): 2-9.

Stone HB, Coleman CN, Anscher MS, et al. 2003. Effects of radiation on normal tissue: Consequences and mechanisms. Lancet Oncol, 4(9): 529-536.

Toomey EC, Schiffman JD, Lessnick SL. 2010. Recent advances in the molecular pathogenesis of Ewing's sarcoma. Oncogene, 29(32): 4504-4516.

Yasko AW. 2009. Surgical management of primary osteosarcoma. Cancer Treat Res, 152: 125-145.

Yu E, Koffer PP, DiPetrillo TA, et al. 2016. Treatment, and survival patterns for sacral chordoma in the United States, 1974-2011. Front Oncol, 6: 203.

第 2 章　磁共振成像技术

骨骼系统组织成分中包含大量质子（^1H），约占活体组织原子数量的 2/3。质子绕其自身旋转即自旋产生的磁场被定义为核磁。核磁磁矩具有大小、方位和方向，当无外界磁场影响时处于随机排列状态。当这种随机状态放置在外加磁场的环境下，质子自旋与外加磁场产生相互作用，出现磁化排列和进动 / 旋进。而磁共振指的是对磁场中进动的质子施加射频脉冲，磁矩与脉冲之间发生能量交换，使原本随机排列的质子在磁矩作用发生的一系列宏观上变化。一方面，利用低能态质子在吸收射频脉冲能量后跃迁到高能态，当射频脉冲停止时，高能态质子释放能量又恢复至低能态。质子磁矩随之改变，进而通过磁力线切割线圈产生感应电流形成磁共振图像。另一方面，利用梯度磁场使组织内质子发生进动频率差异，使不同空间位置的质子进动频率与平面上磁矩形成相位角差异，将这种差异进行空间编码形成磁共振图像。

第一节　磁共振原理

原子由带负电荷的壳层（电子）和带正电荷的核（质子、中子）组成。电子围绕原子核旋转，正负电荷间引力抵消离心力，使其处于平衡状态。当带电粒子在圆形轨道上运动时会发出电磁波，释放能量，并以螺旋运动方式碰撞原子核。这是量子力学中重要的理论模型。根据量子化原理，质子自旋只有 2 种能量状态，角动量和磁矩与外部磁场平行排列时处于较低能量状态，角动量和磁矩与外部磁场方向相反时处于较高能量状态（图 2-1）。

引入适当的射频脉冲，质子自旋系统将吸收能量，这与脉冲频率成正比。当射频脉冲频率与处于两种能量状态的质子自旋能量差的频率匹配时，即质子磁矩与整体磁矩矢量进动频率一致（Larmor 频率），则发生核磁共振（图 2-2）。基于公众对核弹、核电站等看法，将核磁共振的"核"字隐去。

频脉冲停止后高能量质子与周围质子发生相互作用，自旋系统恢复到原来状态，释放出的能量以磁共振信号的形式发出，这个过程称为核磁弛豫。核磁弛豫包含自旋 - 自旋弛豫和自旋 - 晶格弛豫。自旋 - 自旋弛豫又称横向弛豫，是质子之间的相互作用，质子群进动差异导致在平面上横向磁矩由大变小，最后消失。自旋 - 晶格弛豫又称纵向弛豫，是质子由高能态向低能态转变，在纵轴上磁矩逐渐变小的过程。

计算机通过对选取的空间维度内能量信号进行空间编码，将可以识别的最小空间维度的信号与显示器上相应像素亮度进行匹配，这个过程称为序列或成像序列。为了能够编码足够的空间信息图像，常需要多次脉冲的激发。每次纵向宏观磁矩的恢复过程表现为指数曲线，当达到最终平衡状态的 63% 所需时间命名为 T_1 值。以显示不同 T_1 弛豫时间组织的信号差异作为成像序列参数时，称为 T_1 加权。T_1 弛豫时间短的组织纵向磁矩大，T_1 弛豫时间长的组织纵向磁矩小。在 T_1 加权像上，短 T_1 信号高，图像表现为白色，长 T_1 信号低，图像表现为黑色（图 2-3）。

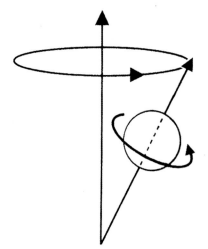

图 2-1 在外加磁场下质子除自旋外还围绕磁场方向做圆周运动

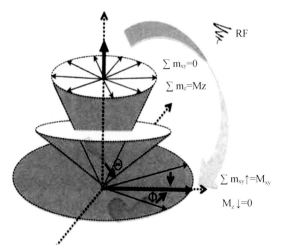

图 2-2 Larmor 频率的射频脉冲作用于质子后，宏观磁矩 M 偏离 Z 轴倒向 XY 平面

RF. 射频脉冲

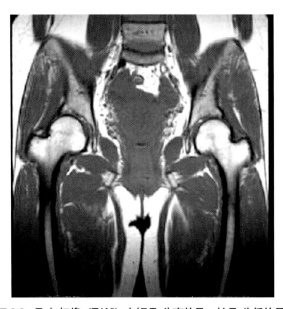

图 2-3 T_1 加权像（T_1WI）上短 T_1 为高信号，长 T_1 为低信号

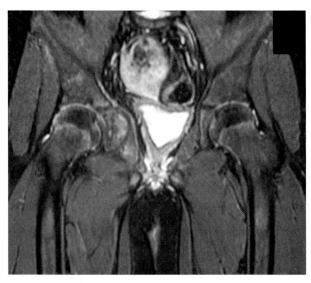

图 2-4 T_2 加权像（T_2WI）上短 T_2 为低信号，长 T_2 为高信号

横向磁矩由最大值逐渐衰减的过程呈另一种指数曲线，衰减到原来值的 37% 所需的时间称为 T_2 值。显示不同 T_2 弛豫时间组织的信号差异作为成像序列参数时，称为 T_2 加权。T_2 弛豫时间短的组织横向磁矩信号衰减快，T_2 弛豫时间长的组织信号衰减慢。在 T_2 加权像上，短 T_2 信号低，图像表现为黑色，长 T_2 信号高，图像表现为白色（图 2-4）。

T_1 和 T_2 值是组织的固有属性，与分子结构、电化学环境、磁场环境有关。小分子物质转动一个弧度所需时间短，热运动快；大分子物质所需时间长，热运动慢。分子热运动是组织具有不同 T_1 和 T_2 值的主要因素。组织中小分子的水和大

分子的蛋白热运动频率与射频脉冲频率（Larmor 频率）不一致，导致纵向磁矩恢复减慢，T_1 弛豫时间延长，表现为低信号。中等分子量的脂肪热运动频率与 Larmor 频率一致，形成共振，质子更易吸收能量跃迁，纵向恢复快，T_1 弛豫时间短，表现为高信号。T_2 值涉及质子间的相互作用，除了与分子热运动有关，还与所在电化学环境相关。小分子热运动频率越快，分子间磁场相互抵消，整体磁矩衰减越慢，T_2 弛豫时间越长。大分子热运动频率慢，磁矩衰减反而快，T_2 弛豫时间越短。

通过改变磁场梯度方向可以获取不同成像平面，如矢状面、冠状面、横截面。在进行成像序列前，操作者可以设置频率编码和相位编码。测量

时间与所需相位编码步骤数成正比，以保持相同的空间分辨率。而为了识别所在平面的前后位置，通常会在该方向上建立一个磁场梯度，持续时间较短。前半部分总体磁矩方向与后半部分磁矩方向相反，这种方法也被称为低空间频率采样。操作者也可以更改激发脉冲、磁场梯度、信号采集环节，来达到不同成像的目的，这也是磁共振多参数成像的基础，如自旋回波（SE）、梯度回波（GRE）、平面回波（EPI）、快速自旋回波（FSE）、反转恢复（IR）。

第二节　磁共振临床应用

尽管生物组织是不良导体，但应避免患者在磁共振检查检查过程中形成不良传导回路。例如，在腿、臀部之间放置干毛巾，避免外露的皮肤与磁铁盖接触等。当磁共振机器运行时，会在空间建立起外加磁场。暴露在磁场中的铁磁性物体将被磁化。如果铁磁性物体几何延伸范围内不是对称的，将形成巨大的扭矩和平移力，进而发生危险。因此，在进入检查室前需反复确认无携带铁磁性物体。据 FDA 数据报道，磁共振相关事故中约 70% 与射频灼伤有关，10% 与铁磁性物体有关。

临床上常用到的基本脉冲序列有自旋回波序列、梯度回波和平面回波。自旋回波启动层面选择梯度时施加 90° 激发脉冲，使纵向的磁矩偏移形成水平面磁矩。当脉冲停止后发生 T_1 和 T_2 弛豫。延迟一半的回波时间后，启动 180° 重聚脉冲，使分散在水平面的磁矩重聚产生回波。延迟回波时间后启动频率编码梯度，检测回波信号。重复上述过程，每次启动大小不同的相位编码梯度，完成对目标空间内图像的相位编码数量。通过调节回波时间（TE）和重复时间（TR）改变 T_1、T_2 的对比差别。梯度回波采用小于 90° 的激发脉冲使磁矩偏移一定角度，纵向磁矩与水平面存在投影分量。纵向磁矩恢复也较快，缩短 TR 间隔，实现快速成像。梯度回波组织对比度的控制参数包括 TR/TE、纵向磁矩偏移角度、准备脉冲或梯度。平面回波的差别在于信号读取方式不同。激发方式可以是自旋回波或梯度回波激发方式，但信号采集时应用连续切变的频率读取梯度和相位编码梯度。缩短目标空间内信号读取的时间，实现快速成像。但因为大量使用梯度切换，增加组织磁化率差别，图像畸变明显。平面回波序列应用较多的如弥散加权成像（DWI）和弥散张量成像（DTI）。

弥散加权成像（DWI）主要用于检测质子的可移动性，反映质子的不一致运动。一般质子在各方向上随机运动，但会受到组织环境的限制影响，如细胞膜。DWI 通过双极弥散梯度将可运动的质子沿弥散梯度发生位相偏移，信号降低。弥散受限的质子没有相位偏移而保持原信号。为了表示弥散速度在每秒微米级的弥散运动，通过自旋回波 - 平面回波获得。根据弥散梯度大小和施加时间确定弥散敏感度，测量出表观弥散系数（apparent diffusion coefficient，ADC）（图 2-5）。

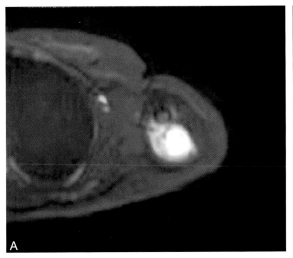
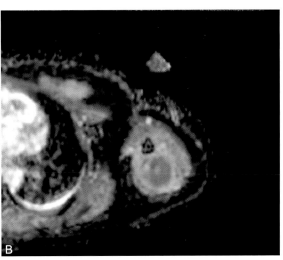

图 2-5　平面回波序列中的 DWI（A），在 ADC 图（B）中测得病变 ADC 值约为 1.5

不同组织弛豫差异对成像要求不同，在组织对比设置上需根据骨骼系统特点进行参数设置。磁共振信号来源以水和脂肪为主。成像主要通过组织中"水"信号的变化来反映病变情况。一方面，脂肪组织中脂质分子大小适中，运动频率接近 Larmor 频率，T_1 弛豫时间短，在 T_1WI 呈现高信号。另一方面，脂肪组织分子间磁场相互抵消作用，T_2 弛豫时间长，在 T_2WI 也呈现高信号。高信号的脂肪组织可能会掩盖病变信号。同时呼吸运动产生的伪影常来源皮下脂肪，因此处理图像时通常希望减少脂肪信号影响。脂肪酸和水分子中氢核周围电子云密度不同，共振频率有差异，产生共振吸收峰的位移，即化学位移。利用化学位移区分脂肪信号与水信号。脂肪酸中氢的共振频率比水结合氢的频率约低 3.5ppm，即 1.5T 系统的共振频率为 217Hz，1.0T 共振频率为 147Hz。在成像序列前应用光谱饱和脉冲抑制来自脂肪的信号。同样基于脂肪和水中质子进动频率不同，使用非频率选择脉冲，即水脂分离法（Dixon 法）。通过回波时间反映脂肪和水质子的相位差异。而 STIR 技术则基于水和脂肪在纵向弛豫的差异，当给予一个 180° 反转脉冲获取纵向磁矩，停止脉冲后脂肪的纵向磁矩恢复到 0 点时开始自旋回波 / 梯度回波激发与采集，也可消除脂肪信号对图像影响，达到抑脂效果（图 2-6）。

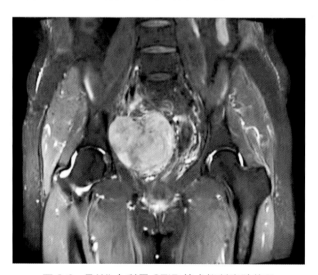

图 2-6 T_2WI 上利用 STIR 技术抑制脂肪信号

增强磁共振是通过造影剂来判断血管或血供情况。造影剂有血管内造影剂、血管外细胞外造影剂、细胞内或靶向造影剂，如钆（Gd）、锰（Mn）、铁（Fe）等金属作为造影剂成分。利用金属离子的不成对电子产生顺磁效应，改变局部组织弛豫。在成像过程中不直接发生作用，而通过影响周围质子产生效应。造影剂弛豫增强效应主要是对 T_1 增强，表现为 T_1 值缩短，导致增强的组织信号增高。临床常用的 Gd 造影剂为血管外细胞外造影剂，主要分布于血管外细胞外间隙，不进入存活的组织细胞内，只有细胞膜通透性破坏后发生造影剂积聚，表现为异常强化（图 2-7）。

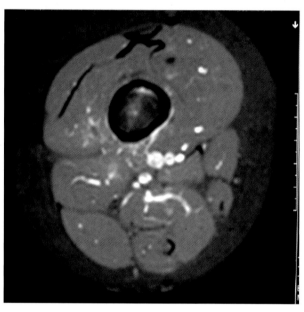

图 2-7 增强 MRI 是在 T_1 加权像基础上输注造影剂，抑脂后血管 / 血供区显示出高信号影

不同年龄阶段、性别之间正常骨骼系统磁共振影像表现存在差异，即便相同年龄段和性别的个体之间也有变化。但一般同一受试者几乎没有信号强度变化，如骨髓腔内脂肪、造血细胞、骨组织、血管含量差异等。图像扫描时也常因出现伪影而影响对疾病的判断，骨骼系统中如金属伪影、流动伪影。金属置入物即使是非铁磁性金属也容易导致图像伪影和扭曲。磁场强度越高，影响越明显。因为置入物与周围组织磁化率差异在局部形成磁场扭曲，形成图像伪影和去相位。在频率方向和层面选择方向更明显。为减少干扰，可将置入物长轴与磁力线平行，互相垂直时伪影最大；保持置入物长轴与频率编码方向一致；切换频率编码和相位编码方向，使观察重点位于频率编码方向；增大频率编码梯度，梯度越大，伪影越小；增加接受带宽和缩小视野；避免化学饱

和法抑制脂肪，选择反转法抑脂。流入增强效应和流动质子在梯度施加过程中形成的相位漂移累积，错误的空间记录在图像相位编码上形成伪影，称为流动伪影。对于血管搏动和呼吸运动伪影可考虑切换相位编码和梯度编码方向、施加空间预饱和脉冲。对脑脊液、关节液的微量搏动控制可考虑增大接收带宽、在频率或层面读出方向施加补偿梯度。

主要参考文献

高元桂, 张爱莲, 程流泉. 2013. 肌肉骨骼磁共振成像诊断. 北京: 人民军医出版社: 1-23.

Ahlawat S, Fayad LM. 2020. Revisiting the WHO classification system of bone tumours: Emphasis on advanced magnetic resonance imaging sequences. Part 2. Pol J Radiol, 85: e409-e419.

Alipour A, Seifert AC, Delman BD, et al. 2021. Improvement of magnetic resonance imaging using a wireless radiofrequency resonator array. Sci Rep, 11(1): 23034.

Bao Z, Zhao Y, Chen S, et al. 2020. Ultrasound Versus contrast-enhanced magnetic resonance imaging for subclinical synovitis and tenosynovitis: a diagnostic performance study. Clinics (Sao Paulo), 75: e1500.

Berquist TH. 2005. MRI of the musculoskeletal system. 5th ed. Philadelphia: Lippincott Willams & Wilkins Publishers: 1-29.

Chang CY, Garner HW, Ahlawat S, et al. 2022. Society of skeletal radiology-white paper. Guidelines for the diagnostic management of incidental solitary bone lesions on CT and MRI in adults: bone reporting and data system (Bone-RADS). Skeletal Radiol, 51(9): 1743-1764.

Farr JN, Dimitri P. 2017. The impact of fat and obesity on bone microarchitecture and strength in children. Calcif Tissue Int, 100(5): 500-513.

Florkow MC, Willemsen K, Mascarenhas VV, et al. 2022. Magnetic resonance imaging versus computed tomography for three-dimensional bone imaging of musculoskeletal pathologies: A review. J Magn Reson Imaging, 56(1): 11-34.

Grimm A, Meyer H, Nickel MD, et al. Repeatability of Dixon magnetic resonance imaging and magnetic resonance spectroscopy for quantitative muscle fat assessments in the thigh. J Cachexia Sarcopenia Muscle, 9(6): 1093-1100.

Issever AS, Link TM, Newitt D, et al. 2010. Interrelationships between 3T MRI derived cortical and trabecular bone structure parameters and quantitative computed tomography derived bone mineral density. Magn Reson Imaging, 28(9): 1299-1305.

Jerban S, Alenezi S, Afsahi AM, et al. 2022. MRI-based mechanical competence assessment of bone using micro finite element analysis (micro-FEA): Review. Magn Reson Imaging, 88: 9-19.

Kazerooni AF, Pozo JM, McCloskey EV, et al. 2020. Diffusion MRI for assessment of bone quality; A review of findings in healthy aging and osteoporosis. J Magn Reson Imaging, 51(4): 975-992.

Lohrke J, Frenzel T, Endrikat J, et al. 2016. 25 years of contrast-enhanced MRI: Developments, current challenges and future perspectives. Adv Ther, 33(1): 1-28.

Momeni M, Asadzadeh M, Mowla K, et al. 2020. Sensitivity and specificity assessment of DWI and ADC for the diagnosis of osteoporosis in postmenopausal patients. Radiol Med, 125(1): 68-74.

Petralia G, Summers PE, Agostini A, et al. 2020. Dynamic contrast-enhanced MRI in oncology: How we do it. Radiol Med, 125(12): 1288-1300.

Proulx ST, Kwok E, You Z, et al. 2008. Elucidating bone marrow edema and myelopoiesis in murine arthritis using contrast-enhanced magnetic resonance imaging. Arthritis Rheum, 58(7): 2019-2029.

Radunsky D, Stern N, Nassar J, et al. 2021. Quantitative platform for accurate and reproducible assessment of transverse (T2) relaxation time. NMR Biomed, 34(8): e4537.

Soldati E, Rossi F, Vicente J, et al. 2021. Survey of MRI usefulness for the clinical assessment of bone microstructure. Int J Mol Sci, 22(5): 2509.

Stoller DW. 2007. Magentic resonance imaging in orthopaedics and sports medicine. 3rd ed. Philadelphia: Lippincott Willams & Wilkins Publishers: 1-28.

Wang F, Zheng L, Theopold J, et al. 2022. Methods for bone quality assessment in human bone tissue: A systematic review. J Orthop Surg Res, 17(1): 174.

第 3 章　软骨源性肿瘤

软骨源性肿瘤代表了一类从类似错构瘤到肉瘤的病变。良性软骨源性肿瘤到低级别恶性肿瘤有逐渐转变的过程。同其他骨肿瘤一样，软骨源性肿瘤有其好发的年龄段和部位。如内生软骨瘤好发于髓腔，极少发生于骨表面（骨膜软骨瘤）。软骨源性肿瘤中内生软骨瘤和骨软骨瘤发生率较高，软骨母细胞瘤和软骨黏液样纤维瘤相对少见。内生软骨瘤病来源于软骨发育异常，表现为奥利尔病（Ollier disease，又称 Ollier 病）和马富奇综合征（Maffucci syndrome，又称 Maffucci 综合征）。两者皆发现有 *IDH1*、*IDH2* 基因突变。软骨肉瘤是第二常见的原发恶性骨肿瘤。大多软骨肉瘤生长缓慢，极少发生远处转移。根据生物学活性分为 3 级，1 级和 2 级软骨肉瘤多见，惰性生物学行为，转移风险低。镜下 1 级软骨肉瘤细胞形态难以与内生软骨瘤相鉴别，往往需要结合临床症状和影像表现。3 级软骨肉瘤发生率低，易于转移。

第一节　骨软骨瘤

骨软骨瘤是骨骺软骨异常生长的良性病变。由于骨骺发育异常，骨骺软骨通过软骨膜纤维环移位，与正常骨长轴呈一定角度偏移生长。病情进展取决于正常软骨骨化过程。患者常因无痛性质硬包块就诊。患肢可能伴有肢体畸形或不等长。

一、定义

骨软骨瘤是一种骨发育异常导致骨表面外生性生长的病变。由成熟的骨柄和顶端覆盖的软骨帽组成。根据骨柄的不同分为窄基底型和宽基底型。

二、流行病学

骨软骨瘤常见于 6～20 岁人群，男性多见，男女比例我 1.8∶1，约占所有骨肿瘤的 10%，占良性骨肿瘤的 35%。好发于长骨干骺端，尤其是股骨远端和胫骨近端，占总体的 35%。躯干骨中常见于肩胛骨和髂骨。手和足的小管状骨发生率低，几乎不发生于腕骨和跗骨。单一骨软骨瘤病灶发生恶变的概率较低，常发生于骨骼成熟患者。

不典型部位、体积大、形态不规则是恶变的危险因素。排列有序且均匀的软骨帽发生紊乱，形成不同于钙化的结节状包块，预示着恶性的转变。

三、临床表现

局部肿块是最常见症状，伴随骨骼生长逐渐进展。骨软骨瘤一般无疼痛症状，当肿块刺激产生滑囊炎或周围肌腱炎等可能产生疼痛症状。慢性磨损在骨软骨瘤表面形成滑囊，伴有明显体积的增大和疼痛症状，应警惕恶变的可能。病变本身压迫周围神经或血管，形成假性动脉瘤，刺激周围肌肉骨化、关节松动等也可引起疼痛症状。

四、病理学表现

骨软骨瘤可以有蒂或无蒂，宿主骨皮质、髓腔与骨柄或病变相连续，软骨帽通常较薄，随着年龄增长逐渐减少。病变分为三层：软骨膜、软骨、骨。外层为非肿瘤性纤维软骨膜，与下层骨的骨膜连续。软骨膜下方为透明的软骨帽，是病变生长，软骨内骨化区域（图3-1）。继发改变包括不规则钙化和黏液样变性。

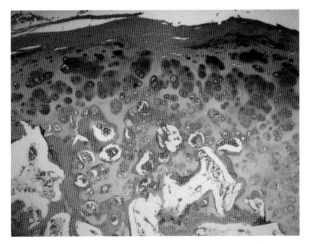

图 3-1　纤维软骨膜深面为软骨帽，软骨帽与骨松质交界处有软骨内骨化

五、影像学表现

1. X 线 /CT　宿主骨的骨皮质与髓腔延续出的骨性突出部（图3-2），当软骨帽基质矿化时可不同程度显影。CT 对于判断宿主骨髓腔、骨皮质与骨软骨瘤病变的延续有一定帮助，这是诊断骨软骨瘤的关键（图3-3）。典型的骨软骨瘤背离关节方向生长，窄基底型可见细长骨柄，部分宽基底型骨柄可不明显（图3-4）。

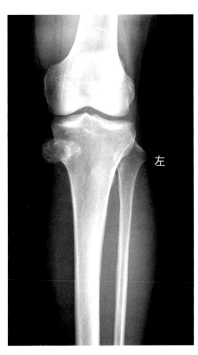

图 3-2　正位 X 线片示左胫骨上段骨性突出，基底部与宿主骨连续

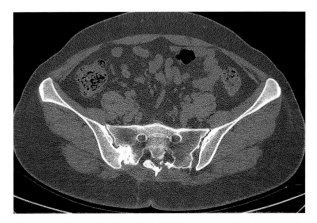

图 3-3　CT 能更清楚显示右侧髂骨耳状面骨软骨瘤突起，压迫邻近骶骨

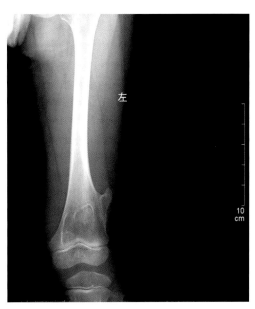

图 3-4　骨软骨瘤病灶背离关节方向生长

2. MRI　磁共振可以显示病变从宿主骨的这种延伸，软骨显像优于 X 线和 CT。软骨帽位于骨柄顶端，可呈分叶状（图3-5）。T_1WI 呈中低信号，较肌肉信号稍低或等信号。T_2WI 呈不均匀高信号，覆盖软骨表面的软骨膜呈低信号区。病变周围一般无水肿信号。软骨帽的厚度与病变恶变有关。成年患者因软骨内骨化，软骨帽可能被完全替代，MRI 显示滑囊的形成，周边可有液性的长 T_1、长 T_2 信号（图3-6）。骨柄显像与正常骨一致，T_1WI 上呈高信号（图3-7），儿童髓腔内未完全转变为黄骨髓，信号可呈相应改变。T_2WI 抑脂像呈低信号。骨柄骨皮质在 T_1WI 和 T_2WI 均呈低信号。增强 MRI 强化区域集中于软骨帽的纤维血管组织，如果出现病灶内的间隔强化，则考虑软骨肉瘤可能，其强化程度与细胞组成、坏死程度相关。

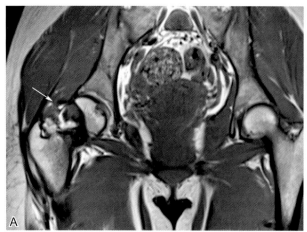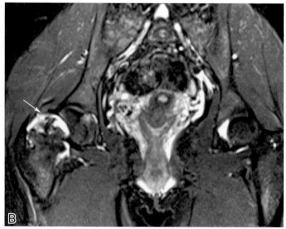

图 3-5　骨软骨瘤表面软骨帽呈分叶状，软骨在 T_1WI（A）呈低信号，T_2WI（B）呈高信号。骨化的软骨成分在 T_1WI 和 T_2WI 均为低信号。关节内软骨病灶（箭头）

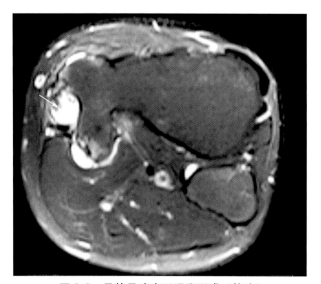

图 3-6　骨软骨瘤表面滑囊形成（箭头）

　　骨软骨瘤恶变取决于软骨帽的改变。通常软骨帽厚度超过 1.5cm，临床常伴有疼痛症状。软骨信号混杂，骨质结构的破坏和信号模糊。软骨帽的信号需与形成的滑膜信号相区别。大多数恶变的骨软骨瘤为低级别软骨肉瘤，约 10% 的低级别肉瘤去分化转变为高级别肉瘤。

六、鉴别诊断

　　本病需与骨膜骨肉瘤、骨膜软骨瘤、软骨肉瘤、骨膜软骨肉瘤、皮质旁骨肉瘤、硬纤维瘤相鉴别。鉴别要点在于仅有骨软骨瘤在 CT、MRI 上可见病变髓腔和皮质延续于宿主骨。而一些恶性肿瘤如骨膜骨肉瘤、骨膜软骨肉瘤表现为对宿主骨皮质的破坏而累及髓腔。皮质旁骨肉瘤、骨膜软骨瘤等则位于骨表面。

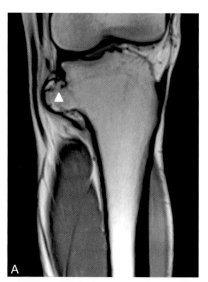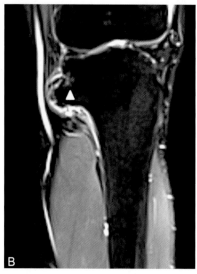

图 3-7　骨柄与宿主骨信号强度一致，T_1WI（A）呈高信号，T_2WI（B）呈低信号。病变顶端软骨帽因骨化程度不同，在 T_2WI（B）表现为不均匀高信号。△ . 骨软骨瘤骨性突起

第二节　软　骨　瘤

软骨瘤是一组来源于透明软骨的良性骨肿瘤，包括内生软骨瘤和骨膜软骨瘤。这两种类型肿瘤虽然来源相同，但发病部位和临床表现各不相同。内生软骨瘤来源于骨髓腔内，如长骨、手和足的管状骨。常为孤立性病变，偶尔可见多中心病变。常因偶然发现、受累部位肿胀或发生病理性骨折就诊。骨膜软骨瘤发生于骨膜与骨皮质之间，又被称作皮质旁软骨瘤。发病率明显低于内生软骨瘤。表现为体表可触及的疼痛或无痛性包块。

一、定义

内生软骨瘤是由成熟的软骨构成的髓内良性肿瘤。生长缓慢，常无明显症状。骨膜软骨瘤是来源于骨膜的良性软骨肿瘤，位于骨膜下和骨表面之间，也被定义为皮质旁软骨瘤。

二、流行病学

内生软骨瘤可发生于所有年龄段，但超过60%的患者发生于10～40岁。发病人群占良性骨肿瘤的12%～24%，占所有骨肿瘤的3%～10%。80%以上的患者为孤立性病灶。没有明显的性别倾向，男女比例（0.8～1.1）∶1。好发于手和足的小管状骨，尤其是手部。其次为股骨，多发生于近端或远端，股骨干发生率低。各部位发病率从高到低依次为指骨、股骨、掌骨、肱骨、胫骨、肋骨、趾骨、腓骨、尺骨、其他部位。骨膜软骨瘤好发于10～40岁，整体发病率低，占比不到所有骨肿瘤病例的1%。男性发病率高于女性，为（1.3～2）∶1。最常见于肱骨和手的小管状骨。

三、临床表现

典型的内生软骨瘤无明显症状，常因体检或其他原因行影像学检查时发现。在手和足的小管状骨，病变累及骨可呈膨胀性改变，触及包块或局部异常。指骨、掌骨、趾骨易发生病理性骨折，表现出相应症状。生长活跃时可出现疼痛症状。骨膜软骨瘤易被触及，尤其在手、足等软组织覆盖少的部位。当发生于肌腱起止点附近可刺激肌腱引起疼痛或局部不适。一些情况下，骨膜软骨瘤也是被偶然发现的。

四、病理学表现

病灶由软骨小叶组成，大小从小于1mm到大于1cm不等。可形成单独的卫星病灶，边缘常不规则形。也可形成散在软骨结节。软骨钙化或骨化后呈乳白色。软骨小叶被正常骨髓或纤维血管分隔开或不完全分隔，周围有成熟板层骨包裹。不会侵犯骨单位。透明软骨基质中均匀分布少量软骨细胞。软骨细胞呈双极或星状。黏液样基质极少（图3-8）。

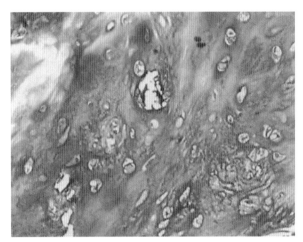

图 3-8　病变呈分叶状，局部细胞密集，间质有黏液样变性、钙化

五、影像学表现

1. X 线 /CT　内生软骨瘤常被看作自胚胎发育开始骨骺的异位，随着生长在干骺端形成的病灶组织。典型X线表现为边界清楚的透光性病变，病变内伴有点状或云雾状钙化（图3-9）。在小管状骨中，发生病理性骨折前病变周围有一圈完整的薄硬化边缘，基质内有不同程度的软骨性钙化。有时由于骨干骨小梁较少的原因，病变骨干一侧可能无法观察到明显的硬化边。长管状骨中可表现为致密的钙化影，内生软骨瘤与周围骨小梁紧密连接使病灶周围无明显硬化边。这类肿瘤体积较大，外形呈扇贝状，边缘常靠近骨皮质和骨干。但病变髓腔内延伸过长或扩张性生长，应考虑软骨肉瘤可能。另一类长管状骨中病变可表现为溶

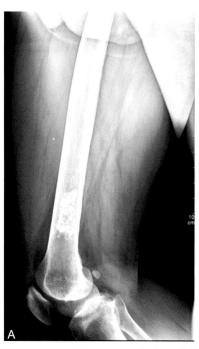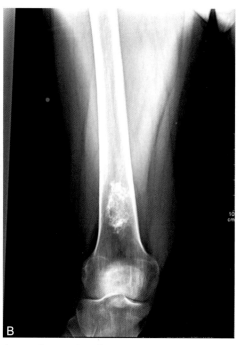

图 3-9　正、侧位 X 线片上可见右股骨髓腔内云雾状钙化

骨性改变。类似于小管状骨的典型表现，有明显的薄硬化边，或累及骨皮质形成新的皮质边缘，通常呈膨胀性改变，皮质本身较薄。基质内形成的不同程度钙化影。随着骨骼发育的成熟，病变一般不再进展。

骨膜软骨瘤经骨膜侧掀起，形成的硬化边将病变与髓腔隔开，使其不延伸至髓腔。紧邻的骨皮质、骨小梁和反应性增厚的骨膜形成典型的碟状结构。偶尔可在病变周围形成一圈骨膜骨，需与恶性肿瘤形成的骨膜反应相鉴别。病变基质内可伴有或不伴有钙化。

2. MRI　内生软骨瘤表现为边缘清楚的分叶状髓内病变。常呈扇形改变，代谢较为温和。在 T_1WI 和 DWI 上病变分别呈中低信号和中等信号。T_2WI 抑脂像上病灶内软骨成分呈高信号，钙化/矿化或形成的纤维结构呈低信号影。这种高、低信号影交替的改变应与恶性肿瘤混杂信号相区分。高信号与低信号界限锐利，除明显的高信号与低信号外，无其他信号影交错紊乱（图 3-10）。病灶周围低信号包绕，病灶外的髓腔内无异常高信号。MRI 高敏感性对于骨皮质破坏、骨外软组织肿块、骨膜反应的判断尤为重要，是区别内生软骨瘤和软骨肉瘤的依据。增强 MRI 呈环形或弧形强化，集中于软骨小叶间的纤维血管。快速增强对比 MRI，内生软骨瘤增强时间在 10s 至 2min，

软骨肉瘤增强时间在 10s 内。

骨膜软骨瘤 MRI 对于病变和骨膜显像更为敏感。分叶状软骨组织在 T_1WI 上呈中低信号，较肌肉组织信号稍低或等信号，信号影较均匀。T_2WI 上病变呈高信号，宿主骨一侧形成硬化边，紧邻骨皮质、骨小梁和增生的骨膜，软组织侧形成纤维组织和增生骨膜，均呈低信号，对病变形成包裹。包裹的边缘没有被侵袭的信号改变，正常骨髓腔和周围结构一般不出现水肿等异常高信号。增生的骨膜沿病变边缘走行，不表现为羽状垂直的钙化纹。病变小叶内低信号的改变主要显示基质成分的钙化。增强 MRI 强化集中于软骨小叶周围纤维血管束（图 3-11）。

六、鉴别诊断

本病需与低级别软骨肉瘤、纤维皮质缺损、骨梗死、骨囊肿、纤维结构不良、骨巨细胞瘤、动脉瘤样骨囊肿、软骨母细胞瘤、软骨黏液样纤维瘤相鉴别。鉴别要点主要为累及长骨干骺端的内生软骨瘤易于与其他肿瘤混淆。周围骨皮质、骨松质结构正常，无细胞异型性。软骨细胞核小而均匀，染色质均匀。软骨样基质无明显黏液样改变。软骨钙化形式是内生软骨瘤的典型表现，可与许多纤维组织来源病变相鉴别。纤维组织影像上呈磨玻璃样改变，镜下可发现纤维骨成分。

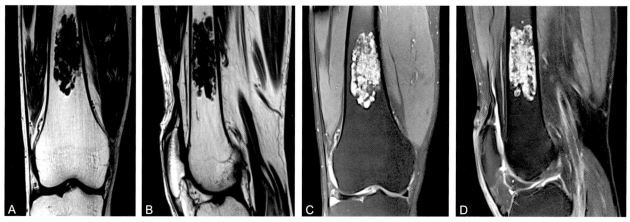

图 3-10　病灶内软骨成分在 T_1WI（A 和 B）呈中低信号，T_2WI 抑脂像呈高信号（C 和 D）。软骨钙化在 T_1WI 和 T_2WI 均为低信号

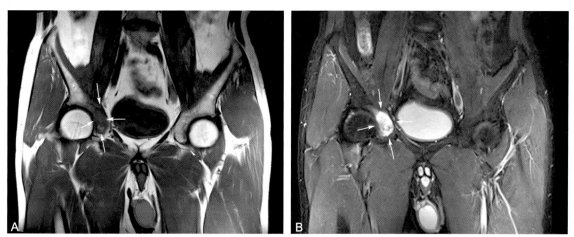

图 3-11　髋臼部位膨胀性改变，T_1WI 低信号病灶内可见点状和块状高信号（A），T_2WI 病灶呈高信号，点状钙化呈低信号（B）。箭头所示髋臼内病变

　　骨膜软骨瘤对宿主骨皮质的破坏主要表现为压痕样改变，皮质表面的凹痕平滑。软骨肉瘤体积较软骨瘤更大（直径＞5cm），影像学上无明显硬化边界，软组织侧无限制的骨膜或纤维组织。

骨肉瘤形成的羽状骨膜反应或 Codman 三角在影像上可与软骨瘤相区别。镜下可观察到软骨小叶内原始间充质细胞和肿瘤骨样基质、骨沉积。

第三节　软骨母细胞瘤

　　软骨母细胞瘤是一种不常见的良性骨肿瘤，一般发生于长骨骨骺，生长缓慢。由圆形或卵圆形细胞组成，核膜上有深凹痕迹。细胞周围有矿化的基质包围。大体标本为砂砾样或质软病变，呈灰黄色或灰棕色。合并动脉瘤样骨囊肿时可有皮质的破坏。典型病理表现为软骨基质呈"网格样钙化"，统计发现有约 1/3 的病例可观察到此表现。患者常因关节周围疼痛和活动受限就诊。刮除植骨是主要治疗方案，根据稳定性选择是否辅

助内固定。也有报道行射频消融治疗软骨母细胞瘤。治疗过程需注意保护邻近的骺板和关节软骨。报道的肿瘤复发率在 5%～20%。

一、定义

　　软骨母细胞瘤是由未成熟的软骨细胞构成的良性软骨性肿瘤，病灶内形成软骨样基质。病情进展与骨骼发育相关。通常在软骨成骨生长停止前出现于长骨骨骺。

二、流行病学

软骨母细胞瘤在 3 ～ 73 岁均有发病，约 70% 发生于 10 ～ 20 岁，50 岁以上诊断的病例低于 10%。占所有骨肿瘤的不足 1%，良性骨肿瘤中约占 5%。病变有明显的性别趋势，男女比例约为 1.4 : 1。约 75% 的病例发生于长骨骨骺或骨性突起（如肱骨大结节）。肱骨近端、股骨远端、胫骨近端是最常见的发病部位。膝关节周围占 30%。很少发生于脊柱和颅面骨部位。脊柱中胸椎病变较多，常累及体部和椎弓根。病变也可累及干骺端。颞骨、距骨、颅底的少见部位发病人群往往年龄偏大，常合并动脉瘤样骨囊肿。既往常与巨细胞瘤相混淆。

三、临床表现

首发症状主要表现为受累部位的疼痛。疼痛常持续几个月甚至数年。骨骺部位的病变易影响关节软骨和滑膜，导致肿胀或活动障碍等关节症状。脊柱肿瘤可引起脊髓压迫症状。病理性骨折不常见。

四、病理学表现

大体标本呈灰色或棕褐色，软骨样基质、钙化、出血表现典型。镜下可见软骨母细胞胞质为圆形或椭圆形。圆形或卵圆形的胞核位于中央或偏心位置，可有纵向裂缝。软骨母细胞集中区域有散在的破骨细胞样巨细胞，主要为单核细胞、多核巨细胞。单核细胞的细胞核呈椭圆形，可类似咖啡豆样（图 3-12）。

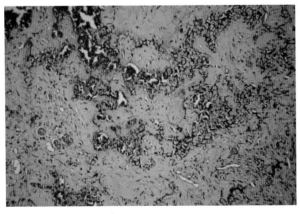

图 3-12　镜下圆形肿瘤细胞弥漫分布，周围破骨样多核巨细胞聚集，可见"鸡笼样"钙化

五、影像学表现

1. X 线 /CT　典型 X 线表现为骨骺的圆形或卵圆形溶骨性病变，累及或不累及干骺端。偏心性生长，直径一般在 1 ～ 7cm。病变边缘可见薄的硬化边，边缘可不完整。但硬化边并不作为软骨母细胞瘤的诊断依据。病灶可呈不规则形、环形、扇形等。伴有骨皮质膨胀性改变。扁平骨中病灶可超过宿主骨大小，这在长骨中不常见。约 50% 病例可见基质内矿化。软骨母细胞瘤一般边界清晰，没有侵袭性骨膜反应。在 X 线上骨破坏和基质矿化是其典型表现，即透光性病灶，偶尔可见稀疏骨小梁结构和不规则矿化影。少数见病例也可见到骨骺钙化性巨大包块。CT 能更细致精确地评估基质钙化和硬化边缘（图 3-13 和图 3-14）。

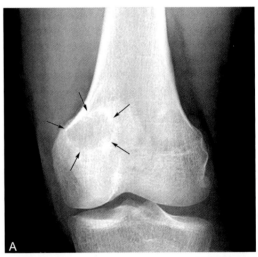

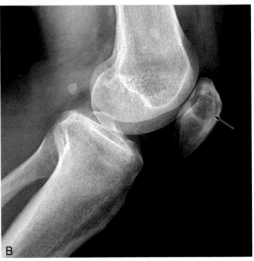

图 3-13　病变呈类圆形低密度影，偏心生长，周围形成薄的硬化边（箭头）

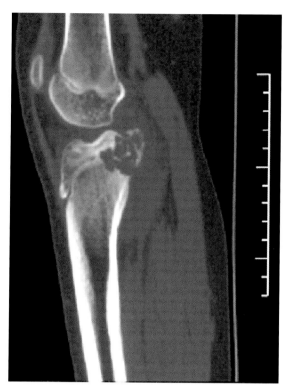

图 3-14　胫骨骨骺软骨母细胞瘤，偏心生长，边缘不完整，基质内少量矿化影

2. MRI　MRI 上可显示出软骨母细胞瘤的小叶形态和软组织、关节累及情况。T_1WI 呈中低信号，T_2WI 可见不均匀信号影，包含低信号、中等信号和高信号。T_2WI 低信号影显示基质内矿化和含铁血黄素成分。病灶边缘硬化边呈低信号，边缘可不完整，但对骨皮质的破坏有限，不表现出明显的侵袭性，与巨细胞瘤的溶骨性破坏相区别。病灶周围可在 T_2WI 上见到明显的水肿信号和囊性区。软骨母细胞瘤可合并有动脉瘤样骨囊肿，有 15%～20%，尤其在距骨多见。T_2WI 上间隔呈多房形态，信号不均匀，可出现典型含铁血黄素与血浆分离的液平面。增强 MRI 可出现髓腔和骨膜周围强化，主要为反应性充血和水肿。肿瘤周围前列腺素水平升高引起类似炎症反应。邻近关节的滑膜也可发生炎症性改变，表现为滑膜增生和水肿（图 3-15 ～图 3-17）。

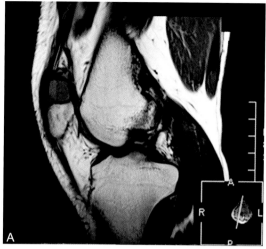

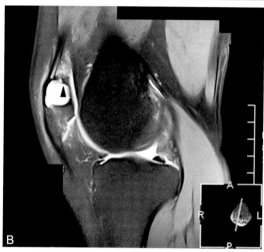

图 3-15　病变在 T_1WI 上呈中低信号（A），边缘为低信号的硬化边。T_2WI 基质内可见含铁血黄素成分（▲），与血浆分离形成液平面（B）

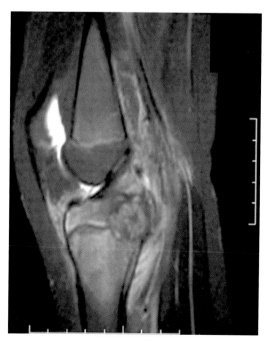

图 3-16　病灶位于骨骺，周围广泛水肿

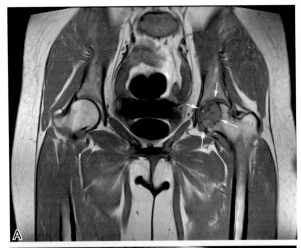

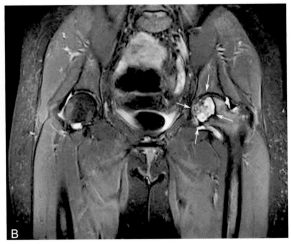

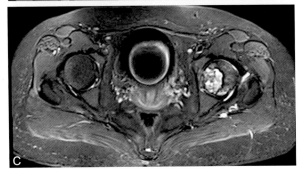

图 3-17　MRI 病变呈稍短 T_1 长 T_2 信号，其内见多发液 - 液平面，病变周围可见淡薄状长 T_1 长 T_2 信号水肿信号。股骨头内软骨母细胞瘤病灶（箭头）

六、鉴别诊断

本病需与骨巨细胞瘤、透明细胞软骨肉瘤、内生软骨瘤、动脉瘤样骨囊肿、软骨黏液样纤维瘤、嗜酸性肉芽肿、缺血性坏死、骨脓肿相鉴别。与脓肿和单纯囊肿不同，软骨基质的实体成分信号的区别在于液体成分。骨脓肿虽然也常有硬化边，但边缘较宽，MRI 上呈边缘强化。与许多骨肿瘤好发部位不同，软骨母细胞瘤发生于骨骺部位，可作为鉴别依据。如透明细胞癌、转移癌等可出现类似的影像学表现，但发病部位和年龄均存在差异。软骨黏液样纤维瘤可见软骨钙化的基质，MRI-T_2WI 不均匀信号影，但多源于干骺端。侵袭至骨骺与软骨母细胞瘤从骨骺累及干骺端的表现也不一致。病灶内出血性囊性变可能与巨细胞瘤、动脉瘤样骨囊肿类似。巨细胞瘤侵袭性更强，基质内以溶骨性改变为主，没有软骨钙化的表现。

第四节　软骨黏液样纤维瘤

软骨黏液样纤维瘤是一种少见的骨肿瘤类型。由未成熟的星状间充质细胞组成，细胞突起散布于黏液样基质中。生长活性缓慢。临床上常表现为可触及的包块和局部肿胀。发生病理性骨折的概率不高。影像上为边界清楚的干骺端偏心性病变。纤维黏液区之间有致密软骨结构为其组织学特征，有界线清楚的混合细胞区。治疗方案有刮除植骨和整块切除。病灶内刮除复发风险较高，据报道复发率为 20% ～ 25%，复发病灶可能累及周围软组织。复发病灶则首选整块切除。对于无法切除的肿瘤可考虑放疗，但放疗后可能恶变为高级别肉瘤。而软骨黏液样纤维瘤本身疾病进展发生恶变的风险不高。

一、定义

软骨黏液样纤维瘤由未分化成熟的黏液样间充质组织构成，具有早期原始软骨分化特征。好发于长骨干骺端偏心性生长的良性软骨性肿瘤。

二、流行病学

软骨黏液样纤维瘤好发于 30 岁之前，占到总发病人数的 80%。也有病例报道一部分就诊人群年龄大于 50 岁。占所有骨肿瘤的 0.5%，占良性骨肿瘤的 2%。男性发病率高于女性，男女比例为 1.5∶1。好发部位从高到低依次为胫骨、股骨、骨盆、足踝、腓骨、尺骨、肋骨、肱骨、颅骨。下肢发病率远高于上肢，约 1/3 的患者发生于膝关节周围。胫骨近端和股骨远端干骺端最为常见。足踝小管状骨也时常受累。虽然软骨黏液样纤维瘤生长缓慢，但病史往往较长，就诊时病变常超过 3cm。也有报道罕见病例发生于皮质旁、皮质内和骨骺的软骨黏液样纤维瘤。

三、临床表现

疼痛或慢性疼痛是最常见的表现，可持续数周至数年不等。病变周围软组织可出现肿胀。突出性生长的肿瘤可压迫毗邻的血管、神经引起相应临床症状。邻近关节的活动度偶尔会因病变偏心生长和巨大包块受到限制。一般不发生病理性骨折。

四、病理学表现

大体标本边界清晰，瘤灶呈灰色或白色，无明显坏死或囊性变。呈分叶状，边缘类似扇形。病灶内通常不被正常骨小梁分隔。黏液样基质中分布着星状间充质细胞或梭形细胞。核膜增厚，细胞质中糖原聚集。免疫组化 S-100 蛋白呈弱阳性。小叶中心类似于透明软骨，部分病例透明软骨内有钙化（图 3-18）。

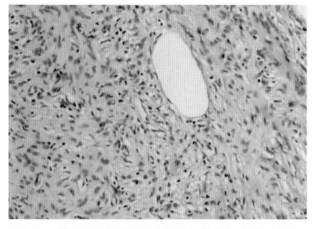

图 3-18 软骨黏液样组织区细胞聚集程度高。细胞呈梭形，核异型不明显

五、影像学表现

1. X 线 /CT 软骨黏液样纤维瘤在 X 线片上呈边界锐利的溶骨性病灶。位于长骨的干骺端，为圆形或卵圆形的偏心性分叶状透光区，其长轴与骨一致。偶尔累及骨骺和骨干，侵袭生长骺板的情况极少见。病灶内可见隆起或网格，主要为病变对宿主骨的侵袭、挤压造成。网格可部分或完全跨越病灶长轴。病灶可包绕薄的硬化边缘，偶尔也可见到硬化边反应性增厚和扇形边界。肿瘤累及的骨皮质可变薄并呈膨胀性改变，可见新的骨皮质形成，部分病例可见到骨膜反应。但新生骨皮质和骨膜反应特征性不强。在小管状骨中，病变可累及至宿主骨的整个横断面。虽然软骨黏液样纤维瘤含软骨成分，但在影像上基质内的钙化不常见到。CT 对于显示基质钙化有一定帮助，钙化基质呈点状、云雾状、环状或弧形。硬化边和新生骨皮质在 CT 上显像明显（图 3-19 ～图 3-21）。

2. MRI 软骨黏液样纤维瘤在 T_1WI 呈稍低或中等信号，PDWI 呈中等信号。T_2WI 呈明显高信号，主要为黏液和透明软骨类成分，信号强度较水信号（关节液、膀胱信号）更高。由于软骨黏液样纤维瘤本身是软骨、黏液、纤维成分的混合，T_2WI 可表现为不均匀的信号影。低信号影以纤维组织成分为主，极少可见软骨钙化，因此低信号影常为网格状或嵴样。MRI 上可见到病灶内出血或囊性变。病灶周围硬化边在 T_1WI 和 T_2WI 上均呈低信号。邻近正常骨松质内偶尔可见水肿信号。骨膜的完整性一般不受到破坏。增强 MRI 可见病变弥漫或结节状强化。软骨黏液样纤维瘤合并动脉瘤样骨囊肿，T_2WI 上间隔呈多房形态，信号分布不均匀，出现典型含铁血黄素与血浆分离的液平面。与病变本身发生出血和囊性变的影像难以区分。在手足小管状骨中，病变可呈中心性均匀扩张。在扁状骨中呈纺锤形或不规则形（图 3-22 ～图 3-27）。

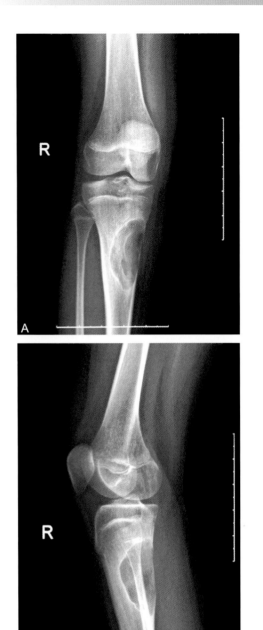

图 3-19 溶骨性病变，有硬化边包绕，皮质变薄

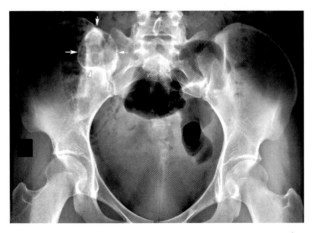

图 3-20 髂骨网格状溶骨性病变，周围硬化边形成（箭头）

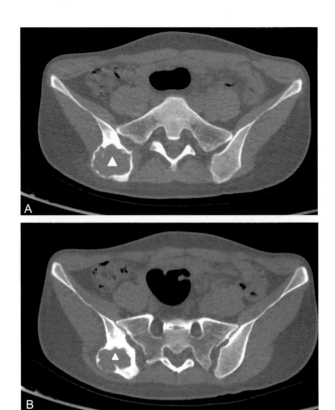

图 3-21 病灶内可见隆起，骨皮质变薄并呈膨胀性改变（△）

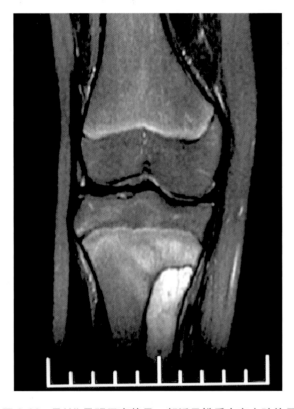

图 3-22 T₂WI 呈明显高信号，邻近骨松质内有水肿信号

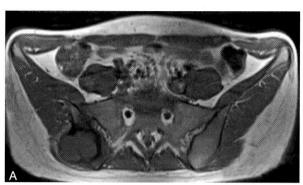
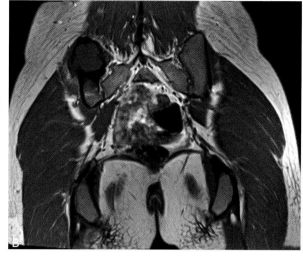

图 3-23　T₁WI 呈分叶状中等信号病变，周围低信号硬化边和隆起

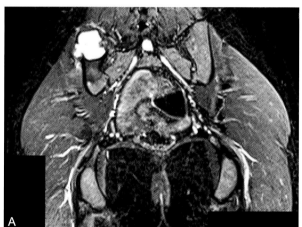
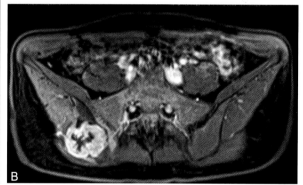

图 3-24　T₂WI 呈高信号，病变内可见低信号条索状纤维组织

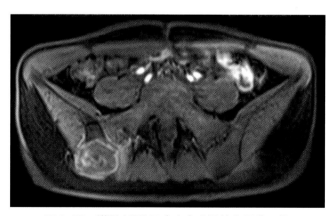

图 3-25　增强 MRI 示病变内弥漫性和周边强化

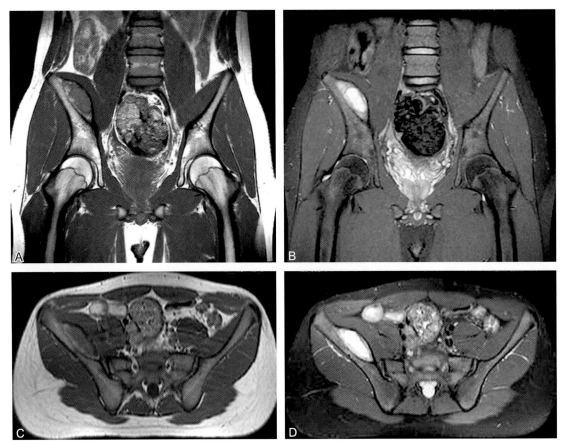

图 3-26　MRI 病变中心部分呈稍短 T_1 长 T_2 信号，周围围绕一圈短 T_1 稍长 T_2 信号

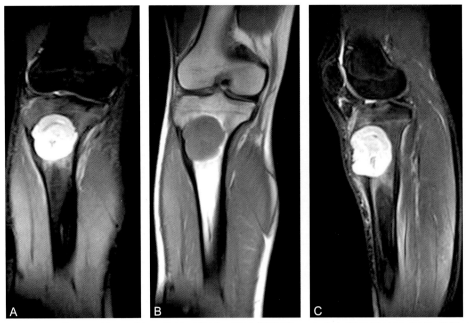

图 3-27　MRI 病变呈稍短 T_1 长 T_2 信号（软骨及黏液样基质），病变内部可见长 T_1 短 T_2 信号（纤维成分）

六、鉴别诊断

本病需与骨巨细胞瘤、动脉瘤样骨囊肿、骨囊肿、非骨化性纤维瘤、纤维皮质缺损、纤维结构不良、内生软骨瘤、软骨母细胞瘤、促结缔组织增生性纤维瘤、软骨肉瘤相鉴别。如果病变内出现软骨基质的钙化可排除许多良性病变，如动脉瘤样骨囊肿、纤维组织源性肿瘤等。软骨黏液样纤维瘤基质内实体成分可便于区分出囊性病变。黏液样基质的高信号影也具有一定特征性。骨巨细胞瘤混杂信号易与软骨黏液样纤维瘤混淆。但巨细胞瘤破坏骨皮质后一般没有新生骨形成。基质也无纤维组织形成的条索状或网格状结构。纤维组织来源良性肿瘤一般没有明显症状，在影像上常表现为磨玻璃样改变。

第五节　滑膜软骨瘤病

滑膜软骨瘤病又称滑膜骨软骨瘤病，是形成于关节滑膜内的异常软骨结节。本病可从滑膜分离并发生钙化形成关节内游离体，常发生于单个关节，以膝关节最常见，可分为原发性和继发性滑膜软骨瘤病。患者常因关节疼痛、肿胀、僵直甚至关节绞锁就诊。查体体征与关节炎类似，关节积液、压痛阳性并伴有活动度降低。作为一种自限性疾病，诊断后应及早治疗，避免疾病进展导致关节软骨的破坏和继发关节退行性改变，影响患者生活质量。治疗以手术为主，清除游离体，切除病变滑膜或不完全性切除。但疾病早期易复发，但进展缓慢。少数报道滑膜软骨瘤恶变为软骨肉瘤。

一、定义

原发性滑膜软骨瘤病是关节或腱鞘滑膜内软骨化生性疾病。结缔组织向软骨化生形成多个软骨结节，软骨结节从滑膜脱落漂浮在关节内形成游离体。对滑膜组织呈弥漫性损伤，复发率高且严重影响关节活动。滑膜软骨结节可进一步发生骨化生，形成实体病变。其发病机制尚不明确，但有研究认为骨原细胞异常调控和骨形成蛋白BMP异常表达有关。

继发性滑膜软骨瘤病伴发于其他关节疾病，如退行性骨关节炎、缺血性坏死、骨梗死、骨软骨炎、创伤骨折、关节结核、神经性骨关节病、骨软骨瘤术后等。关节内游离体来源于撕脱的透明软骨。通过滑液的营养供应，游离体逐渐增大。

二、流行病学

滑膜软骨瘤病好发年龄在 40 ～ 50 岁，但各年龄段病例均有报道。其发病率低，占良性肿瘤发病率的不到 1%。男性患者受累较多，男女比例为 (1.7 ～ 2):1。本病主要发生于负重关节，关节内发病率高于关节外。本病好发部位从高到低依次为膝关节、髋关节、肘关节、肩关节。膝关节病例占 70%。少数病例发生于肢体远端、椎间和颞下颌关节。约 10% 的患者双侧受累。

三、临床表现

因疼痛就诊的患者占总人数的 85%，约 55% 的患者发生关节活动的下降。关节肿胀、肌肉萎缩、可触及结节各占 42%、20%、20%。约 5% 的患者出现关节僵直或关节绞锁。患者病史较长，平均持续时间为 5 年。继发性滑膜软骨瘤病可同时表现出原发病症，关节退变、软骨磨损等治疗后症状可能无法得到改善，甚至进一步进展。

四、病理学表现

大体标本为多个灰白色、鹅卵石样结节。完全或没有覆盖滑膜组织。结节由透明软骨组成，软骨细胞聚集，有钙化或骨化成分。区别于骨关节炎形成的骨软骨疏松体，具有细胞核增大、双核化、多形性和黏液样变的特征（图 3-28）。

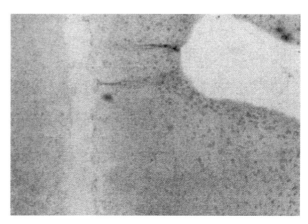

图 3-28　灰白色颗粒状组织，镜下软骨细胞聚集并有钙化

五、影像学表现

1. X 线 /CT　病情发展到一定程度使软骨基质发生充分骨化，可在影像上发现多个大小不等、不同程度矿化或骨化的结节。结节可呈点状或环状钙化影，位于关节内或关节周围。较大的骨化病灶还可见骨小梁和中央透光的髓腔改变，较小的骨化可在CT上显示。原发性滑膜软骨瘤病早期，病灶较小且散在分布。随着病情进展，这种矿化或骨化现象会逐渐明显。最终这些结节会发展为环状或鸡蛋壳样钙化圈，中间呈透光区域。发育成熟的骨化结节有完整的骨壳和中心髓腔。但约有 10% 的病例就诊时并未发生钙化。宿主骨受累不一定提示病变的侵袭性，可能与关节活动过程中游离体与关节发生磨损、卡压等造成。继发性

滑膜软骨瘤病与原发相比，数量较少、体积较小，同时伴发原发疾病表现，如骨关节炎、股骨头坏死等（图 3-29 和图 3-30）。

2. MRI　T_1WI 可见累及关节囊的病灶内出现点状信号空洞。T_2WI 显示多个结节的混合信号影，伴有滑膜反应性增厚。MRI 可用于区分原发性和继发性滑膜软骨瘤病中软骨、软骨钙化、骨化组织成分。钙化灶在 T_1WI、T_2WI、PDWI 上均呈低信号。骨化病灶边缘在 T_1WI 和 T_2WI 均为低信号，中央区域为脂肪信号，即短 T_1、短 T_2（抑脂像）信号。没有钙化的病变在 T_1WI 呈中等信号，较肌肉组织信号稍强。PDWI 呈中等信号，T_2WI 呈高信号。病情可进展累及多个关节或同一解剖区域内关节和肌腱广泛受累。增强 MRI 显示出不规则的薄的边缘强化和内部分隔样强化（图 3-31 和图 3-32）。

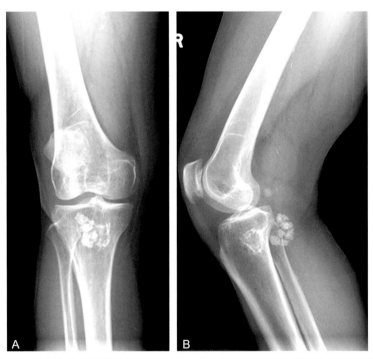

图 3-29　X 线片示右膝关节退行性骨关节病，右膝关节周围多发结节状骨性密度影

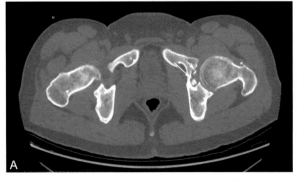
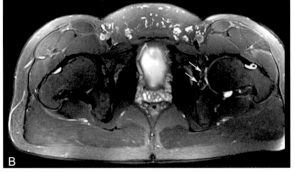

图 3-30　髋关节腔内可见多发骨化 / 钙化结节（箭头），CT（A）高密度钙化灶与 T_2WI（B）低信号影相对应

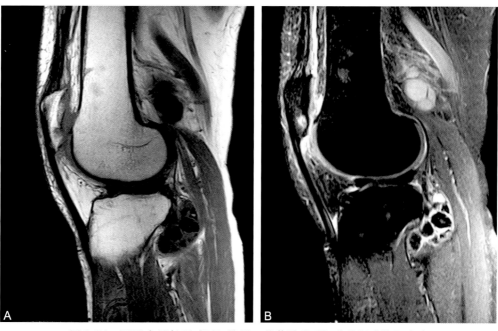

图 3-31　MRI 上呈长 T₁ 短 T₂ 信号，关节镜术后证实为滑膜软骨瘤病

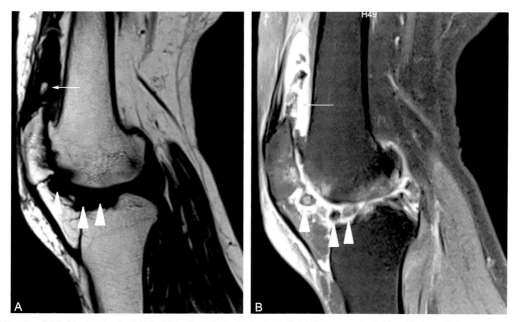

图 3-32　钙化灶（△）在 T₁WI（A）和 T₂WI（B）上均为低信号，骨化病灶（箭头）边缘在 T₁WI（A）和 T₂WI（B）均为低信号，中央区域为脂肪信号

六、鉴别诊断

本病需与软骨肉瘤、类风湿关节炎、骨关节炎、结节性滑膜炎、化脓性关节炎相鉴别。鉴别要点在于判断滑膜软骨瘤病散在分布的软骨基质。最难以鉴别的是软骨肉瘤，如果病变内软骨细胞出现异型性，则有发生软骨肉瘤的可能。滑膜软骨瘤病关节囊可受炎症刺激表现出水肿信号，软骨肉瘤中侵蚀关节囊和间隙引起解剖结构的破坏。一些病例中骨软骨瘤表面形成的滑囊易与恶变为软骨肉瘤的软骨帽相混淆。

第六节　Ollier 病

奥利尔病（Ollier disease，以下称 Ollier 病）属于内生软骨瘤病（软骨发育异常，多发软骨瘤）常见的一种亚型。本身发病率较低。对 Ollier 病的认识不应单纯视为骨的多发内生软骨瘤，而是一种软骨病理性发育或异常发育。Ollier 病发病率约为 1/100 000。骨骼畸形、肢体不等长和潜在恶变风险为其主要特征。一般基于影像和临床表现可明确诊断。受累骨骼数量差异较大，最常见于指骨、股骨、胫骨。单侧受累常见，因此出现肢体长度和角度的不一。肢体畸形进而影响屈伸、旋转等功能。疾病进展缓慢，大多在青春期步入较稳定阶段。对 Ollier 病的治疗没有明确特定的方案，治疗的主要目的是消除有恶变倾向的病灶。随着矫形技术的发展，在治疗肿瘤的同时改善肢体畸形、不等长等。

一、定义

Ollier 病是一种罕见的骨肿瘤，特征为多灶性髓内软骨异常发育增生。病变累及干骺端，偏心性生长。单侧肢体受累常见。儿童期骨骼受累程度具有可变性。与骨软骨瘤病不同，Ollier 病没有明显的遗传倾向和家族集聚现象。

二、流行病学

Ollier 病首发症状出现年龄段集中于 10～30 岁。由于病例较少，其发病率尚无准确统计。目前统计病例中男女发病比例无明显差异。髂骨、股骨近端、股骨远端、胫骨近端、胫骨远端均可发病，股骨在长骨中最常见。上肢以肩关节、肘关节、腕关节和掌指关节为主。一方面，病变可仅累及单个骨骼或小管状骨；另一方面也可多中心发病导致严重的肢体畸形。单侧肢体受累较双侧同时受累发病率高。肢体对称性发病更少见。相比孤立性内生软骨瘤，Ollier 病继发软骨肉瘤的风险增高 10%～25%。

三、临床表现

Ollier 病累及不同解剖部位和程度可能表现为不同的临床症状。发生于小管状骨的病灶早期可出现远端肢体的进行性肿胀、活动受限。累及长骨病变阻碍宿主骨生长，逐渐发生肢体不等长。生长迟滞和畸形尤其在下肢症状更为明显。上肢病变因活动受限对日常影响较大。如前臂 Ollier 病，受累骨的发育异常可导致正常骨出现代偿性改变，失去正常解剖关系，限制前臂旋前、旋后功能。骨骼累及越多越严重，症状在早期即可表现明显。发病越早，症状越严重，如骨骼短缩和弓状畸形。在疾病后期可发生病理性骨折。

四、病理学表现

病变所在干骺端区域广泛受累，可见许多大小不等的软骨块平行排列或扭曲不规则。镜下与孤立性内生软骨瘤类似，具有完整的小叶结构。单个软骨小叶被成熟髓质骨包裹。可见到细胞核多核化、非典型性、黏液样变和细胞外基质不成熟（图 3-33）。

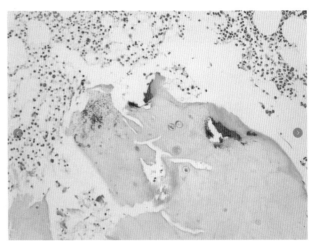

图 3-33　破碎软骨性肿瘤组织，软骨细胞无异型性；边缘少量骨髓三系造血细胞轻度增生

五、影像学表现

1. X 线 /CT　多发偏心性的干骺端和骨干的病变，具有典型的影像学表现，易与其他疾病相鉴别。每一处病灶与单发的内生软骨瘤相似。X 线表现为边界清楚的透光性病变，病变内伴有点状或云雾状钙化。小管状骨中病灶轴线与宿主骨长轴垂直，有明显向周围软组织延伸的趋势。长

骨中病灶细长或纵向走行，与宿主骨长轴一致。病变周围有薄硬化边缘，基质内不同程度的软骨性钙化。有时软骨持续异常发育，可形成巨大包块累及至骨干，骨干骨小梁较少，可能无法观察到明显的硬化边。体积较大的病灶中平行的软骨发生错乱排列，形成小叶状肿块。多发的病灶导致宿主骨明显的形态畸形。如同一宿主骨近端、远端受累，可形成哑铃状形态。如果病变只累及部分骺板，出现宿主骨不对称生长，发育为弓状畸形（图 3-34）。

2. MRI　Ollier 病表现为边缘清楚的分叶状髓内病变，也可表现为外生性病变，呈扇形改变。在 T_1WI 和 DWI 上病变分别呈中低信号和中等信号。T_2WI 抑脂像上病灶内软骨成分呈高信号，钙化 / 矿化或形成的纤维结构呈低信号影。高信号与低信号界限锐利，除明显的高信号与低信号外，无其他信号影交错紊乱。病灶周围低信号包绕，病灶外的髓腔、软组织内一般无异常高信号。短期内病变明显增大并突破骨皮质形成软组织包块，应考虑恶变可能，周围软组织也可出现受累水肿信号。

六、鉴别诊断

本病需与低级别软骨肉瘤、纤维皮质缺损、纤维结构不良（骨纤维异常增殖症）、骨软骨瘤病相鉴别。鉴别要点为多发性，从骨骺发育不良的软骨基质经干骺端延伸至骨干。基本可明确 Ollier 病的诊断。与低级别软骨肉瘤的区分在于

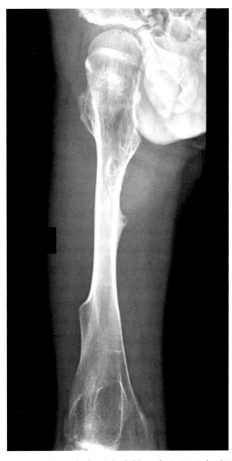

图 3-34　股骨多发透亮病灶，宿主骨形态畸形

骨皮质和软组织受累情况。纤维结构不良也可发生宿主骨畸形，但一般不累及小管状骨，没有明显单侧发病倾向。Ollier 病的软骨基质和软骨化成骨有助于鉴别。

第七节　Maffucci 综合征

马富奇综合征（Maffucci syndrome，以下称 Maffucci 综合征）是多发内生软骨瘤合并有软组织血管瘤的疾病。患者易早期发生长骨畸形，与 Ollier 病主要区别在于同时合并有软组织内的血管瘤病。本病也可见累及皮肤、脏器的血管瘤。最常见的血管瘤类型为海绵状血管瘤，易发生血栓或钙化。Maffucci 综合征可发展为低级别软骨肉瘤，恶变为软骨肉瘤的风险高于 Ollier 病。也有转变为未分化软骨肉瘤和血管肉瘤的报道。治疗以手术为主，切除症状明显或有恶变倾向的病灶。严重畸形患者可考虑行矫形手术。

一、定义

Maffucci 综合征是严重的中胚层发育异常疾病，特征性表现为全身多发的内生软骨瘤和血管瘤，具有先天性和非遗传性。

二、流行病学

本病通常无种族、性别差异，无智力和精神障碍，好发于儿童，平均发病年龄为 5 岁。25% 的患者在出生 1 年内发病，45% 的患者在 6 岁前发病，78% 的患者在青春前期发病。病变范围广泛，

具有软骨化骨的骨骼均可累及。常见于四肢长骨、手指、足趾。长骨多发生于干骺端，短骨与内生软骨瘤类似。并发的血管瘤多见于真皮、皮下或肌肉。本病也可发生于黏膜、肠系膜、关节滑膜、腹壁、内脏等。

三、临床表现

本病主要表现为骨骼异常和无痛性软组织包块。小管状骨的病灶早期可出现远端肢体的进行性肿胀、活动受限。长骨病变阻碍宿主骨生长，逐渐发生肢体的不等长，失去正常解剖关系，进而影响外观和功能。浅表软组织包块易于触及，深部血管瘤可能出现不适或皮温增高。发生于脏器、黏膜的血管瘤可表现出相应病损的临床症状。

四、病理学表现

与 Ollier 病相同的内生软骨瘤表现和骨外软组织血管瘤共存。血管瘤可累及软组织、皮肤、内脏等。典型表现为海绵状血管瘤。也可有动静脉瘘、淋巴水肿、淋巴管瘤等。

五、影像学表现

1. X 线 /CT 多发偏心性边界清楚的透光性病变，伴有点状或环状钙化。肢体发育异常在影像上体现为双侧肢体不等长、骨骼形态缺乏正常塑形而导致的畸形、关节半脱位或脱位。软组织内病变显像有限，当血管瘤内发生钙化、形成静脉石时，在 X 线上可观察到。

2. MRI 深部组织内的血管瘤不易发生，影像学对其诊断必不可少，其中 MRI 优势明显。T_1WI 上病变中等信号，介于肌肉和脂肪信号强度之间。血管之间的脂肪成分在 T_1WI 上呈高信号。血管内可表现为低信号。T_2WI 以高信号为主，包括扩张静脉血流缓慢，海绵状腔内血池。抑脂像低信号与 T_1WI 相对应。出现流空现象时，血管腔内在 T_2WI 上也为低信号。血管瘤内也可出现纤维或钙化组织。梯度回波序列可进行区分。

六、鉴别诊断

本病需与纤维皮质缺损、纤维结构不良、内生软骨瘤、软骨母细胞瘤、促结缔组织增生性纤维瘤、软骨肉瘤相鉴别。鉴别要点主要为 Maffucci 综合征同时合并有多发内生软骨瘤和血管瘤。发生恶变或多发软骨肉瘤一般有骨皮质的破坏和软组织受累，软组织内病变与血管瘤的典型表现存在差异。

第八节　普通型软骨肉瘤

软骨肉瘤是第二常见的原发非血源性恶性骨肿瘤，约占所有原发恶性骨肿瘤的 1/4，超过 90% 的软骨肉瘤类型为普通型。好发于骨盆和四肢长骨。普通型软骨肉瘤通常发生于正常骨，少数为继发性肿瘤。根据细胞核异型性（大小、染色）可分为三个等级，临床表现和生物学行为各不相同。低级别（Ⅰ级）和中等级别（Ⅱ级）软骨肉瘤生物学行为不活跃，一般不发生转移。高级别（Ⅲ级）软骨肉瘤少见，但其转移风险高。低级别（Ⅰ级）和中等级别（Ⅱ级）软骨肉瘤占普通型人群的 80%。根据其骨的累及部位，又可分为中央型、周围型，周围型进一步分为骨膜型、皮质旁型、骨旁型。中央型病例占比高达 3/4。周围型软骨肉瘤多继发于单发或多发骨软骨瘤，预后较中央型好。组织学分级不同影像表现也不同，能反映肿瘤不同的侵袭性。完整的广泛性切除是软骨肉瘤根治的基础。边缘性切除复发风险高，随着组织学分级逐渐升高。MRI 对髓腔和骨松质侵袭范围的评估更为准确。术前根据 MRI 计划瘤段切除或截肢平面十分重要。中央型软骨肉瘤术后可能发生软组织内复发，边界不清，可考虑性离断手术。高级别软骨肉瘤辅助行放疗和化疗，但治疗效果有限。据报道 5 年生存率 1 级软骨肉瘤是 82%～99%，2 级软骨肉瘤为 63%～92%，3 级软骨肉瘤为 0%～77%。10 年生存率 1 级软骨肉瘤是 89%～95%，2 级软骨肉瘤为 58%～86%，3 级软骨肉瘤为 0%～55%。肿瘤体积越大，组织学级别越高，远处转移预后更差。中央型较周围型软骨肉瘤预后差。躯干骨较四肢预后差，可能与手术切除范围和彻底性有关。病理性骨折是独立预后影响因素。

一、定义

软骨肉瘤是软骨源性恶性肿瘤，肉瘤间质内形成性质上均匀的软骨样基质。肿瘤仅存在软骨分化能力，不能形成骨样基质且不含原始间充质肉瘤成分。与成软骨型骨肉瘤相区分。两者的临床行为和治疗反应也存在明显差异。普通型软骨肉瘤可表现出黏液样改变或软骨内骨化或钙化/矿化，与成骨样基质不同。

二、流行病学

软骨肉瘤发病人群随年龄增长呈逐渐增加趋势。以50～70岁最多见，大多发生于50岁以后。<45岁的患者少见，儿童发病率更低。普通型软骨肉瘤占原发恶性骨肿瘤发病率的21%～27%，占恶性骨肿瘤的12%～21%，占所有骨肿瘤的9%～14%。主要发生于骨骼，占96%，骨外或软组织内病变占4%。人种之间无明显差异，男女比例基本相等，约1.3∶1。躯干骨（骨盆、肋骨）的发病率明显高于其他部位，约占40%，其中又以髂骨最多见。其次为股骨、肱骨、胫骨，发生脊柱和颅面骨的概念不高。手和足部软骨性肿瘤以良性为主。长骨中依次累及干骺端、骨干、骨骺。骨膜软骨肉瘤为低级别软骨肉瘤，好发部位从高到低依次为股骨远端干骺端、肱骨近端干骺端、股骨近端干骺端、骨干。皮质旁软骨肉瘤继发于骨软骨瘤或外生型软骨病变。好发部位包括肩胛骨、髂骨、胫骨、股骨、耻骨、肋骨。

三、临床表现

骨骼上病变可有局部肿胀和疼痛症状，疼痛以麻木、间歇性疼痛为主。也可发生于休息或夜间痛。症状没有典型性，可持续数月至数年。但疼痛是区分良性和恶性肿瘤的重要指征。关节周围的病变可因巨大包块限制关节活动。由于缺乏软组织覆盖可触及明显包块。软组织内软骨肉瘤表现为逐渐增大的包块，伴或不伴有疼痛。

四、病理学表现

标本切面呈半透明、小叶状、蓝灰色或白色，可含有黏液、囊性变、出血、坏死区。散布杂乱的钙化或矿化区，不透明、呈白色或黄色。病灶内广泛软骨内骨化。低级别和中等级别病变仍有明显软骨性质。镜下肿瘤细胞分布于透明软骨基质的腔隙内，不同区域矿化程度不同。可出现黏液样改变。单个小叶被纤维血管分隔，周围肿瘤小叶浸润松质骨骨小梁。软骨细胞细胞质明显多囊泡空泡化，或气球样膨胀。依据细胞核大小、核染色、数量和有丝分裂进行分级。Ⅰ级软骨肉瘤细胞深染，核大小均匀，偶尔出现双核，有丝分裂缺失。Ⅱ级软骨肉瘤细胞核异型性增加，核深染、大小不一，可发现有丝分裂。Ⅲ级软骨肉瘤细胞多形性、非典型性更明显，易见到有丝分裂。小叶周围细胞分化缺失，呈梭形（图3-35）。

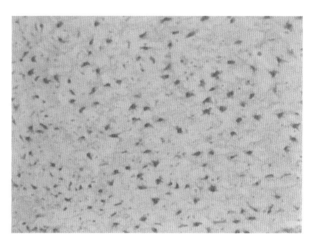

图3-35 镜下见软骨性突起，浸润骨组织。细胞核深染，大小不一

五、影像学表现

1. X线/CT 散在的钙化影是诊断软骨性肿瘤标志。中央型软骨肉瘤表现为地图样溶骨性改变，骨皮质可呈扇形破坏、骨皮质不连续或膨胀性改变。可形成增厚的骨皮质或不完整的骨壳。很少发生骨膜反应。软骨内基质钙化程度差异较大，可表现为弧形、环形、点状、爆米花样、云雾状等。极端病例可发生完全溶骨改变，难以发现病灶内钙化；或广泛钙化并融合成团块状，类似成骨样影像改变。长骨内大部分髓腔受累，骨皮质不同程度受累。影像上骨皮质变薄或骨皮质内表面多处破坏，当外表面被破坏时可出现骨膜反应，骨皮质模糊或形成骨膜新骨。但软骨病变一般不会出现"日光放射征"。由于大多软骨肉瘤生长缓慢，骨皮质可变薄和膨胀改变。随着病情进展，骨皮质被破坏并可见软组织包块。随着

肿瘤级别的提高，边界由清晰转变为模糊。

　　骨膜软骨肉瘤体积存在差异，骨皮质可变薄或增厚，但没有破坏的征象，以挤压表现为主。皮质旁软组织内可见软骨基质钙化，基底部骨膜骨形成薄的硬化边。

　　皮质旁软骨肉瘤见于骨软骨瘤软骨帽增厚，一般大于 2cm。伴有骨破坏和软组织包块，软骨内有钙化。骨柄周围骨皮质可反应性增厚。

　　软组织内软骨肉瘤可表现为边界清楚、钙化的软组织肿块（图 3-36～图 3-40）。

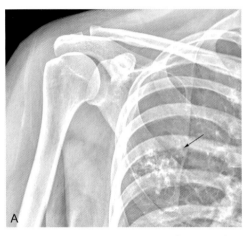
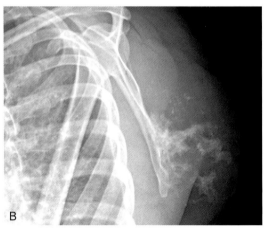

图 3-36　X 线正侧位片示右侧肩胛骨云雾状改变（箭头）

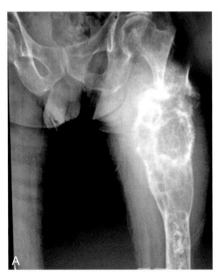
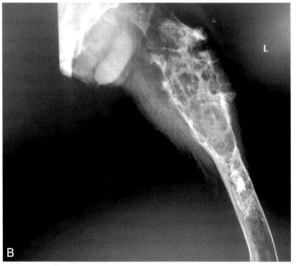

图 3-37　左股骨内生软骨瘤恶变为软骨肉瘤（软骨肉瘤Ⅱ级）

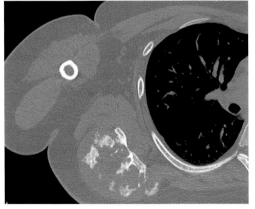

图 3-38　CT 可见肩胛骨破坏，基质内形成不规则钙化灶

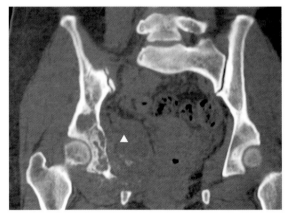

图 3-39　骨盆Ⅱ区软骨肉瘤，髋臼周围骨质破坏，病灶向盆腔内形成软组织包块（△）

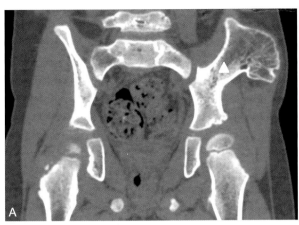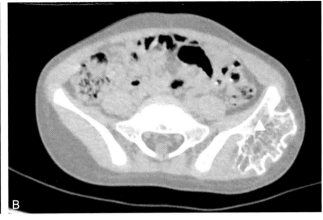

图 3-40　髂骨病变呈菜花样突出宿主骨表面（△）

2. MRI　普通型软骨肉瘤在 T_1WI 呈中低信号，PDWI 呈中等信号，T_2WI 呈不均匀高信号。T_1WI 散在低信号可与 CT 上钙化点对应。软骨肿瘤富含水分，T_2WI 上以高信号为主，分布的低信号影为基质矿化和纤维组织。病灶显示出分叶状边缘伴或不伴有中间分隔。病变周围骨膜组织和软组织在 T_2WI 可见水肿的高信号。增强 MRI 可见边缘和（或）间隔强化，环形和弧形对比增强对应小叶间纤维血管间隔。根据基质矿化或坏死程度不同，强化呈均匀或不均匀。

骨膜软骨肉瘤低信号的骨皮质变薄或反应性增厚，皮质连续性完整。软组织内病变在 T_1WI 为中低信号，T_2WI 为不均匀高信号。增强 MRI 表现为不均匀强化。

皮质旁软骨肉瘤在 MRI 上清晰显示增厚的软骨帽，可呈分叶状。T_1WI 呈中低信号，较肌肉信号稍低或等信号。T_2WI 呈不均匀高信号。周围软组织可见水肿信号。增强 MRI 不均匀强化，可显示出软骨小叶周围纤维血管（图 3-41 ～图 3-46）。

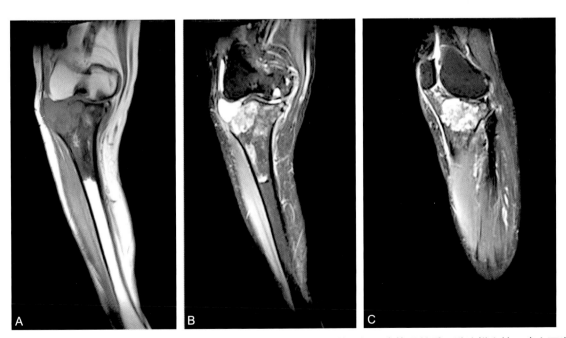

图 3-41　MRI 病变上半部分呈稍短 T_1、稍长 T_2 信号，其内可见长 T_2 信号提示为软骨基质及黏液样变性，病变下半部呈长 T_1、短 T_2 信号（软骨肉瘤 I 级）

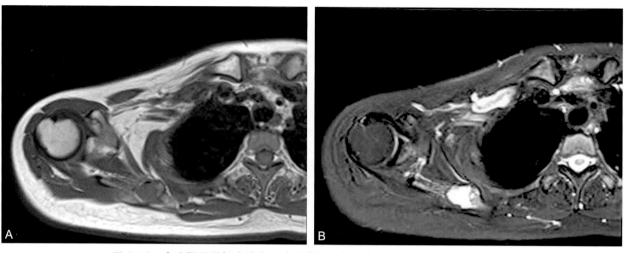

图 3-42 右肩胛骨呈轻度膨胀，病变前缘局部骨皮质不连续（软骨肉瘤Ⅰ级）

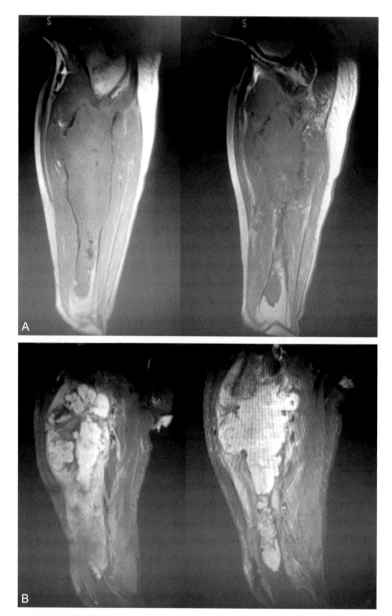

图 3-43 股骨膨胀性分叶状肿块伴病理性骨折，T$_1$WI 呈稍低信号，中间伴有坏死或钙化的低信号（A）。T$_2$WI 呈分叶状高信号（B）（软骨肉瘤Ⅱ级）

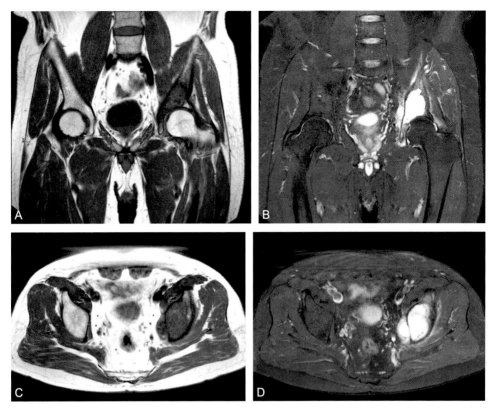

图 3-44　左髋臼骨质信号异常伴软组织肿块形成，相邻闭孔内肌受压，呈长 T_1、长 T_2 信号（软骨肉瘤 II 级）

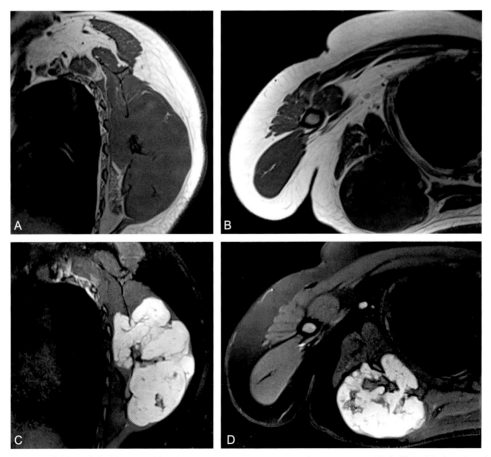

图 3-45　MRI-T_1WI 病灶呈中低信号，破坏肩胛骨累及肩胛下肌（A 和 B），T_2WI 呈高信号 (C 和 D)。病灶内条索状纤维组织和不规则片状钙化在 T_1WI 和 T_2WI 均呈低信号（软骨肉瘤 III 级）

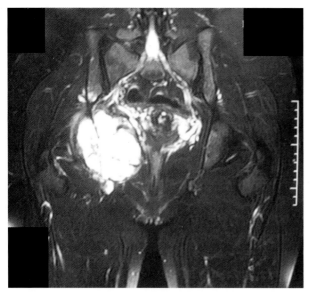

图 3-46　MRI-T$_2$WI 示右侧髋臼分叶状病灶，病灶内钙化呈星芒状低信号（软骨肉瘤Ⅲ级）

六、鉴别诊断

本病需与内生软骨瘤、反应性骨痂、纤维结构不良、软骨母细胞瘤、软骨黏液样纤维瘤、成软骨型骨肉瘤、软骨母细胞瘤相鉴别。鉴别要点在于找到软骨钙化成分，以排除其他来源恶性肿瘤。良性软骨性肿瘤无侵袭性征象表现。成软骨型骨肉瘤和软骨肉瘤都有软骨基质表现。两者主要病理区别是有无骨样基质形成。另外，软骨肉瘤发病年龄较大，骨肉瘤多发生于青少年。内生软骨瘤和低级别软骨肉瘤在组织学和细胞学上难以鉴别。通过生长模式和生物学行为进行区分。影像上软骨肉瘤征象有骨质内扇形病灶累及骨皮质厚度超过 2/3、皮质破坏、软组织包块、典型的核素浓聚、骨膜反应。伴有软骨分化的纤维结构不良可在镜下见到有序的软骨内骨化，软骨肉瘤内无此现象。

第九节　未分化软骨肉瘤

未分化软骨肉瘤是一种罕见恶性骨肿瘤，性质类似于恶性纤维组织细胞瘤、骨肉瘤、横纹肌肉瘤等，可与低级别软骨肉瘤相关，经低级别软骨肉瘤恶变形成。男性多于女性，患者人群年龄分布较广，大多数发生于 40 岁以上。受累部位与普通型软骨肉瘤相似。影像上可同时出现低级别和高级别软骨肉瘤表现。组织学上可观察到低级别软骨前体病变和高级别肉瘤样变组织。未分化软骨肉瘤具有高致命性，约 20% 患者在初诊时即发生转移。主要通过血源转移，对化疗反应性差。近年来随着化疗方案的改进，生存率有一定改善。据报道 5 年生存率为 24%。未分化软骨肉瘤比恶性纤维组织细胞瘤和骨肉瘤更易出现对化疗耐药，对放疗不敏感的情况，提示预后不良的因素有病理性骨折、发病于骨盆、年龄大于 60 岁。

一、定义

1971 年由 Dahlin 和 Beabour 提出未分化软骨肉瘤的概念。本病常继发于低级别侵袭性肿瘤，低级别软骨肉瘤、巨细胞瘤、低级别骨肉瘤等向高级别肉瘤转变，表现出恶性纤维组织细胞瘤或骨肉瘤的特征，由 2 种不同成分构成的实体瘤分化成熟的软骨成分（类似内生软骨瘤、低级别软骨肉瘤、骨软骨瘤）和高级别非软骨成分（类似恶性纤维组织细胞瘤、纤维肉瘤、骨肉瘤）。临床表现为突然性的侵袭性生长，预后较差。

二、流行病学

报道的未分化软骨肉瘤年龄分布广，但大多数病例发生于 50 岁以后。本病占软骨肉瘤的 5%～10%，相当于每 10～20 例未治疗的软骨肉瘤患者有 1 例转变为未分化软骨肉瘤。好发部位为股骨、骨盆、肱骨，其中股骨最常见，占未分化软骨肉瘤的 30%。

三、临床表现

本病主要表现为疼痛症状，麻木、间歇性疼痛逐渐加重。既往无痛性肿块发生疼痛。包块在短期内快速增大。病理性骨折发生率较高，局部症状明显，如肢体局部畸形、异常活动和肿胀、压痛。但病变本身对骨皮质的破坏，在查体时骨擦音、骨擦感不明显。

四、病理学表现

本病病变包含低级别软骨和高级别去分化肉瘤部分。前者表现为分叶状软骨肿块，后者有出血、坏死区，伴有骨皮质破坏并延伸至软组织内。在低级别软骨到高级别肉瘤通常可有过渡区，两者之间界线清晰（图 3-47）。

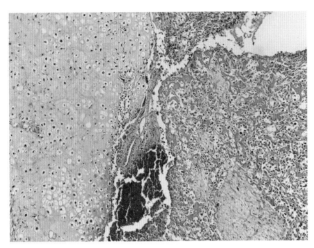

图 3-47　软骨性肿瘤成分和成骨性肉瘤成分共存

五、影像学表现

1. X 线 /CT　髓内多发透光性病灶，伴有骨内扇形破坏。软骨基质可有矿化。骨皮质破坏并累及周围软组织。继发性部位骨皮质轻度膨胀、增厚，呈扇形改变；新发部位骨质结构丧失，骨皮质破坏并有软组织包块和钙化灶的吸收，边界往往不清。病灶大部分为高级别肉瘤成分，仅少部分可见软骨钙化。溶骨病灶周围可发生病理性骨折。

2. MRI　病变在 T_1WI 和 PDWI 上呈中低信号，T_2WI 上呈不均匀高信号。基质内矿化或残余钙化和生成的纤维组织在 T_2WI 为低信号。病灶边缘模糊且不规则，常伴有骨皮质的破坏。软组织内可见病变组织和（或）水肿信号。增强 MRI 表现为不均匀强化（图 3-48）。

六、鉴别诊断

本病需与成软骨型骨肉瘤、普通型软骨肉瘤、纤维皮质缺损、横纹肌肉瘤、恶性纤维组织细胞瘤、纤维结构不良、内生软骨瘤、软骨黏液样纤维瘤、软骨母细胞瘤相鉴别。鉴别要点在于未分化软骨肉瘤含 2 种不同成分，即高级别肉瘤和低级别软骨基质。表现为共存的两种不同的影像学表现和病理学表现。一方面有生长缓慢的软骨样成分形成的钙化灶；另一方面也是占主要成分的肉瘤样结构，生长快、侵袭性强，突破骨皮质，短期内形成巨大软组织包块。

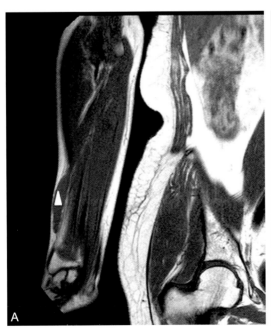
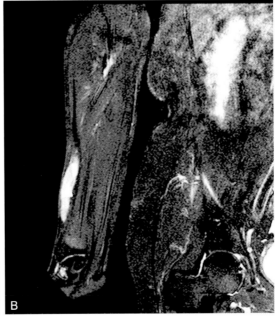

图 3-48　右前臂稍长 T_1、长 T_2 信号病变（△）

第十节　间充质软骨肉瘤

间充质软骨肉瘤是一种独特的罕见实体肿瘤。其特征是圆形或纺锤形的原始间充质细胞构成的高密度细胞区域，同时有软骨分化病灶。间充质软骨肉瘤内软骨基质成分较少。易与小圆细胞肿瘤如尤因肉瘤、恶性淋巴瘤等混淆。发病人群以青少年和青年为主。常累及颌骨、肋骨、脊柱部位。影像上表现为溶骨性病变含有点状矿化软骨。间充质软骨肉瘤的治疗以手术为主。也有研究应用辅助化疗，其疗效有待长期随访证实。远期发生转移风险高，10 年总生存率约为 28%，超过 50% 的患者生存期少于 5 年。

一、定义

间充质软骨肉瘤由圆形或纺锤形原始间充质细胞组成的具有软骨分化的实体肿瘤。病灶内原始间充质细胞占比大，易与尤因肉瘤、血管外皮细胞瘤混淆。与普通型软骨肉瘤和未分化软骨肉瘤存在明显差异。

二、流行病学

间充质软骨肉瘤好发于 20 ～ 30 岁的人群，与普通型软骨肉瘤人群分布明显不同，占所有软骨肉瘤的不到 5%。无明显性别倾向。好发部位有颅面骨、髂骨、肋骨和脊柱。上颌骨和下颌骨是最常见的受累部位。四肢骨受累较少。约 30% 的病例发生于软组织内。

三、临床表现

首发症状以受累部位疼痛和肿胀为主。症状持续时间可较长。软组织内病变常因局部包块就诊，可伴有或不伴疼痛或不适。

四、病理学表现

大体标本呈灰白色或灰粉色，质地差异大。病变直径在 3 ～ 30cm。分叶状少见。分布矿化组织，局部有明显软骨样外观。坏死和出血明显。典型双相型由低分化的小圆细胞和卵圆形细胞组成。分布着透明软骨岛。软骨细胞数量差异大。免疫标记 SOX9 阳性，小细胞 FLI-1 阴性。CD99

和结蛋白不同程度阳性，CD45 阴性。

五、影像学表现

1. X 线 /CT　间充质软骨肉瘤表现为边界不规则的溶骨性病变。大多病灶内可见基质矿化，基质矿化程度差异大。累及颅面骨或上颌骨的肿瘤可形成软组织包块并呈破坏性生长。长骨病变常见偏心性生长。病灶内有点状钙化，钙化可融合成团块状。病灶本身对宿主骨侵袭性强，可呈虫蚀样改变。但部分病例可见病灶周围硬化边形成。

软组织内间充质软骨肉瘤 50% ～ 100% 病例可在 X 线片或 CT 上显示病灶内钙化。但钙化程度和类型有差异，可表现为环形、弧形、云雾状、点状钙化或密集钙化影（图 3-49）。

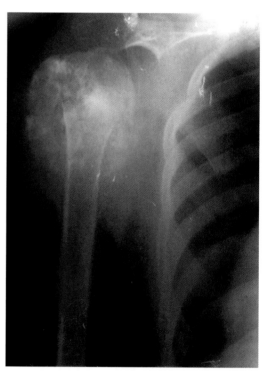

图 3-49　骨皮质破坏，形成类似放射状骨针，易诊断为骨肉瘤

2. MRI　病灶在 T_1WI 呈中低信号，PDWI 呈中等信号，T_2WI 呈不均匀中高信号或稍高信号。可见骨皮质破坏和软组织包块。软骨基质矿化在 T_1WI 和 T_2WI 上均为低信号。增强 MRI 表现为不均匀强化。

骨外间充质软骨肉瘤在 MRI 上呈分叶状软组织肿块。T_1WI 上病变为中等信号，与肌肉信号强度相同。T_2WI 上为高信号。可见到边界明显的钙化和非钙化区域。增强 MRI 表现为不均匀强化，尤以边缘最明显（图 3-50）。

六、鉴别诊断

本病需与成软骨型骨肉瘤、普通型软骨肉瘤、未分化软骨肉瘤、软骨黏液样纤维瘤、纤维肉瘤、血管肉瘤、尤因肉瘤、恶性淋巴瘤相鉴别。鉴别要点为影像上间充质软骨肉瘤易与普通型软骨肉瘤相混淆，但两者好发年龄和发病部位差异较大。组织学和细胞学上，除软骨分化成分外，主要以原始间充质细胞为主。另外，未分化软骨肉瘤 2 种成分之间转变突然，而间充质软骨肉瘤两种细胞间有渐变的过渡区。与小圆细胞类肿瘤相鉴别，如尤因肉瘤、恶性淋巴瘤等，常需要借助免疫组化、分子生物学等。

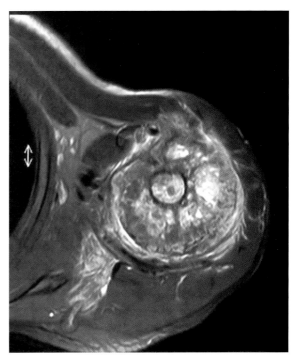

图 3-50　T_2WI 抑脂像显示病变侵犯周围软组织

第十一节　透明细胞软骨肉瘤

透明细胞软骨肉瘤是一种罕见的低度恶性软骨性肿瘤。特征表现是由有明显透明或空泡样细胞质的圆形细胞构成的病变，基质内含少量软骨或软骨样基质，可同时存在散在破骨巨细胞，或合并动脉瘤样骨囊肿。男性多于女性，好发于中年和中老年患者。常见部位有股骨远端、肱骨近端、股骨近端、胫骨近端等。病变可累及骨骺和关节软骨。X 线片上表现为透光性病变。透明细胞软骨肉瘤生长缓慢，常不能及时明确诊断。也因为其生物学活性，大多治疗方案选择了边缘切除或囊内刮除。报道的局部复发率为 20% ～ 30%，约 15% 的病例发生于术后 10 年。

一、定义

透明细胞软骨肉瘤是一种低度恶性的软骨性肿瘤，生长缓慢，极少发生远处转移。肿瘤细胞富含糖原，细胞质表现出透明外观。肿瘤特征与软骨母细胞瘤相似。

二、流行病学

透明细胞软骨肉瘤常见于 20 ～ 40 岁。本病发病人数占软骨肉瘤总发病人数的 1% ～ 2%。男性明显多于女性，为（2 ～ 3）∶1。易发生于长骨骨端，可累及关节软骨。本病好发部位依次为股骨近端、肱骨近端、股骨远端、胫骨近端，其中股骨近端最常见，约占病例的 45%。

三、临床表现

患者可无明显症状，因体检或其他因素发现病变而就诊。常见症状为受累部位的疼痛或不适。由于透明细胞软骨肉瘤生长缓慢，这种症状可持续较长时间。

四、病理学表现

肿瘤细胞呈圆形，核圆，中央有核仁。透明或空泡样轻度嗜酸性细胞质，含有糖原。常伴有破骨细胞样巨细胞。部分区域可见低级别软骨肉瘤成分，伴有透明软骨和软骨钙化，形成编织骨结构。透明细胞和成软骨样细胞 S-100 强阳性（图 3-51）。

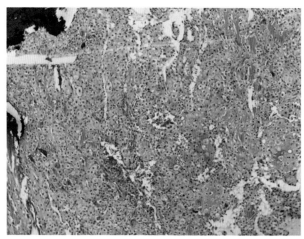

图 3-51 片状分布的圆形肿瘤细胞，胞质透亮

五、影像学表现

1. X 线 /CT 肿瘤表现为溶解性病变，累及骨骺 / 长骨末端，甚至关节软骨，通常范围为 3 ～ 7.5cm，平均为 5cm。部分病变也可能发生在或延伸到干骺端或骨干区。30% 的病例可见基质矿化。病变可形成硬化边缘。大病灶（直径＞ 3cm）通常与皮质破坏有关，但并非透明细胞软骨肉瘤的特征表现。影像上与软骨肉瘤相似（图 3-52）。

2. MRI 病变位于长骨末端，随着病情进展，可累及干骺端和骨干。较小病灶边界清楚，较大病灶可突破骨皮质，累及附近软组织。T_1WI 上为中低信号，T_2WI 为不均匀高信号。可合并有动脉瘤样骨囊肿。T_2WI 上间隔呈多房形态，信号不均匀，出现典型的含铁血黄素与血浆分离的液 - 液平面。增强 MRI 病灶内强化明显（图 3-53）。

六、鉴别诊断

本病需与软骨母细胞瘤、普通型软骨肉瘤、股骨头坏死、囊肿、低级别骨肉瘤相鉴别。鉴别要点是富含糖原的透明或空泡样细胞质的圆形细胞，累及骨端和关节软骨。良性软骨母细胞瘤不含透明细胞并有自限性。普通型软骨肉瘤间质内形成性质上均匀的软骨样基质。

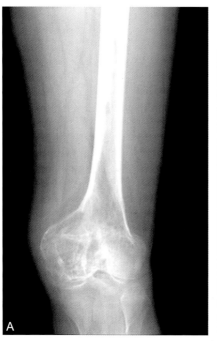
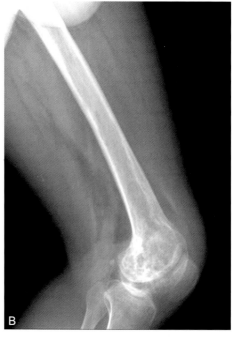

图 3-52 X 线片示左股骨远端膨胀性溶骨性骨质破坏，边界欠清楚，其内可见骨性分隔

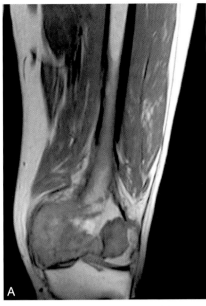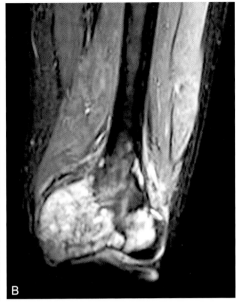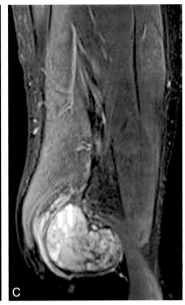

图 3-53　左股骨髁内不规则病灶，信号混杂。T₂WI 矢状面（C）可见液 - 液平面

主要参考文献

Ahmed AR, Tan TS, Unni KK, et al. 2003. Secondary chondrosarcoma in osteochondroma: Report of 107 patients. Clin Orthop Relat Res, (411): 193-206.

Aigner T. 2002. Towards a new understanding and classification of chondrogenic neoplasias of the skeleton--biochemistry and cell biology of chondrosarcoma and its variants. Virchows Arch, 441(3): 219-230.

Albergo JI, Gaston CL, Jeys LM, et al. 2015. Management and prognostic significance of pathological fractures through chondrosarcoma of the femur. Int Orthop, 39(5): 943-946.

Amer KM, Munn M, Congiusta D, et al. 2020. Survival and prognosis of chondrosarcoma subtypes: SEER database analysis. J Orthop Res, 38(2): 311-319.

Capanna R, Bertoni F, Bettelli G, et al. 1988. Dedifferentiated chondrosarcoma. J Bone Joint Surg Am, 70(1): 60-69.

Chun YS, Rhyu KH, Cho KY, et al. 2016. Osteochondroma arising from anterior inferior iliac spine as a cause of snapping hip. Clin Orthop Surg, 8(1): 123-126.

Czerniak B. 2016. Dorfman and Czerniak's bone tumors. 2nd ed. Houston: Elsevier: 356-470.

De Mattos CB, Angsanuntsukh C, Arkader A, et al. 2013. Chondroblastoma and chondromyxoid fibroma. J Am Acad Orthop Surg, 21(4): 225-33.

Diezi M, Zambelli PY, Superti-Furga A, et al. 2021. Cancer surveillance in children with Ollier disease and Maffucci syndrome. Am J Med Genet A, 185(4): 1338-1340.

Douis H, Saifuddin A. 2013. The imaging of cartilaginous bone tumours. II. Chondrosarcoma. Skeletal Radiol, 42(5): 611-626.

Fritz B, Müller DA, Sutter R, et al. 2018. Magnetic resonance imaging-based grading of cartilaginous bone tumors: Added value of quantitative texture analysis. Invest Radiol, 53(11): 663-672.

Gelderblom H, Hogendoorn PV, Dijkstra SD, et al. 2008. The clinical approach towards chondrosarcoma. Oncologist, 13(3): 320-329.

Ghafoor S, Hameed MR, Tap WD, et al. 2021. Mesenchymal chondrosarcoma: Imaging features and clinical findings. Skeletal Radiol, 50(2):333-341.

Henry JC, Mouawad NJ, Phieffer L, et al. 2015. Tibial osteochondroma inducing popliteal artery compression. J Vasc Surg, 61(6):1595-1598.

Kilpatrick SE, Pike EJ, Ward WG, et al. 1997. Dedifferentiated chondrosarcoma in patients with multiple osteochondromatosis: Report of a case and review of the literature. Skeletal Radiol, 26(6): 370-374.

Kim HS, Jee WH, Ryu KN, et al. 2011. MRI of chondromyxoid fibroma. Acta Radiol, 52(8): 875-880.

Kumar A, Jain VK, Bharadwaj M, et al. 2015. Ollier disease: Pathogenesis, diagnosis, and management. Orthopedics, 38(6): e497-e506.

Lex LR, Evans S, Stevenson JD, et al. 2018. Dedifferentiated chondrosarcoma of the pelvis: Clinical outcomes and current treatment. Clin Sarcoma Res, 8: 23.

MacDonald IJ, Lin CY, Kuo SJ, et al. 2019. An update on current and future treatment options for chondrosarcoma.

Expert Rev Anticancer Ther, 19(9): 773-786.

Maiques JC, Ramírez JEG, López LH, et al. 2014. Radiological diagnosis of enchondroma protuberans of the humerus. Radiologia, 56(3): 272-276.

Meyers SP. 2008. MRI of bone and soft tissue tumors and tumor-like lesions. New York: Thieme Medical Publishers: 352-363.

Motififard M, Hatami S, Soufi GJ. 2020. Periosteal chondroma of pelvis - an unusual location. Int J Burns Trauma, 10(4): 174-180.

Nishio J, Arashiro Y, Mori S, et al. 2015. Periosteal chondroma of the distal tibia: Computed tomography and magnetic resonance imaging characteristics and correlation with histological findings. Mol Clin Oncol, 3(3): 677-681.

Nojima T, Unni KK, McLeod RA, et al. 1985. Periosteal chondroma and periosteal chondrosarcoma. Am J Surg Pathol, 9(9): 666-677.

Ozaki T, Hillmann A, Lindner N, et al. 1996. Metastasis of chondrosarcoma. J Cancer Res Clin Oncol, 122(10): 625-628.

Remba SJ, Martín RAS, Amiga IB, et al. 2021. Solitary enchondroma in a metatarsal bone, an incidental discovery. Int J Surg Case Rep, 78: 254-258.

Rozeman LB, Hogendoorn PCW, Bovée JVMG. 2002. Diagnosis and prognosis of chondrosarcoma of bone. Expert Rev Mol Diagn, 2(5): 461-472.

Soldatos T, McCarthy EF, Attar S, et al. 2011. Imaging features of chondrosarcoma. J Comput Assist Tomogr, 35(4): 504-511.

Staals EL, Bacchini P, Bertoni F. 2006. Dedifferentiated central chondrosarcoma. Cancer, 106(12): 2682-2691.

Tan H, Yan M, Yue B, et al. 2014. Chondroblastoma of the patella with aneurysmal bone cyst. Orthopedics, 37(1): e87-e91.

Tsuda Y, Evans S, Stevenson JD, et al. 2019. Is the width of a surgical margin associated with the outcome of disease in patients with peripheral chondrosarcoma of the pelvis? A Multicenter Study. Clin Orthop Relat Res, 477(11): 2432-2440.

Vázquez-García B, Valverde M, San-Julián M. 2011. Ollier disease: Benign tumours with risk of malignant transformation. A review of 17 cases. An Pediatr (Barc), 74(3): 168-173.

Woertler K, Blasius S, Brinkschmidt C, et al. 2001. Periosteal chondroma: MR characteristics. J Comput Assist Tomogr, 25(3): 425-430.

第 4 章　骨源性肿瘤

良性骨源性肿瘤最先由 Jaffe 和 Mayer 在 1932年提出。逐渐细分为骨样骨瘤、骨母细胞瘤等。大多数病例可根据其病变大小、发病部位、反应性硬化边、疼痛进行鉴别诊断。当然，最终的明确诊断需要病理学支持。骨母细胞瘤生长较为活跃，病灶直径多大于 4cm，刮除后复发率较高。骨母细胞瘤依据生物学活性不同又分为良性和侵袭性。而骨样骨瘤病灶小于 1cm。恶性骨源性肿瘤则以一大类骨肉瘤为主，包括低级别和高级别骨肉瘤。骨肉瘤是一种由生成类骨和非成熟骨的间叶细胞所构成的恶性肿瘤。大多数肿瘤位于骨髓，少数来源于骨表面。骨肉瘤可形成卫星病灶、跳跃病灶，或远处骨转移，也可表现为全身多发病变。1805年 Alexis Boyer 首次提出"骨肉瘤"这一诊断术语。1847 年，Guillaume Dupuytren 完整描述了骨肉瘤及其病程。骨肉瘤是最常见的原发骨肿瘤。组织学特征为恶性肿瘤细胞直接形成骨样组织和不成熟的骨组织。根据肿瘤在骨骼大发生部位可分为髓内型（中心性）、皮质内型、骨表面型（包括骨膜型和骨旁型）；根据肿瘤细胞的分化程度可分为高度恶性和低度恶性；根据肿瘤组织成分可分为成骨细胞性、成软骨细胞性、成纤维细胞性、纤维组织细胞性、毛细血管扩张型和小细胞性；根据病灶的数目可以分为单发性和多中心性（多灶性）；根据肿瘤是否伴发其他病变可分为原发性和继发性。发病原因目前尚未明确。普遍认为骨肉瘤是由于多种因素包括基因、环境等共同作用的结果。所报道的相关性较高的基因因素有 RB 基因的突变、$p53$ 基因的失活、DNA 解旋酶异常等。RB 基因位于染色体 13q14.2.，调控细胞周期的转换。尤其是 $RB1$ 基因突变时，细胞呈持续生长而不受抑制。而 $p53$ 作为抑癌基因主要在于 DNA 的损伤修复，其发生突变或通路上其他基因发生突变，可能会导致利 - 弗劳梅尼综合征（Li-Fraumeni syndrome，以下称 Li-Fraumeni 综合征）的发生，从而导致骨肉瘤的发生。

第一节　骨　　瘤

骨瘤在成骨性组织中相对少见，表现为膜内中心性成骨。是骨表面形成的结节状骨样肿块，不累及髓腔。镜下可见形成的板层骨，可包含骨单位。常发生于鼻旁窦和颅骨，长骨少见。儿童与成人均可见。发病可能与魏纳 - 加德娜综合征有关。软组织内骨瘤发病率更低。无症状患者可长期观察，治疗以解决疼痛症状为目的。

一、定义

骨瘤是一种良性成骨性肿瘤，由骨表面致密骨组成。病变发展至髓腔被称为内生骨疣（骨岛）。

二、流行病学

骨瘤好发于 20 ～ 40 岁。肿瘤生长速度被认为与生长发育快慢有关。男性和女性发病率相当，而内生骨疣倾向于男性。本病好发部位以颅面骨为主，尤以额窦和筛窦最常见，占所有病例的75%。四肢骨瘤少见，可发生于髂骨、锁骨、股骨、胫骨、肱骨、掌骨等。

三、临床表现

骨瘤病灶一般较小，患者常无明显症状，多数因其他原因行影像学检查时发现。病灶较大时可引起相应症状，如阻塞额鼻导管导致鼻窦炎、头痛和黏液囊肿，眼眶受累时导致非搏动性突眼和视力障碍。

四、病理学表现

大多为直径小于2cm的边界清楚肿瘤。多见于皮质骨内。骨瘤主要由板层骨组成，在组织学上可分为致密型、海绵状和混合型。在骨松质区域，在血管化良好、细胞和纤维质适中的基质中，骨由活跃和不活跃的成骨细胞排列。尤其是在额筛骨区，活跃的成骨细胞和破骨细胞重塑偶尔会类似成骨细胞瘤。

五、影像学表现

1. X线/CT　典型表现为小圆形均匀的成骨样病变，边缘清晰且规则。病灶增大后可呈分叶状改变。CT下可见病灶内形成的致密板层骨结构。病灶位于骨表面，与骨皮质和髓质无连续性（图4-1）。

2. MRI　MRI上病灶呈与骨皮质平行的低信号影，与骨皮质信号强度一致，表明其代谢并不活跃。周围软组织和髓腔不受累。增强MRI强化不明显。长骨病变少见，可表现为类似骨膜骨肉瘤的表现（图4-2）。

六、鉴别诊断

本病需与骨膜骨肉瘤、皮质旁骨肉瘤、骨软骨瘤、骨母细胞瘤、反应性骨痂相鉴别。鉴别要

点骨瘤为小圆形均匀病灶，MRI上与骨皮质相等低信号。在其他良性或低度恶性肿瘤中，T_2WI可显示不同代谢程度的高信号影。

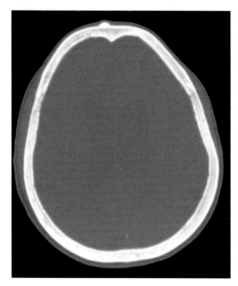

图4-1　病灶位于额骨，呈骨性突出

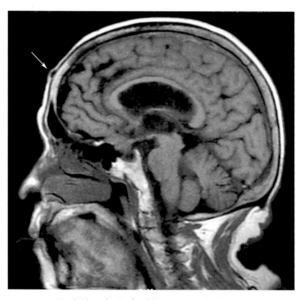

图4-2　骨瘤信号与骨皮质相同，T_1呈低信号（箭头）

第二节　骨样骨瘤

骨样骨瘤是1935年Jaffe提出类骨或非典型骨病变，主要由骨样基质和编织骨组成，相互连接的小梁结构多样。类骨质之间分布着疏松的纤维血管组织，破骨细胞较少。病灶边缘可见成骨细胞。病灶与宿主骨之间形成坚硬的编织骨和板层骨的混合物。根据受累的不同部位分为皮质骨样骨瘤、髓质骨样骨瘤和骨膜下骨样骨瘤，其中皮质骨样骨瘤最常见，占75%。患者常表现为夜间痛，口服非甾体消炎药可缓解症状。治疗包括传统的病灶刮除、完整切除、射频消融，随着导航技术提升，微创手术逐步增多。

一、定义

骨样骨瘤是一类体积小（直径＜1cm）、自限

性生长的良性成骨性肿瘤。由聚集的成骨细胞和周围反应性硬化骨组成，界线清楚。硬化骨不属于肿瘤的一部分。病灶去除后，可逐渐逆转消失。

二、流行病学

骨样骨瘤多发生于青少年，约 50% 的患者于 10 ～ 20 岁发病。40 岁以上就诊的患者少见。本病发病率占原发良性骨肿瘤的 10% ～ 12%，占原发骨肿瘤的 3% ～ 4%。男女发病比例为 (2 ～ 4) : 1。约 50% 患者的发生于下肢长骨，最常见于股骨颈。好发部位为股骨＞胫骨＞足、手＞肱骨＞脊柱＞髂骨＞骶骨＞尺骨、桡骨＞其他部位。四肢长骨病变多位于骨皮质或骨表面，极少发生于骨内膜。小管状骨常发生于髓腔。长骨干骺端发病率高于骨干，骨骺病例仅占 5%。

三、临床表现

骨样骨瘤特征性症状为逐渐加重的疼痛，尤以夜间痛明显，且可通过口服非甾体消炎药缓解。发生典型症状的患者约占 80%。病变邻近关节也可出现疼痛，类似关节炎症状。偏心性病变刺激硬化骨增生，可触及骨表面质硬突起或局部畸形。脊柱病变可引起单侧脊柱肌肉痉挛，表现出疼痛性脊柱侧弯。长期疼痛的患者可伴有严重肢体功能障碍和肌肉萎缩，约 20% 患者有不同程度的肌肉萎缩。当病变累及骺板时导致肢体不等长。

四、病理学表现

病灶类似于椭圆或圆形微红色区域。质地硬度不一，可以柔软易碎或颗粒质硬。病灶周围形成广泛硬化骨。低倍镜下可见不同矿化程度的骨小梁交错。成骨细胞环绕骨样小梁，伴有大量破骨细胞样多核巨细胞。病灶内带状结构中央完全骨化（图 4-3）。

五、影像学表现

1. X 线 /CT 骨皮质样骨瘤为圆形或卵圆形透光病灶，直径＜ 1.5cm，周围有梭形的致密骨硬化区。病灶与硬化区之间有明显的界线。反应性硬化骨可为实性，也可为层状。硬化骨不断进展，在 X 线上可能无法观察到病灶。病程较长患者，周围骨骼可出现失用性骨质疏松。CT 更易于发

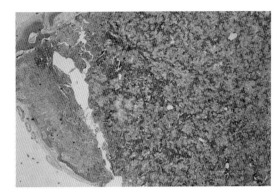

图 4-3 瘤巢由杂乱不成熟骨组织和骨小梁组成，周围硬化区为增厚骨小梁和纤维结缔组织

现瘤巢，并可观察到病灶内不同程度钙化，呈点状、环状或不规则形，约占 50%。

骨膜下骨样骨瘤表现为致密的梭形骨硬化区，中央有外切的圆形或卵圆形透光病灶，通常直径＜ 1.5cm。病灶位于宿主骨皮质外表面。对于 X 线上因硬化骨显示不清的瘤巢可在 CT 下明确。

骨内膜骨样骨瘤表现与其他骨样骨瘤相同，但病灶位于宿主骨皮质内表面。CT 对于瘤巢的明确，病灶内钙化有一定帮助。

关节内骨样骨瘤多发生于髋关节，可位于骨皮质、骨膜下、骨内膜、骨髓质。因为囊内骨膜不能形成增生性硬化反应，关节内骨样骨瘤没有致密的梭形骨硬化区。部分病例可见到轻微的骨膜反应。合并有滑膜炎、关节积液引起的关节间隙增宽、骨质疏松、股骨颈增厚或缩短等（图 4-4 ～图 4-7）。

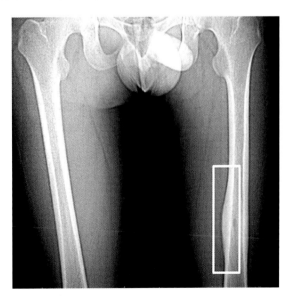

图 4-4 X 线片上不易观察到瘤巢，但受累骨皮质反应性增厚，呈梭形（方框内）

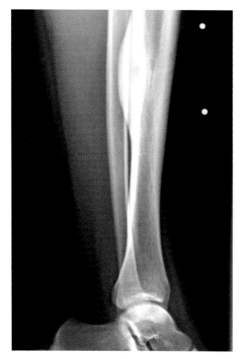

图 4-5　胫骨中段实性反应性骨，宿主骨骨小梁失用性稀疏

2. MRI　骨皮质样骨瘤瘤巢在 T_1WI、PDWI 呈中等信号，T_2WI 呈中等或高信号。瘤巢边缘不规则，周围致密增厚的骨皮质在 T_1WI、T_2WI 均为低信号。病灶内钙化在 T_2WI 为低信号。髓腔内明显水肿区域，呈长 T_1、长 T_2 信号。显示髓腔内被炎症细胞和纤维血管组织所替代。邻近软组织在 T_2WI 上也有呈高信号区，原理同髓腔内改变类似。增强 MRI 可见瘤巢内不同程度强化，周围有线性或不规则形强化区，与增生的纤维血管组织有关。

骨膜下骨样骨瘤增生的致密骨皮质在 T_1WI、T_2WI、PDWI、FST_2WI 均为低信号。皮质内可见小圆形或卵圆形瘤巢位于骨皮质外表面。瘤巢信号强度与骨皮质样骨瘤类似。增强 MRI 可见瘤巢内不同程度强化。周围软组织炎症性改变约占 47%。

骨内膜骨样骨瘤瘤巢在 T_1WI、PDWI 呈中等信号，在 T_2WI 呈中等或高信号。反应性增生的硬化骨为低信号影。髓腔内受累程度更明显，在 MRI 上呈炎症浸润表现。

关节内骨样骨瘤瘤巢边缘不规则，瘤巢在 T_1WI、PDWI 呈中等信号，在 T_2WI 呈中等或高信号。周围无明显硬化骨形成。滑膜增厚，可呈结节状或团块状。急性期滑膜信号与关节液信号相似，慢性期在 T_1WI、T_2WI 上均为低信号。部分病例可见关节软骨变性或磨损（图 4-8～图 4-10）。

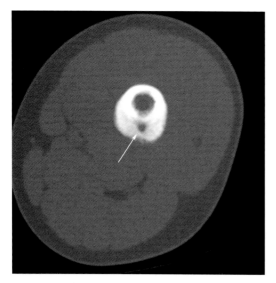

图 4-6　CT 能更清晰观察到圆形透光样瘤巢（箭头）

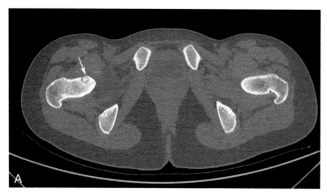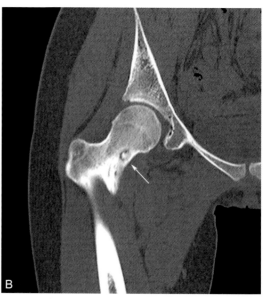

图 4-7　右股骨颈结节状骨质密度减低影其内见斑点状高密度影（箭头），病变周围可见少许硬化影像学改变

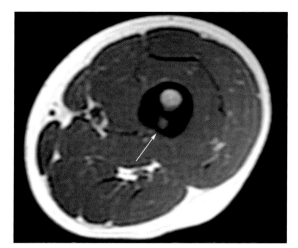

图 4-8 MRI-T$_1$ 瘤巢呈中等信号（箭头），周围反应性硬化区呈低信号

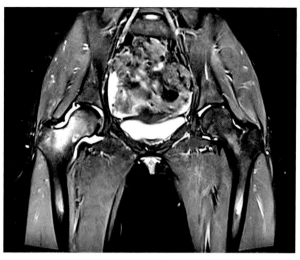

图 4-10 右股骨颈内病灶呈结节状短 T$_2$ 信号，周围见斑片状长 T$_2$ 水肿信号。薄层扫描显示病变更清晰

六、鉴别诊断

本病需与骨母细胞瘤、骨折、骨脓肿、硬化型骨髓炎、骨膜骨肉瘤、骨纤维异常增殖症、造釉细胞瘤、骨关节炎、骨瘤、嗜酸性肉芽肿、类风湿关节炎相鉴别。骨样骨瘤的临床症状和影像学易与骨关节炎、骨脓肿、骨髓炎混淆。反应性新骨形成和周围组织炎症反应都不具有特征性。典型的瘤巢和病理学有助于鉴别。

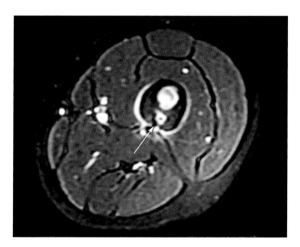

图 4-9 MRI-T$_2$ 病灶为高信号，中央钙化呈低信号。髓腔内水肿信号明显。箭头所示骨皮质内瘤巢

第三节 骨母细胞瘤

骨母细胞瘤是一种发病率低的原发骨肿瘤，占所有骨肿瘤的 1%。发病年龄较广，但主要集中于青少年。全身骨骼均可受累，脊柱和骶骨占 1/3。疼痛症状明显，不同于骨样骨瘤的夜间痛。病灶与宿主骨界限分明，边缘呈扇形且有硬化骨形成。主要由类似编织骨的骨小梁和疏松的纤维基质组成。镜下可见大量未成熟的成骨细胞，含偏心嗜碱性细胞质和有突出核仁的泡状核。手术为其主要治疗手段，如病灶刮除。报道局部复发率为 15%～20%，复发肿瘤可选择再次切除。骨样骨瘤预后较好，无法完整切除的病例预后较差。较少发生恶变，进展为骨肉瘤。

一、定义

骨母细胞瘤为少见的良性、成骨性肿瘤，组织学上与骨样骨瘤相似。由血管化良好的类骨细胞与周围编织骨结构构成。主要区别在于生长更为活跃，病灶直径＞2cm。没有明显的夜间痛，疼痛症状不能通过非甾体抗炎药缓解。

二、流行病学

本病好发于 10～40 岁人群，30 岁以下的患者占 90%。本病发病率约占原发性骨肿瘤的 1%，占原发性良性骨肿瘤的 3%～6%。男性患者多于女性，比例约为 2：1。中轴骨发病率较高，如脊柱、骶骨、骨盆，病例数超过 40%。好发部位为脊柱病变椎弓＞椎体，长骨病变骨干＞干骺端＞骨骺。四肢骨中发病类似骨样骨瘤，股骨颈最为常见。肋骨、扁骨发病率低。

三、临床表现

疼痛是最常见的症状，80% ～ 90% 的病例会出现疼痛，对非甾体抗炎药反应性差。夜间痛不明显，主要以局部麻木不适为主。也可表现为神经症状，如麻痹，严重者可出现截瘫。少数病例可出现全身系统性症状，如发热、体重下降、恶病质、杵状指等。

四、病理学表现

大体标本与骨样骨瘤类似，呈颗粒状、易碎，含丰富血管系统，刮除切面时出血明显。宿主骨皮质变薄，局部有破坏。可继发动脉瘤样骨囊肿。病灶由交错的骨小梁组成，分布在成纤维细胞基质中。局部有丝分裂活跃，不同程度类骨矿化。当形成软组织包块时，边缘通常有反应性骨外壳（图 4-11）。

五、影像学表现

1. X 线 /CT 圆形或卵圆形、边界清楚的透

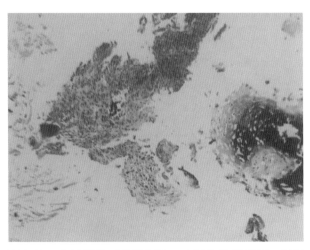

图 4-11 大量网状硬化伴钙化，少量淡染编织骨。骨母细胞异型性不明显，未见肿瘤骨形成

光性病灶，直径＞ 1.5cm，周围有反应性硬化骨。病灶来源于骨髓质，病灶中间可有或无钙化，类似骨样骨瘤。与骨样骨瘤相比，病灶周围硬化边较薄或硬化边缺失。脊柱和骶骨病变有典型的薄硬化边和不同程度病灶内钙化，多发生于椎弓和骶骨背侧。约 50% 病灶内可出现斑片状或云雾状改变。在四肢长骨可见骨膜反应或葱皮样改变。约 10% 的骨母细胞瘤为侵袭性生长，骨皮质破坏，边缘模糊且不规则（图 4-12）。

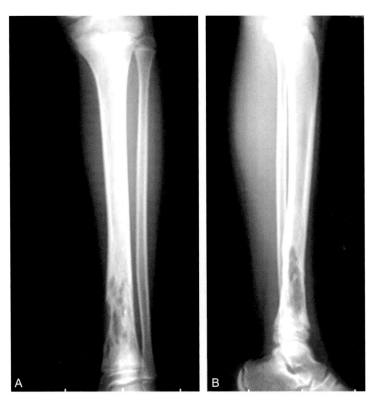

图 4-12 正侧位 X 线片示胫骨下段骨质和皮质破坏，呈侵袭性生长

2. MRI　瘤巢为球形或卵球形，位于髓质内，直径 > 1.5cm。T_1WI 呈中低信号，PDWI 呈稍高信号。T_2WI 呈中等或高信号，病灶内钙化在 T_2WI 上为低信号。边界可不规则，周围形成薄的低信号硬化骨区。邻近髓腔和软组织内有渐变的稍长 T_1 和长 T_2 信号。髓腔内黄骨髓被纤维血管组织和炎症细胞所替代。病变内可见出血性改变，伴有囊性出血或继发动脉瘤样骨囊肿。T_2WI 上间隔呈多房形态，信号不均匀，出现典型含铁血黄素与血浆分离的液 - 液平面。周围可出现广泛水肿反应区和软组织包块。增强 MRI 病灶内不同程度强化，瘤巢周围组织内也有对比增强。周围线性或不规则形强化区，与增生的纤维血管组织有关（图 4-13）。

六、鉴别诊断

本病需与骨样骨瘤、动脉瘤样骨囊肿、骨巨细胞瘤、骨瘤、骨肉瘤、软骨肉瘤、转移癌、嗜酸性肉芽肿、骨髓炎相鉴别。骨母细胞瘤和骨样骨瘤的鉴别常带有主观性。例如，骨母细胞瘤具有骨样骨瘤的结构形态，中心骨化病灶和周围编织骨。早期，骨母细胞瘤被称为巨大骨样骨瘤。骨母细胞瘤病变内出血与动脉瘤样骨囊肿易发生混淆。当病灶发生于罕见部位如鼻旁窦、眼眶时，需与骨瘤相鉴别。病变呈浸润性生长，累及周围骨和软组织，应考虑骨肉瘤可能。

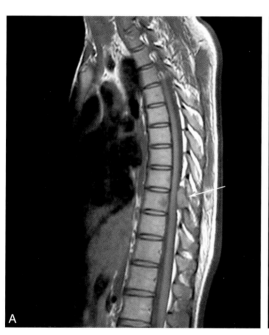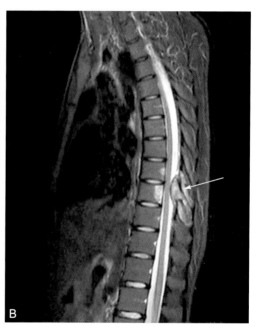

图 4-13　T_9 椎体椎附件呈现膨胀性骨质信号异常，病变呈稍短 T_1、长 T_2 信号，边界尚可（箭头）。周围见片状长 T_2 信号，呈渗出性改变

第四节　普通型骨肉瘤

骨肉瘤是一种由生成类骨和非成熟骨的间叶细胞构成的恶性肿瘤。大多数肿瘤位于骨髓，少数来源于骨表面。骨肉瘤可形成卫星病灶、跳跃病灶，或远处骨转移，也可表现为全身多发性病变。本病好发于儿童和青少年人群，常表现为类似生长痛的症状。普通型骨肉瘤最常见，约占所有骨肉瘤病例的 75%。在组织学上可将普通型骨肉瘤分为成骨性、成纤维性、成软骨性三类，其中成骨性骨肉瘤发生率占 2/3。骨肉瘤的诊断需结合临床表现、影像学表现、病理学表现。典型的 X 线片表现为成骨和溶骨相混合的病变，伴有 Codman 三角或放射状日光征。CT、MRI、ECT、PET 等在诊断过程中也尤为重要。许多早期病变在 X 线片上表现并不明显，甚至难以发现异常。CT 主要用于评估骨结构性改变、肿瘤大小，可三维重建病变及周围解剖。MRI 在评估结构的基础上更能体现肿瘤和周围组织的代谢情况。通过 MRI 可观察到肿瘤范围、周围水肿范围，化疗前后 MRI 的

比较可判断患者对化疗药物的敏感程度、评估术前手术指征、设计手术切除方案。化疗后 MRI 显示肿瘤周围水肿带减轻，形成安全的脂肪边界是行保肢术的前提条件。20 世纪 70 年代，Memorial Sloan Kettering 肿瘤中心的 Rosen 术前应用高剂量甲氨蝶呤、多柔比星、长春新碱、环磷酰胺辅助治疗骨肉瘤。随访中发现生存率由单纯手术的不足 20% 提高至 75%。由此，新辅助化疗作为骨肉瘤治疗的重要手段之一。完整的手术切除是肿瘤治疗的根本。手术重点在于确认肿瘤边界、手术切除范围和保留未受累组织，采用生物型或非生物型重建骨与软组织以优化术后功能，提高患者生存质量。大量的临床数据显示保肢术后肿瘤的局部复发与截肢术后复发率无统计学差异。骨肉瘤预后相关的因素包括年龄、肿瘤部位、肿瘤大小、病理亚型、诊断的延迟、血清学标志、分子学标志。

一、定义

骨肉瘤是一种由生成类骨和非成熟骨的间叶细胞所构成的恶性肿瘤。组织学特征是肿瘤细胞能直接产生骨样基质。普通型骨肉瘤以间变的肿瘤细胞及肿瘤性成骨为特征。超过 40% 的患者有血清碱性磷酸酶的上升，间接反映肿瘤成骨情况。

二、流行病学

本病发病年龄呈 2 个高峰段，即 10 ~ 20 岁和 40 ~ 60 岁。约 75% 的患者在 10 ~ 20 岁发病。第二个发病年龄段的患者多因放射性因素或佩吉特病（Paget disease，以下称 Paget 病）、软骨肉瘤等其他原发肿瘤转化而来。骨肉瘤发生在 < 6 岁或 > 60 岁的患者相对罕见。骨肉瘤是最常见的原发性恶性骨肿瘤。其发生率为 2 ~ 3 例 /（百万人·年），占所有恶性肿瘤发生的 0.2%。男女比例为 1.5 : 1。约 80% 的骨肉瘤发生于四肢长骨，发生于中轴骨的患者相对较少，以成年患者居多。骨肉瘤最常累及的部位是股骨，其中又以股骨远端为主。股骨、胫骨、肱骨占四肢肿瘤的 85%，不到 1% 的骨肉瘤发生于手和足部。而在长骨上，骨肉瘤常发生于骨的干骺端，来源于中段骨和骺端的骨肉瘤相对少见。

三、临床表现

大多数骨肉瘤患者因疼痛症状而就诊，常被误认为是"生长痛"而耽误治疗。首发症状为疼痛或合并有疼痛的患者占 70%。这与其他原发性骨肿瘤的情况类似。由于肿瘤侵及骨膜而导致疼痛，也可因为肿瘤破坏骨质后在外界压力下发生微骨折。也有单纯表现为软组织肿胀的病例。虽然 90% 的骨肉瘤患者局部软组织受肿瘤侵蚀，但肿胀在早期并不十分显著。以软组织肿胀就诊的骨肉瘤患者较少。局部侵袭性较强的骨肉瘤患者可早期发生病理性骨折，存在周围血管神经损伤的风险。同时病理性骨折患者局部形成肿瘤性血肿，造成间室污染，保肢难度较大。10% ~ 20% 的患者在诊断为骨肉瘤时已发生远处转移。肺转移最常见，占所有转移的 90%。淋巴结转移少见。患者可因转移性占位或功能异常引发的症状而就诊。全身性的症状可表现为体重减轻、贫血、发热等。

四、病理学表现

成骨细胞型骨肉瘤是最常见的骨肉瘤组织学类型，占普通型骨肉瘤的 1/2 以上。肿瘤内见较明显的肿瘤性成骨和（或）骨样基质，可以是纤细的网格状，也可能是大片块的不规则骨。骨样基质常沉积于宿主骨表面，呈"脚手架"样结构。肿瘤细胞以梭形为主，也可见上皮样、透明细胞样或多形性瘤巨细胞，且同一肿瘤内不同区域的细胞形态可以不一样，常见多种形态的细胞混合存在。当成骨丰富时，瘤细胞被包绕在骨样基质间，细胞异型性反而变小，呈固缩状及所谓的"正常化"，穿刺组织时，会对诊断有一定的影响，此时对骨样基质的准确判断就更为重要（图 4-14）。

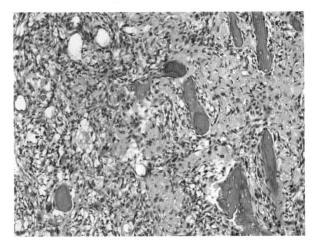

图 4-14　右股骨远端成骨细胞型骨肉瘤。可见明显间变的肿瘤细胞及大量花边样成骨，其间见残存的宿主骨

1. **成软骨细胞型骨肉瘤**　肿瘤以明显的成软骨为特点，软骨成分表现为高级别软骨肉瘤，且主要以透明软骨为主，与间变的肿瘤细胞和肿瘤性骨混杂分布。发生于颌骨和骨盆的成软骨细胞型骨肉瘤中可以见到黏液样或其他类型的软骨肉瘤成分。当软骨成分非常明显时，寻找典型的肿瘤性成骨即成为诊断骨肉瘤的重要依据。穿刺诊断成软骨细胞型骨肉瘤比较困难，除非见到明确的肿瘤性成骨，否则单纯靠镜下观察易误诊为软骨肉瘤，需要结合患者的临床信息及影像学资料综合判断（图 4-15）。

2. **成纤维细胞型骨肉瘤**　是指在高级别梭形细胞恶性肿瘤中含有很少量的骨样基质，组织形态上与纤维肉瘤很难区分，由于成骨非常少，广泛取材寻找骨样基质是诊断的关键。临床诊断时，由于对成纤维细胞型骨肉瘤中的骨样基质含量定义不明确，该诊断标准在实际工作中可能不尽准确。SATB2 免疫组化染色可以从一定程度上辅助诊断及鉴别非成骨性梭形细胞肿瘤，但在实际工作中，研究人员发现 SATB2 在肿瘤内的表达并不均一，成骨丰富的区域核阳性表达率高，而在远离成骨的区域则阳性表达率不一，因此穿刺组织进行诊断时也不能仅因为 SATB2 未表达就排除骨肉瘤的可能性（图 4-16）。

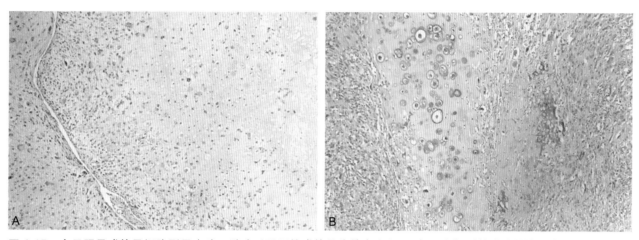

图 4-15　左足跟骨成软骨细胞型骨肉瘤。肿瘤以明显的成软骨为特点 (A)，局部见高级别的肿瘤性软骨成分与梭形的肿瘤细胞及肿瘤性成骨混合存在 (B)

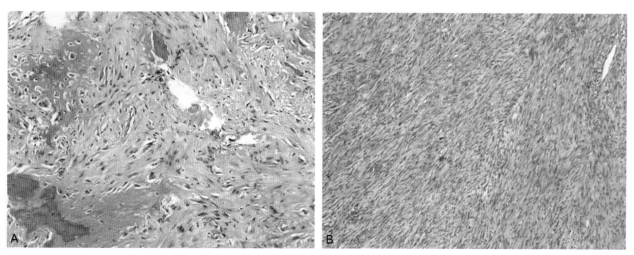

图 4-16　左肱骨上段成纤维细胞型骨肉瘤。广泛取材局部见少量肿瘤性成骨（A）；肿瘤主体以梭形细胞成分为主，呈纤维肉瘤样结构（B）

五、影像学表现

1. X 线 /CT　X 线表现主要为骨质破坏、肿瘤骨形成、骨膜反应及软组织肿块形成。早期的 X 线表现常较轻微，病变不明显时常容易导致漏诊。X 线表现很大程度上取决于肿瘤内成骨的数量，当肿瘤骨形成广泛时，表现为"云雾状"；典型的骨肉瘤表现为混合性，即硬化与溶骨共同存在；纯硬化性和纯溶骨性骨肉瘤较为罕见。长骨病变通常位于干骺端的髓腔内，病变边界不清楚，常突破骨皮质形成较为明显的软组织肿块，骨膜反应呈现"Codman 三角"或"日光放射状"。骨干骨肉瘤表现为硬化灶和骨内膜的增厚，可伴有或不伴有骨皮质的破坏和骨膜反应形成。骨骺骨肉瘤很罕见，常表现为溶骨性破坏。出现侵袭征象的长管状骨骨肉

瘤 X 线表现即可诊断，但罕见的囊性骨肉瘤（如假囊性骨肉瘤）侵袭征象比较少见，与良性骨肿瘤鉴别困难（图 4-17～图 4-19）。

2. MRI　MRI 在显示骨内外的侵犯优于 X 线及 CT。骨肉瘤典型的 MRI 表现为 SE 序列 T_1WI 呈等低信号，T_2WI 常因肿瘤内的成分不同而呈现出均匀或不均匀的高信号，大多数肿瘤 T_1WI 呈低信号、等信号或高低混杂信号，T_2WI 呈不均匀高信号或混杂信号；肿瘤骨 T_1WI、T_2WI 均呈现斑片状低信号；出血和坏死 T_1WI 呈低信号或高信号，T_2WI 呈高信号，其内可见液 - 液平面；侵犯骨骺时骨骺信号异常；突破关节时关节面和关节软骨信号异常。弥散加权成像（DWI）与 T_2WI 表现类似，主要表现为高信号影。增强扫描肿瘤呈现明显均匀或不均匀强化，肿瘤边缘早期强化，

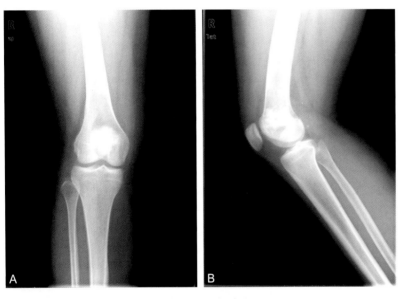

图 4-17　右股骨远端髓腔内混合型骨质破坏，病变边界尚可，中心部分为成骨性骨质破坏（成骨细胞型骨肉瘤）

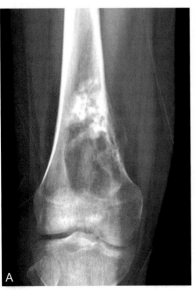
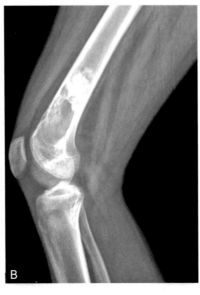

图 4-18　右股骨远端溶骨性骨质破坏伴软组织肿块形成，病灶内点片状高密度影（成软骨细胞型骨肉瘤）

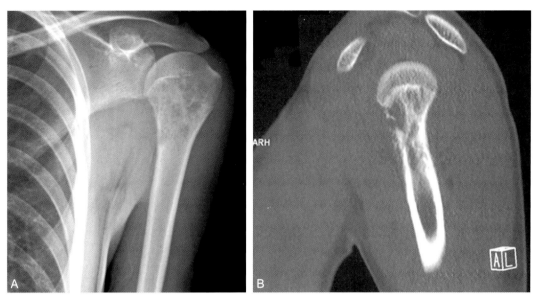

图 4-19　肱骨近端溶骨性破坏伴有条索状改变，骨皮质不连续（成纤维细胞型骨肉瘤）

中央充盈延迟，坏死部分无强化。运用 T_1WI 脂肪抑制增强扫描序列，可以清楚地判断出肿瘤与周围骨髓的边界，以及肿瘤向神经血管、周围脂肪及关节腔的浸润及侵犯程度。近年来，MRI 常被临床用于评估肿瘤的治疗（化疗）效果。化疗有效的标志为软组织肿块的缩小、信号变混杂，骨膜反应、骨髓硬化和钙骨化增加。T_2WI 脂肪抑制序列常为最佳序列，表现为病变及相邻骨髓水

肿的范围缩小、周围出现脂肪包裹、病变内部及周围软组织肿块信号降低或不均匀。增强扫描可以提供更多的信息，活的肿瘤组织可产生强化，肿瘤纤维化、硬化及坏死的部分不出现强化，肉芽组织及骨膜水肿可出现强化。有文献报道快速自旋回波动态增强扫描可用于计算时间 - 强度曲线斜率，曲线陡峭（＞30%）提示存在活性肿瘤细胞（图 4-20 和图 4-21）。

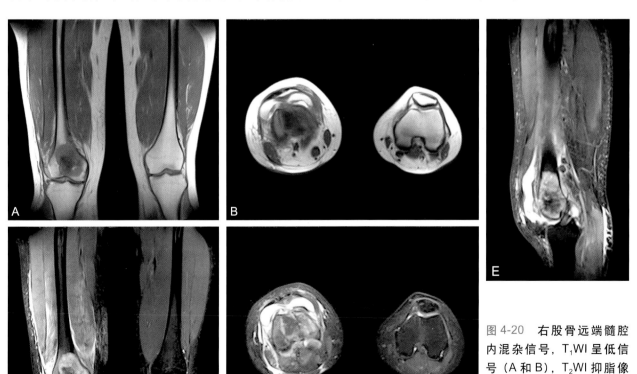

图 4-20　右股骨远端髓腔内混杂信号，T_1WI 呈低信号（A 和 B），T_2WI 抑脂像呈高信号（C ～ E）。病变内可见团片状双低信号影（成骨细胞型骨肉瘤）

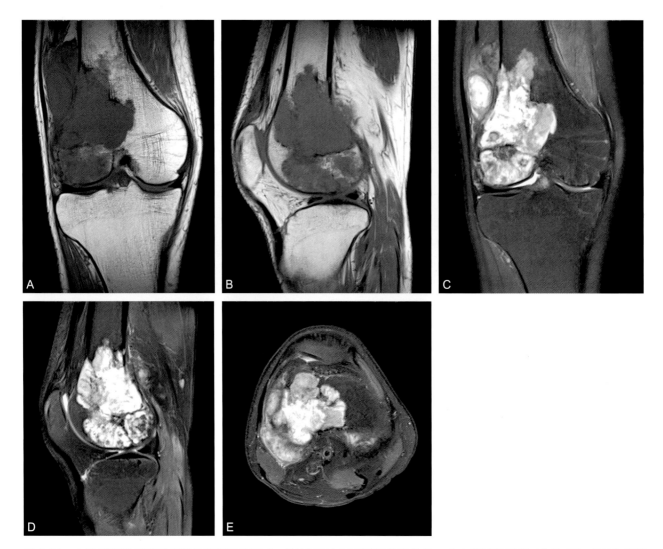

图 4-21　右股骨远端骨质破坏伴软组织肿块形成。T₁WI 呈边界不规则的低信号，病变穿过骨骺线（A 和 B）。T₂WI 呈稍高信号，病变内为高信号（C ～ E）（成软骨细胞型骨肉瘤）

六、鉴别诊断

本病需与软骨肉瘤、尤因肉瘤、转移癌、纤维肉瘤、恶性纤维组织细胞瘤、软骨黏液样纤维瘤、骨髓炎、骨巨细胞瘤、骨母细胞瘤、动脉瘤样骨囊肿相鉴别。尤因肉瘤发病年龄常较骨肉瘤要低，常伴有发热等全身症状。一般侵犯长骨的骨干及扁骨，形成的软组织肿块较大，部分尤因肉瘤骨质破坏小，形成与之不相称的软组织肿块。尤因肉瘤可出现垂直骨皮质的放射性骨膜反应，有些可以出现弥漫性骨硬化，边界模糊不清，类似骨肉瘤。相反，少数位于骨干或向骨干侵犯的骨肉瘤出现虫蚀样或层状骨膜反应，类似尤因肉瘤。早期或不典型骨髓炎有时候类似骨肉瘤。骨髓炎早期骨质破坏、骨膜反应和新生骨的发展变化一致，早期骨破坏边缘模糊，新生骨密度减低，骨膜反应轻微，在 T₁WI 上呈现渗透样骨质破坏。随着病变的发展，骨破坏边缘逐渐清楚，新生骨的密度逐渐增高，骨膜反应趋向于成熟，表现为光滑整齐的层状或花边状。伴随骨质破坏出现反应性的骨质修复，在骨破坏周围可见成骨反应，但成骨区无骨质破坏。同时，骨髓炎常伴有大量的死骨。部分骨肉瘤的影像表现类似软骨肉瘤。软骨肉瘤内含有的黏液样基质在 T₂WI 上呈现明显的高信号，较骨肉瘤的信号高。同时骨肉瘤内常有成骨，其内可见肿瘤骨，一般来说软骨肉瘤无肿瘤骨，其内含有的软骨小叶发生的钙化形态与瘤骨的形态也不一致。

第五节　低级别中心性骨肉瘤

低级别中心性骨肉瘤是一种少见的骨肉瘤类型，占所有骨肉瘤的 1% ～ 2%，也被称为高分化骨肉瘤。发病年龄较普通型骨肉瘤偏大，临床症状也没普通型典型。在影像和病理上常表现为良性进程，类似纤维结构不良、非骨化性纤维瘤等。病灶局部可有一定侵袭性。由于其有限的生物活性，临床有选择对低级别骨肉瘤行刮除或囊内切除治疗，但术后复发率较高。复发肿瘤可表现为高级别肉瘤，需广泛切除，甚至截肢。发生远处转移风险较普通型低，约为 15%。初次选择广泛性切除的患者远期预后较好。

一、定义

低级别中心性骨肉瘤是一种源于髓腔、分化程度高的恶性成骨性肿瘤。由梭形成纤维细胞和较成熟的肿瘤骨组成。梭形细胞排列成束或交错渗透周围骨皮质和骨松质。相当于皮质旁骨肉瘤对应髓腔的病变。

二、流行病学

约 50% 的病例发病于 30 ～ 40 岁，占所有骨肉瘤的 1% ～ 2%。男女发病比例无明显差异。约 80% 的低级别中心性骨肉瘤发生于下肢长骨，其中以股骨远端、胫骨近端最多见。扁骨、小管状骨少见。主要累及成人长骨的干骺端。也有报道个别病例发生中轴骨、颅面骨病灶或多发病灶。

三、临床表现

患者常表现为不典型疼痛，与普通型骨肉瘤相比，可持续较长时间。也有因可触及包块就诊，或同时合并有疼痛和包块症状。复发患者既往有手术病史，病理可能为纤维结构不良、非骨化性纤维瘤等良性梭形细胞肿瘤。

四、病理学表现

低级别中心性骨肉瘤都很容易被误认为是良性病变。肿瘤细胞呈长梭形，细胞形态温和，密度不大，异型性轻微，核分裂象也很难发现。肿瘤内的成骨是明显的，但成骨周边不见异型的肿瘤细胞，成骨不规则，可以出现分支状或弯曲的形态，给人以纤维结构不良的假象。低级别中心性骨肉瘤最重要的鉴别诊断就是纤维结构不良。后者影像检查呈非浸润性的地图样，呈磨玻璃状，一般不伴皮质破坏及软组织包块，骨性成分粗细较一致，呈字母样，为不成熟的小梁状骨，因此不见板层骨结构。而低级别中心性骨肉瘤影像可见皮质破坏或伴软组织包块，典型的成骨是平行排列的长条骨，可以见到板层结构，且成骨粗细不等，部分边缘形态不圆滑（图 4-22）。

五、影像学表现

1. X 线 /CT　由于缺乏典型症状，早期不易发现，就诊时病变体积较大。病变混合有溶骨和

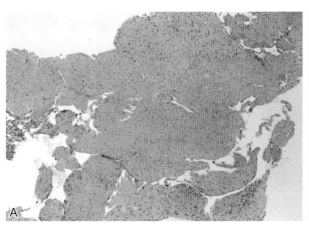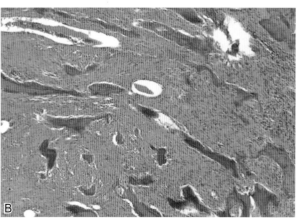

图 4-22　右胫骨上段低级别中心性骨肉瘤。穿刺活检显示肿瘤细胞异型性小，仅见小灶骨样基质形成（A）；手术标本见肿瘤性成骨具有平行排列特点，成骨粗细不等，形态不规则，周边未见异型的肿瘤细胞衬覆（B）

成骨性改变。溶骨区域可见磨玻璃样或云雾状改变，边界不清。骨膜形成新骨使病灶边缘可见到不连续的硬化边。骨皮质受累变薄并可见局部缺损，形成软组织包块，在 X 线上表现为透光性团块或形成密集的钙化影。髓腔内范围较广，一端可延伸至骨端，甚至关节下，另一端可经干骺端至骨干。成熟的病灶内可见粗糙的小梁结构，类似骨的硬纤维瘤（图 4-23）。

2. MRI　MRI 对病变范围的显示更为准确。T_1WI 呈中低信号，T_2WI 呈不均匀稍高或高信号。骨髓和软组织广泛受累。低信号的骨皮质在 MRI 上显示变薄，不连续区域向软组织内侵犯，形成软组织包块。病变内钙化影在 T_1WI 和 T_2WI 上均为低信号。部分病例在 T_1WI 上可见线性低信号的骨膜反应。病灶内出血、囊性变和坏死可在 MRI 上呈现相应的信号改变（图 4-24）。

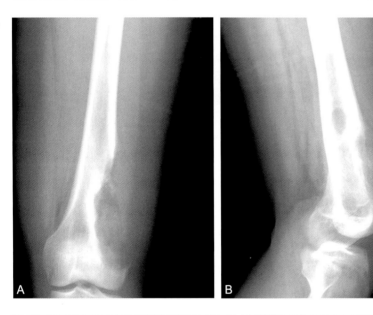

图 4-23　左股骨远端溶骨性骨质破坏伴软组织肿块形成，边界不清。病变内可见稍高密度影

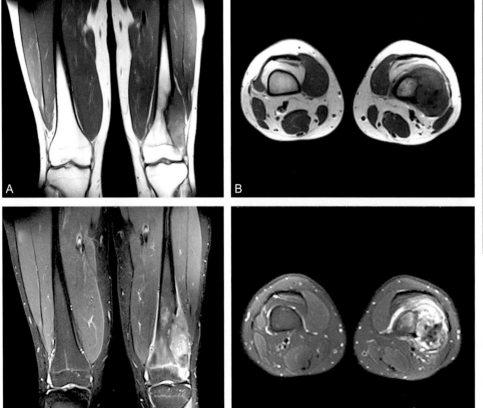

图 4-24　股骨远端病变在 T_1WI 呈稍短 T_1 信号（A 和 B），T_2WI 呈稍长 T_2 信号（C ～ E），病变内钙化在 T_1WI、T_2WI 均为低信号

六、鉴别诊断

本病需与纤维结构不良、纤维皮质缺损、非骨化性纤维瘤、纤维肉瘤、恶性纤维组织细胞瘤、内生软骨瘤、硬纤维瘤病、普通型骨肉瘤相鉴别。与其他高级别肉瘤相比，低级别中心性骨肉瘤的生物学行为和预后都更倾向于良性。广泛的小梁结构分化程度高。病灶内成纤维细胞易与纤维组织来源肿瘤相混淆。与纤维结构不良、纤维皮质缺损等相比，低级别中心性骨肉瘤局部侵袭性更强，可破坏骨皮质，形成软组织包块。梭形细胞的核异形性、有丝分裂活性有助于鉴别。对于恶性纤维组织来源肿瘤则需要通过病灶内肿瘤性成骨来区分。

第六节　毛细血管扩张型骨肉瘤

1903 年 Gaylord 提出恶性骨的动脉瘤"malignant bone aneurysm"概念，1922 年 Ewing 将毛细血管扩张型骨肉瘤归为富含充盈血管腔的恶性成骨性肉瘤。超过 90% 的病例有大量扩张的动脉管腔，管腔周围分布着高级别肉瘤细胞。大体上为满布出血性囊变或海绵状组织。因此，影像上易误认为动脉瘤样骨囊肿。人群分布和好发部位与普通型骨肉瘤类似。治疗方法包括新辅助化疗和手术扩大切除。常用化疗药物包括铂类、甲氨蝶呤、多柔比星、异环磷酰胺。肿瘤坏死率是评估化疗敏感性的标准。治疗敏感患者报道 5 年生存率为 65%～70%。

一、定义

毛细血管扩张型骨肉瘤是一种高度恶性的成骨性肿瘤，由充满血液的腔隙和高级别肉瘤细胞的间隔构成。少数有肿瘤性类骨形成，大体上类似动脉瘤样骨囊肿。

二、流行病学

与普通型骨肉瘤一样，毛细血管扩张型骨肉瘤好发于 10～20 岁。超过 60% 的患者为青少年。60 岁以上发病的患者约占 10%。本病发病人数占所有骨肉瘤发病人数的 4%。更易发生于男性人群，男女比例为（1.9～2）∶1。四肢长骨多见，超过50% 的患者发生于膝关节周围。好发部位依次为股骨、胫骨、肱骨、髂骨。四肢长骨中超过 80% 发生于干骺端，其他病灶多位于骨干。骨外毛细血管扩张型骨肉瘤少见。有皮质旁骨肉瘤、软骨肉瘤等去分化恶变为毛细血管扩张型骨肉瘤的报道。约 1/4 的患者出现病理性骨折。

三、临床表现

疼痛是最常见症状，常持续数周至数月。由于肿瘤侵及骨膜，导致疼痛症状的发生，也可因为肿瘤破坏骨质后在外界压力下发生微骨折。疼痛同时伴发肿胀和活动受限。也有单纯表现为软组织肿胀的病例。由于病变本身对宿主骨造成溶骨性破坏，患者可早期发生病理性骨折。毛细血管扩张型骨肉瘤患者中碱性磷酸酶指标可不高。

四、病理学表现

毛细血管扩张型骨肉瘤镜下可见到大的血腔形成，但不伴间质的矿化。肿瘤大体观以囊腔样结构为主，腔内充以凝血块，可见到软组织内包块形成。低倍镜下可见充满血的大的囊腔，是肿瘤的主体结构。囊腔内衬覆的是异型性明显的肿瘤细胞而不是血管内皮，囊腔间有薄层的分隔，其间是间变的肿瘤细胞，异型性明显，可以见到较多的核分裂象及病理性核分裂象，局部在肿瘤细胞间可见纤细的骨样基质，其是诊断骨肉瘤的主要依据。但需要注意的是有部分毛细血管扩张型骨肉瘤虽然经过广泛取材也见不到明确的肿瘤性成骨，这也不能排除骨肉瘤的诊断，这一部分病例在转移灶中往往能见到肿瘤性骨组织。出血反应明显时，间隔中肿瘤细胞减少并出现多核巨细胞，易误认为巨细胞瘤或动脉瘤样骨囊肿（图 4-25）。

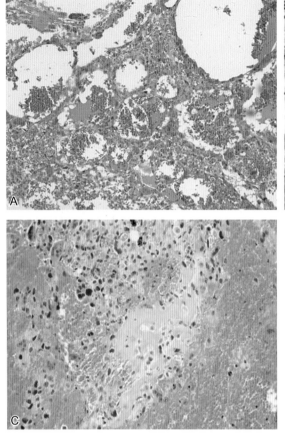

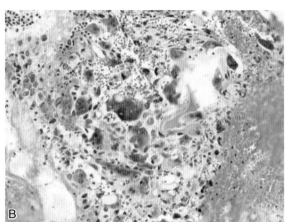

图 4-25　左股骨远端毛细血管扩张型骨肉瘤。肿瘤内出血明显，细胞成分稀疏，可见较大的血腔形成，血腔内衬覆的是异型的肿瘤细胞（A）；肿瘤细胞异型性明显，可见瘤巨细胞（B）；破碎的肿瘤细胞间可见少量骨样基质形成（C）

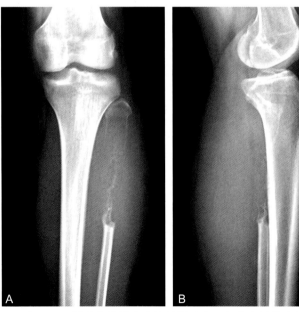

五、影像学表现

1. X 线 /CT　宿主骨内边界不清的地图样溶骨性改变。骨皮质破坏，偶尔可见不典型的膨胀样改变。可伴有骨膜反应和软组织包块。由于肿瘤进展快，新骨尚未形成或呈葱皮样改变。毛细血管扩张型骨肉瘤病灶内以出血为主，CT 显示密度较周围肌肉组织偏低（图 4-26 ～图 4-29）。

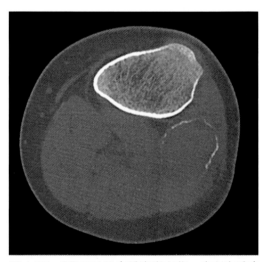

图 4-26　腓骨上段呈完全溶骨性改变，仅有少量骨皮质残留

图 4-27　CT 显示骨皮质膨胀变薄，病变突破皮质形成软组织包块

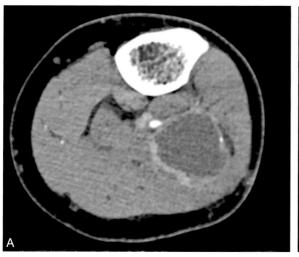
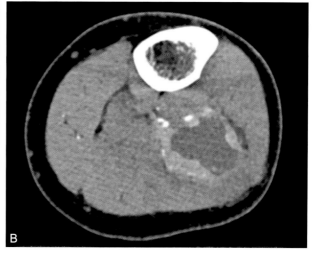

图 4-28　增强 CT 示边缘实性肿瘤成分不均匀强化

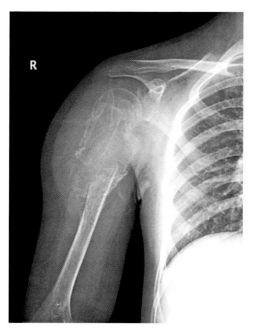

图 4-29　右肱骨近端膨胀性溶骨性病变，髓腔内虫蚀样改变，残余骨性成分较少

2. MRI　MRI 上病灶内 90% 组织为充血的囊性变和血管组织。出血区域在 T_1WI 和 PDWI 上为高信号。T_2WI 为不均匀高信号。在横断面上可见少量散在的钙化。扩张的静脉在 MRI 上呈条纹状。病变内可见多发宽窄不等的液 - 液平面。T_1WI 呈不均匀低信号，T_2WI 囊性病灶、液 - 液平面、骨外受累组织均为高信号。边缘不规则、分隔，含实性成分。增强 MRI 对肿瘤实性部位的显影更清晰，肿瘤区不均匀强化（图 4-30 ～图 4-34）。

六、鉴别诊断

本病需与动脉瘤样骨囊肿、骨巨细胞瘤、骨脓肿、血肿、尤因肉瘤、小细胞型骨肉瘤、恶性纤维组织细胞瘤相鉴别。毛细血管扩张型骨肉瘤早期表现类似于动脉瘤样骨囊肿，以溶骨和出血性改变为主。鉴别要点是毛细血管扩张型骨肉瘤含实性肿瘤基质和肿瘤性成骨，局部表现出活跃的侵袭性。在血管周围寻找到的肉瘤细胞也能帮助诊断。

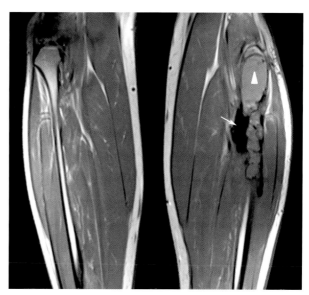

图 4-30　MRI-T_1 肿瘤组织（箭头）呈低信号，大片出血区域（△）呈稍高信号

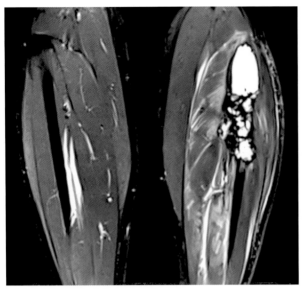

图 4-31　MRI-T$_2$ 示病变内混杂信号，坏死组织呈低信号，囊变和出血区为高信号

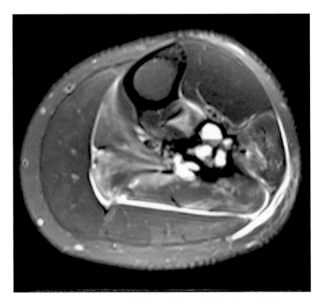

图 4-32　MRI-T$_2$ 横断面上可见多个液 - 液平面

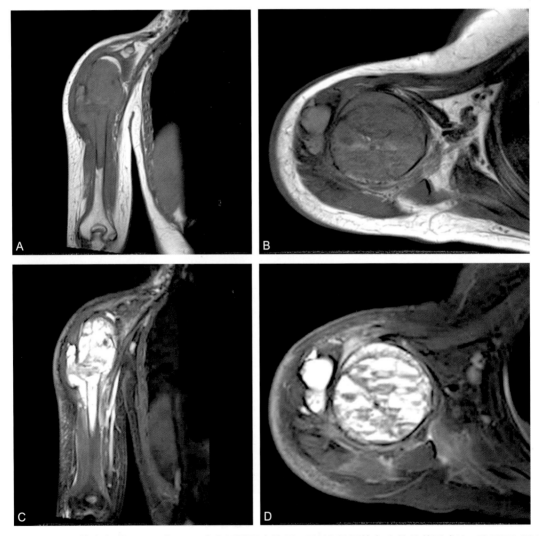

图 4-33　T$_1$WI 呈不均匀低信号（A 和 B），出血区域呈高信号。T$_2$WI 呈不均匀高信号并形成液 - 液平面（C 和 D）

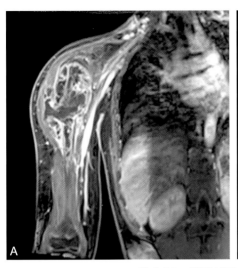
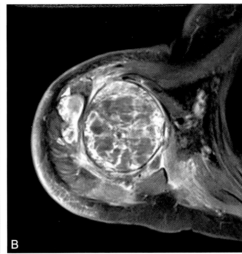
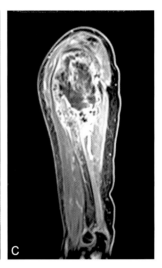

图 4-34　增强 MRI 呈不均匀强化，扩张血管周围和病变边缘强化明显

第七节　小细胞型骨肉瘤

小细胞型骨肉瘤是骨肉瘤中一种特殊类型，由蓝染的小圆细胞构成。易与小圆细胞的恶性肿瘤混淆，如尤因肉瘤、间充质软骨肉瘤、淋巴瘤等。恶性成骨细胞体积小，细胞核单调，核仁不明显，有特征性"花边"类骨质，呈微弱异染性。由于较低的发病率，大多为散在的病例报道，包括发生于骨骼和软组织内的肿瘤。治疗包括手术广泛性切除和辅助性治疗。但预后与普通型骨肉瘤相比更差，远期易发生转移。也有报道小细胞型骨肉瘤患者对尤因肉瘤的治疗方案反应较好。

一、定义

小细胞型骨肉瘤是一种少见的骨肉瘤类型，由类似尤因肉瘤的小圆细胞构成，但病灶内有成骨性基质。

二、流行病学

有限的人口统计学资料显示本病与普通型肉瘤相似。本病好发于青少年，其发病人数占骨肉瘤总发病人数的 1% ～ 4%。男女比例相当。本病常发生于四肢长骨，发生于中轴骨的相对较少。最常累及的部位是股骨，其中又以股骨远端为主。病位主要位于干骺端，常有沿干骺端向骨干方向延伸的趋势。颅骨、肩胛骨、骨盆、软组织内也有散在发病者。

三、临床表现

疼痛和肿胀是小细胞型骨肉瘤最常见的表现。

局部病变侵袭性较强的患者可早期发生病理性骨折，肢体出现反常活动和畸形。

四、病理学表现

小细胞性的恶性成骨性肿瘤，细胞呈未分化状态，主要的细胞类型又分为圆细胞型及短梭细胞型。圆细胞型的肿瘤细胞似尤因肉瘤，小到中等大小，细胞质稀少，核分裂象多见；短梭细胞型更少见，同样细胞质不丰富。肿瘤细胞间能看到彩带样纤细的骨样基质，需要与尤因肉瘤内沉积的纤维蛋白样物质区别开，如果能看到伴有矿化则更支持是骨样基质（图 4-35）。

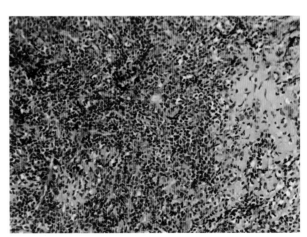

图 4-35　右股骨中段小细胞骨肉瘤。瘤细胞小而密集，细胞质少，瘤细胞间见少量骨样基质形成，图右侧可见典型的骨样基质

五、影像学表现

1. X线/CT 干骺端溶骨性病变，可累及骨骺。约15%的患者病变延伸至骨干。骨皮质破坏和骨膜反应明显，伴有软组织包块影。髓腔和软组织包块中可见成骨性基质，呈高密度。但报道有约40%的患者仅表现为溶骨性改变，影像学上难以发现肿瘤性成骨（图4-36）。

2. MRI 主要表现为大的溶骨性骨质破坏为主，侵犯骨皮质及髓腔，伴有骨膜反应和（或）软组织肿块。病灶仅局限于皮质内者少见。病变常有沿干骺端扩展至骨干，伴有浸润性的骨质破坏。T_1WI 为低信号，T_2WI 为混杂高信号影。病变较为特征性的表现为在 DWI 上信号明显增高，ADC 图上信号明显降低，表明病变的恶性度很高。若周围形成软组织肿块时，其 ADC 值与其他小细胞类肿瘤类似（图4-37）。

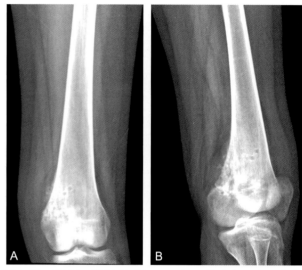

图 4-36 股骨下段骨质破坏，可见骨膜反应。病变内有高密度基质成分

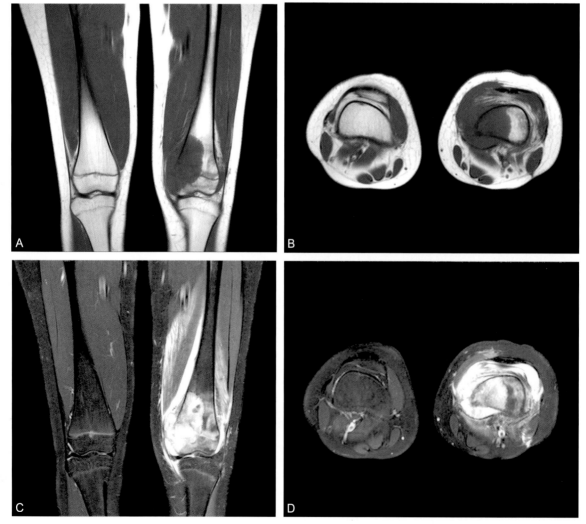

图 4-37 小细胞型骨肉瘤病变突破骺线，累及骨骺。T_1WI 为均匀低信号（A 和 B），T_2WI 呈混杂高信号，股四头肌内絮状高信号（C 和 D）

六、鉴别诊断

本病需与尤因肉瘤、淋巴瘤、浆细胞瘤、普通型骨肉瘤、动脉瘤样骨囊肿、骨巨细胞瘤、间充质软骨肉瘤相鉴别。小细胞骨肉瘤最主要的是与尤因肉瘤进行鉴别。两者的发病高峰年龄都是 10 ～ 20 岁，但小细胞骨肉瘤也可见于中老年人，而尤因肉瘤很少见于 30 岁以上成人。尤因肉瘤特征性的影像学表现是渗透性或虫蚀样的骨质破坏及葱皮样的骨膜反应，典型病例中可见菊形团样结构，免疫组化染色 CD99 可见于几乎所有病例，且大部分的肿瘤细胞表达 Vimentin 和 NSE、Syn、CD56 等神经标志物。小细胞骨肉瘤也可表达 CD99 和 Vimentin，但一般不见神经标志物的表达。小细胞骨肉瘤中缺乏尤因肉瘤家族特征性的染色体易位 t（11；22），但现有研究表明该肿瘤存在 *EWSR1-CREB3L1* 基因融合，这在尤因肉瘤中并未发现。

第八节　骨膜骨肉瘤

1976 年 Unni 提出骨膜骨肉瘤概念。起源于骨膜深层，在骨皮质层形成扇形样变，一般不侵犯骨髓。骨膜骨肉瘤属于中级别肿瘤，有高度呈软骨细胞性病变，骨样区较小。虽然好发年龄与普通型骨肉瘤类似，但发病部位在骨干和干骺端多见。骨皮质表面病变与骨膜反应垂直，累及至软组织内。治疗主要为根治性切除。预后常较好，约 25% 的患者因肿瘤转移死亡。一般发生于初次治疗的 2 ～ 3 年。化疗疗效有待进一步证实。

一、定义

骨膜骨肉瘤属于低级别或中等级别成骨性肉瘤。以软骨细胞分化为主的骨表面病变。骨膜下病变将骨膜掀开，并引起骨膜新骨形成。也有称之为皮质旁成软骨型骨肉瘤。

二、流行病学

本病好发年龄为 10 ～ 30 岁，但有约 10% 的患者发生于 50 岁之后。本病发病人数占所有骨肉瘤总发病人数的不到 2%，占骨表面骨肉瘤总发病人数的 1/3。女性更多见，男女比例约为 1：1.6。下肢长骨发病率最高。好发部位依次为股骨、胫骨、肱骨、其他部位。膝关节周围病例约占 80%。骨干是最常见的部位，明显多于干骺端。也有下肢多发病灶的报道。

三、临床表现

患者多表现为局部肿块，质硬，活动性差。可伴有疼痛或不适，也可无明显症状。症状持续时间小于 1 年或持续 6 个月。

四、病理学表现

骨膜骨肉瘤是一种成软骨细胞型骨肉瘤，肿瘤内软骨成分明显，常为高级别软骨形态（Ⅱ～Ⅲ级），伴软骨内成骨。部分区域可见典型的肿瘤性成骨及异型的梭形肿瘤细胞，常见于肿瘤周边。但如果肿瘤细胞的异型性及多形性十分明显，则应诊断为高级别骨表面骨肉瘤（图 4-38）。

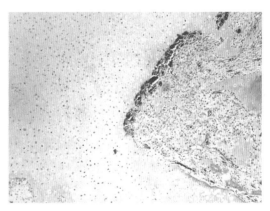

图 4-38　右胫骨上端骨膜骨肉瘤。中等分化的肿瘤性软骨成分为主，周边见少许肿瘤性成骨

五、影像学表现

1. X 线 /CT　X 线主要表现病变位于骨表面。骨内病变常局限在皮质内，皮质增厚。肿瘤的外形不规则，常可见不均匀放射样的骨针，由皮质表面延伸至相邻软组织，病变一般不累及骨髓腔。影像上呈纺锤形，骨膜反应比较明显，常见 Codman 三角和日光征。骨皮质反应性形成不规则钙化，皮质表面可因破坏而形成增厚的边缘。骨膜呈条纹状或片状。软组织内也有不同程度钙化，大多位于软组织中心（图 4-39 ～ 图 4-41）。

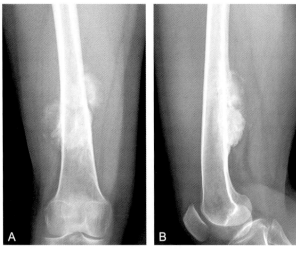

图 4-39　股骨后方皮质表面不规则病变，软组织内不同程度钙化

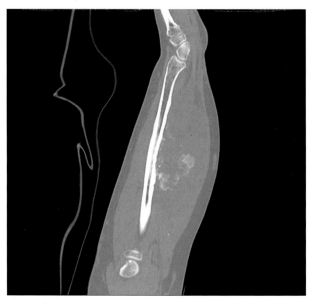

图 4-41　CT 示病变位于骨表面，骨皮质表面部分被破坏，软组织内见钙化影

骨皮质在 T_1WI 和 T_2WI 上为增厚不规则的低信号。病变延骨皮质外层延伸至软组织内。低信号的骨膜反应区可有 Codman 三角。常累及超过宿主骨周径的 50%（图 4-42 ～图 4-44）。

六、鉴别诊断

本病需与皮质旁骨肉瘤、高级别表面骨肉瘤、普通型骨肉瘤、软骨肉瘤相鉴别。骨膜骨肉瘤与骨旁骨肉瘤的区别在于患者的位置、年龄和影像学生长模式。骨膜骨肉瘤主要是软骨性骨肉瘤，且具有中高级分化。骨旁骨肉瘤主要是低级别的梭形细胞（成纤维细胞）肿瘤，含有丰富的肿瘤骨。两者的鉴别要点在于骨膜骨肉瘤通常包含更显著的软骨分化，并且通常显示出明显的小叶模式，髓腔内不受累。

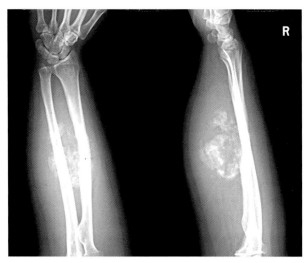

图 4-40　桡骨中段掌侧缘骨皮质毛糙不连续且形成巨大软组织包块

2. MRI　肿瘤通常位于骨干，在 T_1WI 为中低信号，T_2WI 和 FST_2WI 为不均匀稍高或高信号。病变内软骨基质在 T_2WI 上为高信号。邻近病变

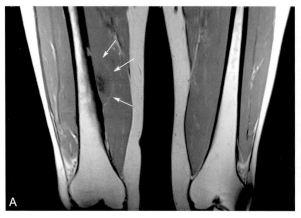

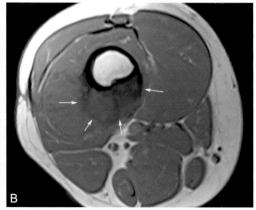

图 4-42　T_1WI 上病变呈中低信号，髓腔不受累（箭头）

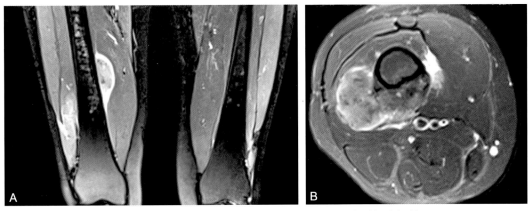

图 4-43 T$_2$WI 呈混杂稍高信号，紧邻的宿主骨皮质仍为低信号

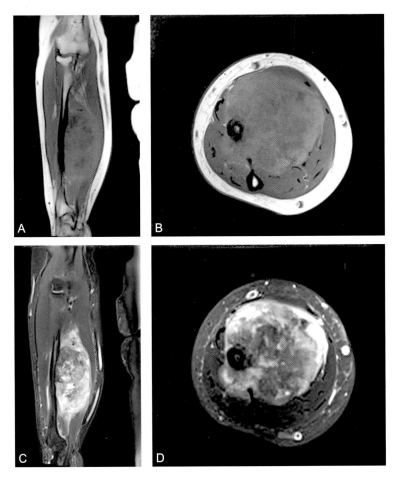

图 4-44 右桡骨中段骨皮质不均匀增厚相邻右前臂掌侧见巨大软组织肿块形成，病变边界稍欠清楚，病变局部间骨间膜向背侧累及，相邻周围多发肌群不同程度受累及（以桡侧腕屈肌、指浅深屈肌、旋前圆肌及拇长屈伸肌为著）。T$_1$WI 呈稍低信号（A 和 B）；T$_2$WI 呈混杂高信号，病变内部见多发条絮及斑片状低信号（C 和 D）

第九节　皮质旁骨肉瘤

皮质旁骨肉瘤是来源于骨膜外侧的恶性肿瘤，约占骨表面骨肉瘤的 2/3。作为一种低级别肿瘤，其曾被称为皮质旁骨瘤。然而较大的分叶状病变内含高级别肉瘤细胞，并表现出一定的侵袭性。以纤维基质和骨样基质为主，也可见少量软骨基质。手术主要为广泛性切除。通常情况下还需要对受累骨骼进行瘤段切除。但肿瘤累及主要血管时，需切除并重建血供。少数皮质旁骨肉瘤为高级别肿瘤，被称为未分化皮质旁骨肉瘤，包含了纤维肉瘤或恶性纤维组织细胞瘤的细胞成分。考虑手术结合新辅助化疗，但预后的改善有限。远处转移率低级别皮质旁骨肉瘤为 2%～10%，而未分化皮质旁骨肉瘤为 60%～70%。

一、定义

皮质旁骨肉瘤是一种外生型低级别成骨性肿瘤。骨膜位于病变与骨表面之间，不被掀起。特征为梭形成纤维细胞成分和肿瘤性成骨。

二、流行病学

本病发病高峰年龄为 20～40 岁。生长发育结束前发生者较少见。本病发病人数占所有骨肉瘤总发病人数的 4%～6%。有明显的性别倾向，男女比例约为 1：1.8。最常见的发病部位为股骨干远端（腘窝上方）后方，易累及腘窝区血管神经，占 70%～80%。其好发部位依次为肱骨近端、胫骨近端、胫骨远端、腓骨、桡骨、其他部位。发生于颅面部的病例较少。皮质旁骨肉瘤的发生可能与放射线暴露有关。

三、临床表现

由于病变位于骨骼表面，患者多因发现质硬包块就诊。常不伴有疼痛。皮质旁骨肉瘤生长较缓慢，病史可较长。邻近关节部位的病变由于体积较大，可影响关节活动度。

四、病理学表现

本病肿瘤细胞呈梭形，轻 - 中度异型，细胞成分较稀疏，肿瘤性成骨的形态也较温和，可见平行排列特点，且骨小梁周围无成骨细胞被覆。约 50%

的病例见软骨成分，甚至在肿瘤表面形成软骨帽。软骨细胞轻度异型，可见软骨化骨。约 15% 的病例伴有高级别肉瘤成分（去分化），伴有去分化的肿瘤预后差，与普通型骨肉瘤相似（图 4-45）。

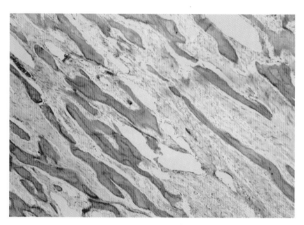

图 4-45 右股骨远端骨旁骨肉瘤。瘤细胞稀疏温和，肿瘤性成骨平行排列，未见明显异型的骨母细胞衬覆

五、影像学表现

1. X 线 /CT 主要变现为大的高密度卵圆形或圆形肿块，边界光整，呈分叶状或不规则状。典型者以宽基底附着于骨皮质之外，相邻骨皮质可反应性的增厚；部分病变可在骨皮质内见到细线样的低密度影或裂隙与相邻骨质分离。但随着病变的不断进展，后期可呈现包绕骨质生长的表现，此时裂隙可部分或完全消失。肿瘤内的骨化由基底开始向周围发展，可均匀或包含明显的低密度区或囊性变（图 4-46）。

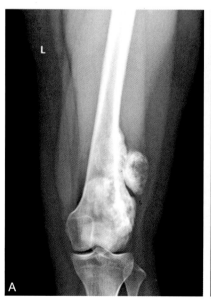
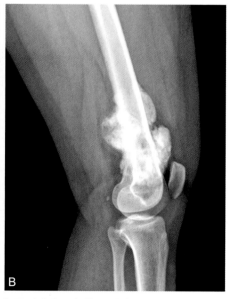

图 4-46 左股骨远端高密度卵圆形病变，包绕骨质生长

2. MRI 肿瘤位于骨表面，基底较宽。与骨皮质有明显分隔。常呈分叶状，可见覆盖表面的软骨结节或软骨帽。基质内矿化不均匀，通常中央矿化较周围明显。髓腔内为正常组织信号。软组织内病灶在 T_1WI 为中低信号，T_2WI 为稍高或高信号。边界不清、矿化不明显部位代表肿瘤活跃区。病灶内出血、囊性变和坏死区可出现液 - 液平面，含蛋白成分，在 T_1WI 为高信号。复发病例中，MRI 可显示周围软组织内的卫星病灶。增强 MRI 显示非坏死或矿化区的强化（图 4-47）。

六、鉴别诊断

本病需与骨软骨瘤、软骨肉瘤、骨化性肌炎、恶性纤维组织细胞瘤、恶性神经鞘瘤、滑膜肉瘤、动脉瘤样骨囊肿、尤因肉瘤相鉴别。由于肿瘤位于骨表面且可能见到软骨帽结构，因此需要与宽基底型的骨软骨瘤相鉴别。骨软骨瘤虽然也位于骨表面，但肿瘤基底部与骨皮质相延续，且肿瘤内部与髓腔相通，这可通过影像学检查进行区别开来。镜下虽然都可以见软骨化骨，但骨软骨瘤的肿瘤层次较分明，越到肿瘤中心部分骨小梁排列越疏松，且骨小梁间是骨髓成分；而骨旁骨肉瘤则与之相反，肿瘤密度越往周边越低，且骨小梁间是纤维性成分。骨化性肌炎是一种良性非肿瘤性病变，多有局部外伤史，随诊病程时间延长，肿瘤内成骨逐渐明显，肿瘤与周围软组织间形成界线清楚的骨壳，影像学上有典型的分层结构，密度从外到内逐渐降低，骨旁骨肉瘤则是相反的。

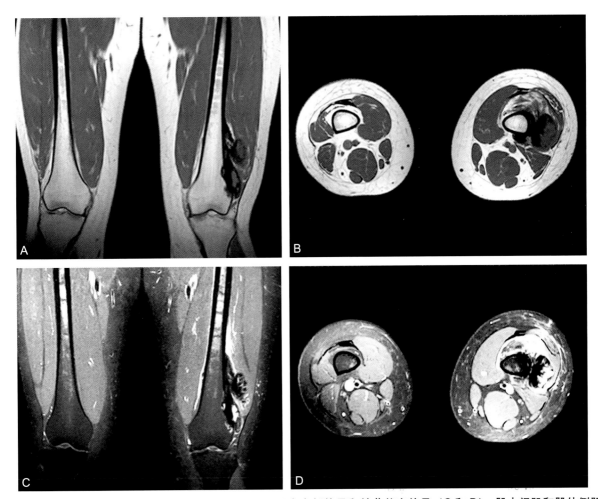

图 4-47 MRI-T_1WI 上病变呈低信号（A 和 B），T_2WI 混合有低信号和结节状高信号（C 和 D），股中间肌和股外侧肌内有絮状高信号

主要参考文献

Angelini A, Varela-Osorio AF, Trovarelli G, et al. 2017. Osteoblastoma of the elbow: Analysis of 13 patients and literature review. Eur J Orthop Surg Traumatol, 27(6): 787-795.

Bacci G, Ferrari S, Mercuri M, et al. 2007. Neoadjuvant chemotherapy for osteosarcoma of the extremities in patients aged 41-60 years: Outcome in 34 cases treated with adriamycin, cisplatinum and ifosfamide between 1984 and 1999. Acta Orthop, 78(3): 377-384.

Bertoni F, Bacchini P, Donati D, et al. 1993. Osteoblastoma-like osteosarcoma. The Rizzoli institute experience. Mod Pathol, 6(6): 707-716.

Bertoni F, Bacchini P, Fabbri N, et al. 1993. Osteosarcoma. Low-grade intraosseous-type osteosarcoma, histologically resembling parosteal osteosarcoma, fibrous dysplasia, and desmoplastic fibroma. Cancer, 71(2): 338-345.

Bielack SS, Kempf-Bielack B, Delling G, et al. 2002. Prognostic factors in high-grade osteosarcoma of the extremities or trunk: An analysis of 1,702 patients treated on neoadjuvant cooperative osteosarcoma study group protocols. J Clin Oncol, 20(3): 776-790.

Bielack SS, Wulff B, Delling G, et al. 1995. Osteosarcoma of the trunk treated by multimodal therapy: Experience of the cooperative osteosarcoma study group (COSS). Med Pediatr Oncol, 24(1): 6-12.

Carrle D, Bielack SS. 2006. Current strategies of chemotherapy in osteosarcoma. Int Orthop, 30(6): 445-451.

Cersosimo F, Lonardi S, Bernardini G, et al. 2020. Tumor-associated macrophages in osteosarcoma: From mechanisms to therapy. Int J Mol Sci, 21(15): 5207.

Corre I, Verrecchia F, Crenn V, et al. 2020. The osteosarcoma microenvironment: A complex but targetable ecosystem. Cells, 9(4): 976.

Damron TA, Ward WG, Stewart A. 2007. Osteosarcoma, chondrosarcoma, and Ewing's sarcoma: National Cancer Data Base Report. Clin Orthop Relat Res, 459: 40-47.

Davies AM, 1998. Imaging of primary osteosarcoma. Radiologe, 38(6): 492-501.

Elder BD, Goodwin CR, Kosztowski TA, et al. 2016. Surgical management of osteoblastoma of the spine: Case series and review of the literature. Turk Neurosurg, 26(4): 601-607.

Errani C, Longhi A, Rossi G, et al. 2011. Palliative therapy for osteosarcoma. Expert Rev Anticancer Ther, 11: 217-227.

Gambarotti M, Dei Tos AP, Vanel D, et al. 2019. Osteoblastoma-like osteosarcoma: High-grade or low-grade osteosarcoma? Histopathology, 74(3): 494-503.

Hayashi R, Tsuchiya H, Yamamoto N, et al. 2014. Diagnosis and treatment of low-grade osteosarcoma: Experience with nine cases. Int J Clin Oncol, 19(4): 731-738.

Jimenez C, Yang Y, Kim HW, et al. 2005. Primary hyperparathyroidism and osteosarcoma: Examination of a large cohort identifies three cases of fibroblastic osteosarcoma. J Bone Miner Res, 20(9): 1562-1568.

Kager L, Tamamyan G, Bielack S. 2017. Novel insights and therapeutic interventions for pediatric osteosarcoma. Future Oncol, 13(4): 357-368.

Kelleher FC, O'Sullivan H. 2017. Monocytes, macrophages, and osteoclasts in osteosarcoma. J Adolesc Young Adult Oncol, 6(3): 396-405.

Laurence N, Epelman M, Markowitz I, et al. 2012. Osteoid osteomas: A pain in the night diagnosis. Pediatr Radiol, 42(12): 1490-1501.

Levine E, De Smet AA, Huntrakoon M. 1985. Juxtacortical osteosarcoma: A radiologic and histologic spectrum. Skeletal Radiol, 14(1): 38-46.

Mesfin A, Boriani B, Gambarotti M, et al. 2020. Can osteoblastoma evolve to malignancy? A challenge in the decision-making process of a benign spine tumor. World Neurosurg, 136: 150-156.

Okada K, Unni KK, Swee RG, et al. 1999. High grade surface osteosarcoma: A clinicopathologic study of 46 cases. Cancer, 85(5): 1044-1054.

Robinson LH, Pitt MJ, Jaffe KA, et al. 1995. Small cell osteosarcoma of the soft tissue. Skeletal Radiol, 24(6): 462-465.

Sajadi KR, Heck RK, Neel MD, et al. 2004. The incidence and prognosis of osteosarcoma skip metastases. Clin Orthop Relat Res, (426): 92-96.

Shehadeh AM, Haiba MA, Henshaw RM, et al. 2008. Telangiectatic osteosarcoma of the patella. Orthopedics, 31(8): 808.

Sim FH, Unni KK, Beabout JW, et al. 1979. Osteosarcoma with small cells simulating Ewing's tumor. J Bone Joint Surg Am, 61(2): 207-215.

Sundaram M, McGuire MH, Herbold DR. 1987. Magnetic resonance imaging of osteosarcoma. Skeletal Radiol, 16(1): 23-29.

Tordjman M, Perronne L, Madelin G, et al. 2020. CT-guided radiofrequency ablation for osteoid osteomas: A systematic review. Eur Radiol, 30(11): 5952-5963.

Wittig JC, Bickels J, Priebat D, et al. 2002. Osteosarcoma: A multidisciplinary approach to diagnosis and treatment. Am Fam Physician, 65(6): 1123-1132.

Wu M, Xu K, Xie Y, et al. 2019. Diagnostic and management options of osteoblastoma in the spine. Med Sci Monit, 25: 1362-1372.

Yamaguchi T, Shimizu K, Koguchi Y, et al. 2005. Low-grade central osteosarcoma of the rib. Skeletal Radiol, 34(8): 490-493.

Yang JY, Kim JM. 2009. Small cell extraskeletal osteosarcoma. Orthopedics, 32(3): 217.

第 5 章　成纤维性与纤维组织细胞性肿瘤

纤维组织来源的肿瘤包括成纤维性肿瘤和纤维组织细胞性肿瘤，以形成胶原蛋白为主，没有成骨或成软骨基质。根据 WHO 骨肿瘤的分类，成纤维性肿瘤分为促结缔组织增生性纤维瘤和骨的纤维肉瘤，促结缔组织增生性纤维瘤也称为韧带样纤维瘤、硬纤维瘤。纤维组织细胞性肿瘤分为非骨化性纤维瘤、良性纤维组织细胞瘤和恶性纤维组织细胞瘤。良性纤维组织细胞瘤较少见，组织学上与非骨化性纤维瘤类似，对于分类存在一定争议。虽然有观点将纤维结构不良纳入纤维性肿瘤内，但 WHO 将其定义为肿瘤性质不明确（undefined neoplastic nature），同时考虑其具有一定自愈性，故将其归为肿瘤样病变。成纤维性肿瘤发病率低，软组织处发病较骨内常见。促结缔组织增生性纤维瘤局部常表现一定的侵袭性，包括皮质破坏并累及软组织，易被视为恶性病变。而纤维肉瘤侵袭性不典型，还可见死骨形成。纤维组织细胞性肿瘤也不常见，其组织学特征常成为争论点。组织学上良性纤维组织细胞瘤与非骨化性纤维瘤相似，主要区分与发病年龄与部位。恶性纤维组织细胞瘤恶性程度高，约 1/4 为继发性，可继发于 Paget 病、骨梗死或放射线照射。

第一节　促结缔组织增生性纤维瘤

促结缔组织增生性纤维瘤是 1958 年 Jaffe 首次提出的一种良性成纤维性肿瘤，可发生于全身任意组织结构。组织学显示灰白或黄白色、橡胶状不规则标本，偶有囊性变。肿瘤由密集胶原纤维和梭形细胞组成，梭形细胞核呈长卵圆形。成肌纤维细胞对波形蛋白和平滑肌蛋白呈阳性，对泛肌动蛋白 HHF-35 呈强阳性。完整切除和刮除治疗均有报道，局部复发率分别为 17% 和 47%～72%。放疗可能诱导肿瘤恶变，不推荐应用。促结缔组织增生性纤维瘤通常不发生远处转移。

一、定义

促结缔组织增生性纤维瘤也称韧带样纤维瘤、硬纤维瘤，是一种良性、含梭形细胞和胶原蛋白的肿瘤。本病与软组织内硬纤维瘤类似。骨内发病较少，有一定侵袭性。

二、流行病学

约 75% 的患者发生于 30 岁之前，但发病人群整体年龄跨度较大。本病发病人数占良性骨肿瘤总发病人数的 0.3%，占所有骨肿瘤总发病人数的 0.06%。男性发病率略高于女性，约 52%。大多病例报道为单发病灶。最常见于下颌骨、长骨和骨盆发病。好发部位依次为下颌骨、髂骨、肱骨、胫骨、尺骨、肩胛骨、股骨。颅骨、肋骨、跟骨等少见。在四肢长骨中，干骺端、骨干常受累，病程较长患者可累及骨端。

三、临床表现

本病早期无明显症状或症状轻微，无特异性。疼痛和逐渐生长的包块常见。病程可持续数年时间。由于局部侵袭性，病理性骨折发生率约为 11%。

四、病理学表现

本病病灶大体呈灰白色纤维状实性结构。由梭形成纤维细胞和致密胶原基质组成，有丝分裂少见。向骨髓和哈弗氏管渗透性破坏。多数对平滑肌标志物如 SMA 表现为阳性（图 5-1）。

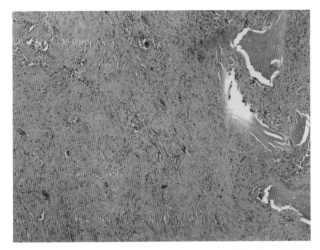

图 5-1　梭形细胞肿瘤，瘤细胞无明显异型性。形态温和，多核瘤细胞浸润，周边见反应性新生骨

五、影像学表现

1. X 线 /CT　溶骨性边界清楚的中央分叶形病灶。由于早期症状不明显，发病时病灶体积常较大。周围可见膨胀性硬化边形成。病灶内小梁或条索状影形成皂泡样改变。基质内没有矿化显影。骨皮质变薄，可有破坏累及邻近软组织。一般不出现骨膜反应。软组织影在 X 线上显影不明显。颅骨病变可出现板障扩大，甚至延伸至颅内。

2. MRI　MRI 上促结缔组织增生性纤维瘤分叶状明显，具有突变区。T_1WI 呈中低信号，PDWI 呈中信号，T_2WI 为不均匀中高信号。病灶内和周围纤维组织成分在 T_1WI 和 T_2WI 呈低信号。胶原成分和病灶内囊性区在 T_2WI 上为高信号。病灶边缘表现为低信号薄曲线影，为硬化边。增强 MRI 病灶内强化程度不同，与胶原成分相比，肿瘤细胞越多的区域强化越明显。骨皮质破坏和软组织内病变在 MRI 上显影更清晰。发生病理性骨折时，明显的水肿信号影响对疾病特征的判断。

六、鉴别诊断

本病需与非骨化性纤维瘤、骨巨细胞瘤、低级别骨肉瘤、纤维肉瘤、动脉瘤样骨囊肿、软骨黏液样纤维瘤、淋巴瘤、恶性纤维组织细胞瘤相鉴别。成纤维性肿瘤基质内无成骨和成软骨成分，典型影像学表现为溶骨性病变内条索状纤维组织分布。与纤维来源其他肿瘤鉴别需参考好发年龄和部位等信息。

第二节　纤维肉瘤

纤维肉瘤是相对少见的骨肿瘤，包含黏液性纤维肉瘤、低级别纤维黏液样肉瘤、硬化上皮样纤维肉瘤。老年患者表现常易与恶性纤维组织细胞瘤类似。骨的纤维肉瘤多发生于髓腔内，占 75%～85%。本病多为单发病灶，多发病灶罕有报道，预后差。原发骨膜纤维肉瘤存在一定争议，认为属于软组织纤维肉瘤。Paget 病、骨梗死、纤维结构不良、慢性骨髓炎等可继发纤维肉瘤。低级别纤维肉瘤相对分化良好，含丰富胶原，边界清楚，质地坚硬。高级别纤维肉瘤质软易碎，病灶内有出血、坏死、囊性变，边界不清。染色体 22q 区的增加，$PDGF-\beta$ 基因过表达可能与骨内纤维肉瘤有关。无论低级别还是高级别纤维肉瘤，都有转移的风险。低级别纤维肉瘤建议广泛或根治性切除，10 年生存率可达 80%。高级别纤维肉瘤治疗方案与恶性纤维组织细胞瘤相同，但 5 年生存率仅 54%。

一、定义

纤维肉瘤是一种恶性梭形细胞肿瘤，由均一的肌成纤维细胞分化而来。20 世纪 70 年代将恶性纤维组织细胞瘤列出后，纤维肉瘤的诊断显著减少。两者之间也存在争议，纤维肉瘤不能涵盖梭形细胞的恶性肿瘤。很多报道也将纤维肉瘤和恶性纤维组织细胞瘤归在一起。

二、流行病学

纤维肉瘤发病人群常见于 50 岁以上。本病发病人数占原发性恶性骨肿瘤总发病人数的 3%～5%，占所有骨肿瘤总发病人数的 2%～4%。

男女发病比例相当，为（1～1.3）：1。好发于四肢长骨，占总病例数的70%，其中又以股骨和胫骨多见。好发部位依次为股骨远端、胫骨近端、髂骨、下颌骨、骶骨、肱骨近端。长骨中干骺端占38%，骨干占29%，同时累及骨骺、干骺端、骨干占14%。病灶位于髓腔中央占89%，偏心生长占11%。纤维肉瘤3/4为原发性，1/4为继发性。可继发于射线照射、Paget病、骨梗死、慢性骨髓炎、纤维结构不良、巨细胞瘤、神经纤维瘤、神经鞘瘤。病理性骨折发生率为18%～33%。

三、临床表现

疼痛是本病最常见的症状。局部可有肿胀和压痛。少数病例出现跛行、关节活动受限或脊柱侧弯。病理性骨折发生率高，可表现为骨折相关特异性症状。

四、病理学表现

纤维肉瘤呈纤维状外观，边界不规则。病灶内含黏液、坏死、出血。镜下可见均匀的梭形成纤维细胞平行排列，局部梭形细胞束可呈"人"字形排列。常见到局灶性黏液样变（图5-2）。

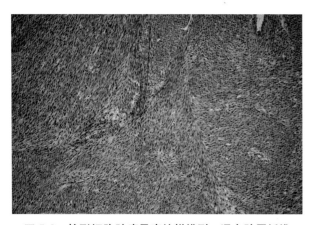

图5-2 梭形细胞肿瘤呈席纹样排列，混有胶原纤维

五、影像学表现

1. X线/CT 典型放射表现为虫蚀样、地图样或浸润性的溶骨性病变。早期可出现皮质破坏和软组织侵犯。边缘不规则，通常没有硬化边。病变内偶尔可见残余的骨小梁。骨膜可被掀起，形成Codman三角（图5-3）。病变多位于干骺端，向两侧延伸，可至骨骺和骨干。骺板未闭合前可作为天然屏障，阻止肿瘤向骨骺侵袭（图5-4）。

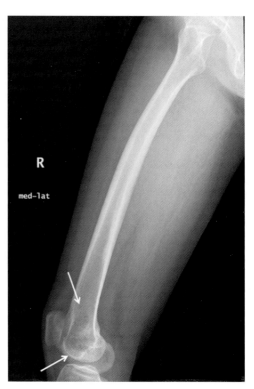

图5-3 右股骨下段溶骨性破坏，累及骨皮质（箭头）

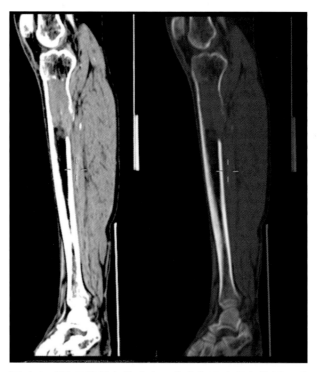

图5-4 CT示胫骨上端病变，密度与肌肉组织接近，后方骨皮质不完整

2. MRI 纤维肉瘤通常呈不规则的髓内病变，伴骨皮质不完整和软组织包块。在T_1WI和PDWI呈中低信号，T_2WI呈不均匀稍高或高信号。较成熟的纤维组织在T_2WI呈低信号，成纤维细胞为

稍高或高信号（图 5-5）。病变内黏液样变在 T₂WI 呈高信号，信号强度较水信号更高（图 5-6）。增强 MRI 表现为病灶内不均匀强化。MRI 对于病变累及范围显示较好，但纤维肉瘤缺乏一定的特异性（图 5-7）。

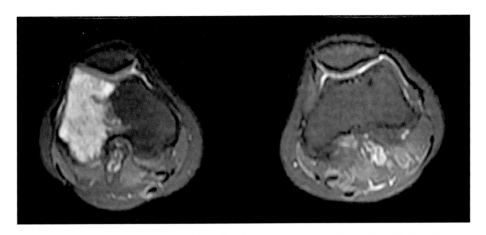

图 5-5　右股骨低度恶性纤维肉瘤，边缘不规则。T₂WI 显示病变内有低信号的较成熟纤维组织

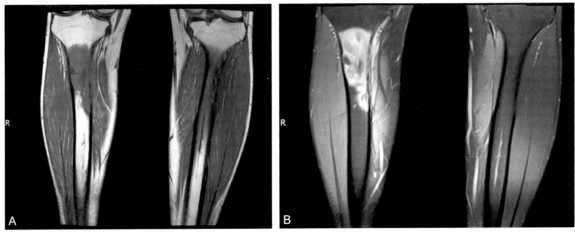

图 5-6　右胫骨病变突破骨皮质，侵袭紧邻软组织。T₁WI（A）以中低信号为主。T₂WI（B）呈混杂高信号

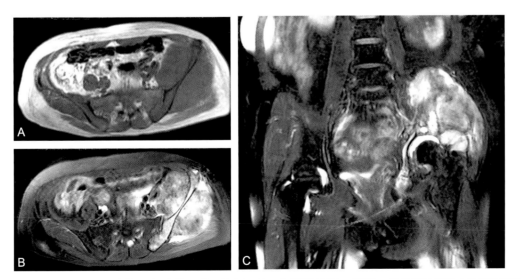

图 5-7　左侧髂骨骨质破坏伴巨大软组织肿块形成，边界不清。相邻髂腰肌、臀肌、梨状肌及闭孔内肌不同程度受累及。T₁WI（A）呈稍低信号，T₂WI（B 和 C）呈稍高信号，夹杂低信号影

六、鉴别诊断

本病需与尤因肉瘤、成纤维性骨肉瘤、软骨肉瘤、促结缔组织增生性纤维瘤、恶性纤维组织细胞瘤、嗜酸性肉芽肿、浆细胞瘤、淋巴瘤、骨髓炎相鉴别。尤其是纤维肉瘤与恶性纤维组织细胞瘤、促结缔组织增生性纤维瘤和成纤维骨肉瘤鉴别较难。恶性纤维组织细胞瘤由大的圆形细胞、空泡状细胞质和异常巨细胞构成。轮状或杯状的成纤维细胞作为区分纤维肉瘤和恶性纤维组织细胞瘤的线索。病灶内含多个透明胶质区，尤其有骨样基质，则明确为成纤维性骨肉瘤。促结缔组织增生性纤维瘤是分化较好的梭形细胞，仅有少量核异型性或没有异型性。

第三节　良性纤维组织细胞瘤

良性纤维组织细胞瘤是一种少见的骨肿瘤类型，大体标本为髓内边界清楚的病变，呈棕灰色，伴有与脂肪、出血相关的黄棕色区域，也称为黄色纤维瘤、黄色肉芽肿。梭形成纤维细胞交织成螺旋状或轮辐状。纤维组织细胞反应区可有巨细胞。本病易与骨巨细胞瘤混淆。骨骼发育成熟的患者长骨骨端的病变也可认为是巨细胞瘤继发形成的。但良性纤维组织细胞瘤应归为与非骨化性纤维瘤组织学类似，发生于其他少见部位或年龄较大人群的一类肿瘤。治疗方案可选择刮除植骨或 en-bloc 切除。刮除病变术后复发率较高，一般不出现局部侵袭或远处转移。

一、定义

良性纤维组织细胞瘤是由成纤维细胞样梭形细胞构成的一类少见的骨肿瘤。细胞呈轮辐状排列，泡沫组织细胞和多核巨细胞分布为梭形细胞反应区。本病发生于非干骺端区域，可与非骨化性纤维瘤区分。

二、流行病学

本病好发于 20～50 岁，20 岁以上患者约占 60%。其发病人数占良性骨肿瘤总发病人数的不足 1%。女性稍多于男性。约 40% 发生于四肢长骨，股骨和胫骨常见。25% 发生于骨盆，如髂骨。其他发病部位包括肋骨、肩胛骨、脊柱、下颌骨。四肢长骨病变多发生于骨骺或骨干。本病可与非骨化性纤维瘤在发病年龄和部位上进行区分。

三、临床表现

约 65% 的患者因疼痛就诊，多在 20 岁之后发病。疼痛症状可持续数周至数年。出现局部症状的患者病理性骨折发生率可高达 60%。

四、病理学表现

良性纤维组织细胞瘤边界清晰，呈棕灰色，有脂质和出血相间的黄色、棕色区域。成纤维细胞细胞核细长饱满，核仁突出。泡沫状巨噬细胞分布于梭形细胞之间。常见囊性改变（图 5-8）。

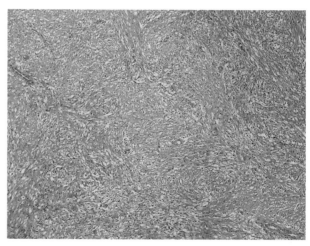

图 5-8　增生纤维组织内少量炎细胞浸润。梭形纤维细胞无明显异型性

五、影像学表现

1. X 线 /CT　本病影像学表现与非骨化性纤维瘤相似，仅发生部位有所区别。本病影像学表现为溶骨性、边界清晰的良性病变。病灶位于骨骺或骨干部位。病灶呈皂泡样改变，周围包绕硬化边。在长骨的骨骺或骨干部位可呈偏心性或中心性生长。本病病灶也可突破骨皮质，形成软组织包块，但常有薄的新生骨边缘。无骨膜反应出现。CT 对病灶内骨小梁的显影更清晰（图 5-9）。

2. MRI　T_1WI 上呈与肌肉相等的信号强度或低信号，T_2WI 呈高信号。成熟的纤维组织

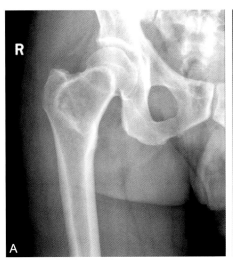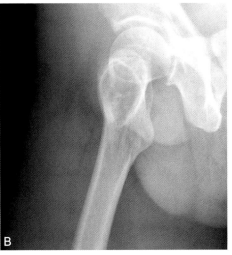

图 5-9　股骨头颈部磨玻璃样改变，周围形成硬化边包绕

在 T_2WI 呈低信号。病变周围硬化边在 T_1WI 和 T_2WI 上为低信号。大多数病灶内可见明显分隔，与 X 线或 CT 上小梁结构对应。T_1WI 可见病灶内含脂肪信号成分（图 5-10 和图 5-11）。

六、鉴别诊断

本病需与非骨化纤维瘤、纤维结构不良、促结缔组织纤维瘤、软骨黏液样纤维瘤、动脉瘤样骨囊肿、巨细胞瘤、创伤、纤维肉瘤、嗜酸性肉芽肿相鉴别。通过不同的流行病学情况鉴别良性纤维组织细胞瘤和非骨化性纤维瘤。本病可见轮辐状成纤维细胞，伴有巨细胞分布，无核异型性，可与纤维肉瘤区分。位于骨骺的良性纤维组织细胞瘤与巨细胞瘤难以区分，巨细胞瘤可含纤维组织细胞成分，形成轮辐状结构，组织细胞内丰富的脂质和反应骨形成，使两者无法鉴别。良性纤维组织细胞瘤通常需要通过排除法来诊断。

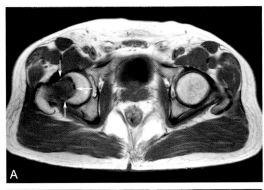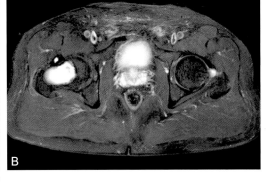

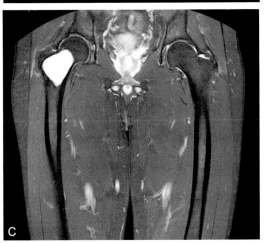

图 5-10　病 变 在 MRI-T_1WI 呈 低 信 号（A），T_2WI 呈高信号（B 和 C）。硬化边均为低信号。箭头所示股骨颈内病变

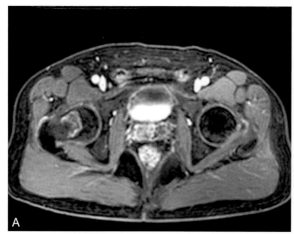
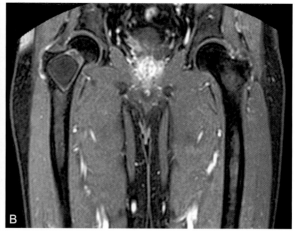

图 5-11　增强扫描对比剂强化不明显，病变内部见条絮状及片絮状，稍长 T_2 信号增强扫描呈现轻中度对比强化

第四节　恶性纤维组织细胞瘤

恶性纤维组织细胞瘤是混合有非典型成纤维细胞和多形性未分化细胞，呈轮辐状排列的高级别恶性肿瘤。最早于 20 世纪 60 年代由 Stout 提出。病变表型为原始间充质来源，成纤维细胞或成肌细胞分化，细胞生物活性类似成纤维细胞。继发病例超过 28%，如 Paget 病、骨梗死、假体置换或放疗等，也可由骨或软组织内低级别、局部侵袭性肿瘤去分化形成。肿瘤形态特征与原发性恶性纤维组织细胞瘤难以区分。20 世纪 70 年代进一步完善分类，划分除去了有骨样基质形成的肉瘤。WHO 骨肿瘤分类中，将其命名为高级别多形性未分化肉瘤。但一些梭形细胞、横纹肌样或上皮样细胞形态的肿瘤无法涵盖多形性肉瘤。细胞遗传学上表现为染色体互补和结构畸变，8q24 扩增和 MYC 过表达。TP53 和 MDM2 扩增突变率不足 20%。一部分恶性纤维组织细胞瘤存在 9p21-22 缺失。治疗方案与普通型骨肉瘤一致。单纯手术治疗 5 年生存率低于 20%，化疗联合手术的综合治疗使 5 年生存率能达到 67%。远期预后与化疗敏感性有关，与骨肉瘤相同，肿瘤坏死率可用以评估化疗疗效。本病病灶最常转移至肺，淋巴转移不常见。

一、定义

恶性纤维组织细胞瘤是一种梭形细胞和多形性细胞混合的高级别恶性肿瘤，也称为高级别多形性未分化肉瘤、高级别纤维肉瘤。梭形细胞呈网状或轮辐状排列，多形性细胞由肌成纤维细胞分化而来。组织学亚型包括多形性（50%～60%）、黏液性（25%）、巨细胞性（5%～10%）、炎性（5%～10%）。

二、流行病学

本病好发年龄在 40～50 岁，20～80 岁均有病例报道，20 岁以下的患者少见。本病发病人数约占原发性恶性骨肿瘤总发病人数的 2%。男性稍多于女性，男女比例为（1.2～1.4）∶1。发病部位多见于四肢长骨，约 30% 发生于膝关节周围（股骨远端、胫骨近端）。中轴骨常见于骨盆。好发部位依次为股骨、胫骨、肱骨、髂骨、颅面骨、脊柱、肩胛骨。干骺端和骨干常受累。多发病灶发生率低。

三、临床表现

本病初始症状为疼痛，伴有或不伴局部包块。21%～23% 的病例发生病理性骨折。继发性恶性纤维组织细胞瘤可表现为原发性疾病的相关症状。

四、病理学表现

恶性纤维组织细胞瘤混合有梭形排列的梭形细胞和多形性细胞。细胞类型多样化，胶原蛋白含量也不同。分化程度较高的梭形细胞模仿类骨细胞。同时可见大量多核破骨样巨细胞（图 5-12）。

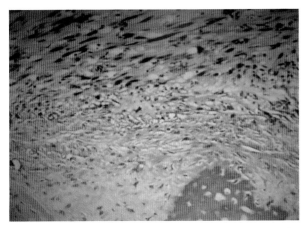

图 5-12　肿瘤细胞呈梭形，异型性明显，易见核分裂象。免疫组化 CK (-)，MUC4 (-)，MSA (-)，SMA (-)，S-100（散在 +），CD34 (-)，CD117 (-)，CD68 (+)，SOX-10 (-)，Ki-67（80%+）

五、影像学表现

1. X 线 /CT　本病病变表现为完全透光性、边缘不清和髓质缺损。病变位于长骨干骺端，可向骨骺和骨干延伸。呈虫蚀样或地图样改变。疾病早期可有骨质破坏和软组织受累。边界不规则，很少可出现骨膜反应和反应性新骨。病变内或周围可有部分硬化或钙化区。影像学表现特异性不高，不能用以直接诊断恶性纤维组织细胞瘤。负重骨常见到病理性骨折（图 5-13）。

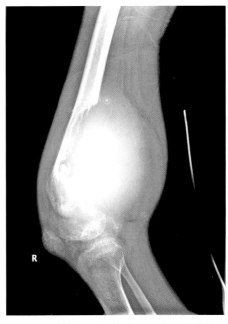

图 5-13　股骨下段完全透光性改变，未见骨膜反应和成骨

2. MRI　恶性纤维组织细胞瘤为髓内不规则病变，皮质破坏和软组织包块显示清晰。在 T_1WI 可见正常骨髓的中低信号，与肌肉信号相同或稍低。PDWI 呈中低信号。T_2WI 和 FST_2WI 呈不均匀稍高信号。约 10% 的病例在 MRI 可见病灶内急性或慢性出血区域。MRI 增强表现为病变不均匀强化，边缘强化程度高于中心（图 5-14）。

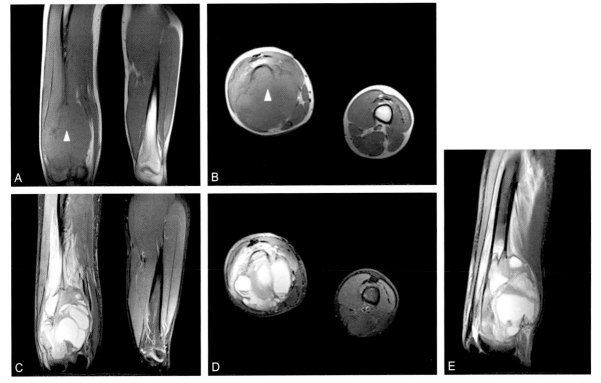

图 5-14　MRI 示病变（△）呈稍短 T_1（A 和 B）长 T_2（C ～ E）信号，病变内部液化坏死且有液 - 液平面形成

六、鉴别诊断

本病需与浆细胞瘤、淋巴瘤、纤维肉瘤、骨髓炎、软骨肉瘤、骨巨细胞瘤、骨肉瘤、尤因肉瘤、嗜酸性肉芽肿、血管肉瘤相鉴别。恶性纤维组织细胞瘤影像学特异性有限，主要表现为溶骨性和局部侵袭性的恶性征象，与其他恶性肿瘤难以区分。鉴别要点是病理学上梭形细胞和多形性细胞混杂在一起，没有肿瘤性成骨的基质。梭形细胞呈网状或轮辐状排列，组织细胞样细胞质大透明，细胞核不典型。

主要参考文献

Bertoni F, Calderoni P, Bacchini P, et al. 1986. Benign fibrous histiocytoma of bone. J Bone Joint Surg Am, 68(8): 1225-1230.

Böhm P, Kröber S, Greschniok A, et al. 1996. Desmoplastic fibroma of bone. Cancer, 78: 1011-1023.

Ceroni D, Dayer R, De Coulon G, et al. 2011. Benign fibrous histiocytoma of bone in a paediatric population: A report of 6 cases. Musculoskelet Surg, 95(2): 107-114.

Crim JR, Gold RH, Mirra JM, et al. 1989. Desmoplastic fibroma of bone: Radiographic analysis. Radiology, 172(3): 827-832.

Evans S, Ramasamy A, Jeys L, et al. 2014. Desmoplastic fibroma of bone: A rare bone tumour. J Bone Oncol, 3(3-4): 77-79.

Frick MA, Sundaram M, Unni KK, et al. 2005. Imaging findings in desmoplastic fibroma of bone: distinctive T2 characteristics. AJR Am J Roentgenol, 184(6): 1762-1767.

Galli SJ, Weintraub HP, Proppe KH. 1978. Malignant fibrous histiocytoma and pleomorphic sarcoma in association with medullary bone infarcts. Cancer, 41(2): 607-619.

Hattori T, Matsumine A, Uchida K, et al. 2019. Benign fibrous histiocytoma of the talus: A case report. J Foot Ankle Surg, 58(4): 762-765.

Hauben EI, Jundt G, Cleton-Jansen AM, et al. 2005. Desmoplastic fibroma of bone: An immunohistochemical study including beta-catenin expression and mutational analysis for beta-catenin. Hum Pathol, 36(9): 1025-1030.

Huang Y, Hong J, Meng J, et al. 2020. Malignant fibrous neoplasms of long bones: Analysis of the surveillance, epidemiology, and end results database from 1973 to 2015. BMC Musculoskelet Disord, 21(1): 48.

Huvos AG, Higinbotham NL. 1975. Primary fibrosarcoma of bone. A clinicopathologic study of 130 patients. Cancer, 35(3): 837-847.

Jeffree GM, Price CH. 1976. Metastatic spread of fibrosarcoma of bone; A report on forty-nine cases, and a comparison with osteosarcoma. J Bone Joint Surg Br, 58-B(4): 418-425.

Kim SY, Chung HW, Lee SY, et al. 2012. Cystic changes in desmoplastic fibroma of bone: A new MRI finding. Clin Radiol, 67(12): 1170-1174.

Kinoshita H, Ishii T, Kamoda H, et al. 2020. Successful treatment of a massive desmoplastic fibroma of the ilium without surgery: A case report with long-term follow-up. Case Rep Orthop: 5380598.

Koplas MC, Lefkowitz RA, Bauer TW, et al. 2010. Imaging findings, prevalence and outcome of de novo and secondary malignant fibrous histiocytoma of bone. Skeletal Radiol, 39(8): 791-798.

Koyama T, Kobayashi T, Maruyama S, et al. 2014. Radiation-induced undifferentiated high-grade pleomorphic sarcoma (malignant fibrous histiocytoma) of the mandible: Report of a case arising in the background of long-standing osteomyelitis with a review of the literature. Pathol Res Pract, 210(12): 1123-1129.

Link TM, Haeussler MD, Poppek S, et al. 1998. Malignant fibrous histiocytoma of bone: Conventional X-ray and MR imaging features. Skeletal Radiol, 27(10): 552-558.

Liu B, Wei H, Ren YJ, et al. 2020. Clinicopathological characteristics and survival of malignant fibrous histiocytoma of the bone: A population-based study using the SEER database. PLoS One, 15(6): e0232466.

Malik AT, Baek J, Alexander JH, et al. 2020. Malignant fibrous histiocytoma of bone: A survival analysis from the National Cancer Database. J Surg Oncol, 121(7): 1097-1103.

Molenaar WM, van den Berg E, Veth RP, et al. 1994. Tumor progression in a giant cell type malignant fibrous histiocytoma of bone: Clinical, radiologic, histologic, and cytogenetic evidence. Genes Chromosomes Cancer, 10(1): 66-70.

Natarajan MV, Mohanlal P, Bose JC. 2007. Limb salvage surgery complimented by customised mega prostheses for malignant fibrous histiocytomas of bone. J Orthop Surg (Hong Kong), 15(3): 352-356.

Nishida J, Sim FH, Wenger DE, et al. 1997. Malignant fibrous histiocytoma of bone. A clinicopathologic study of 81 patients. Cancer, 79(3): 482-493.

Papagelopoulos PJ, Galanis E, Frassica FJ, et al. 2000. Primary fibrosarcoma of bone. Outcome after primary surgical treatment. Clin Orthop Relat Res, (373): 88-103.

Papagelopoulos PJ, Galanis EC, Sim FH, et al. 2000. Clinicopathologic features, diagnosis, and treatment of malignant fibrous histiocytoma of bone. Orthopedics, 23(1): 59-65.

Papagelopoulos PJ, Galanis EC, Trantafyllidis P, et al. 2002. Clinicopathologic features, diagnosis, and treatment of fibrosarcoma of bone. Am J Orthop (Belle Mead NJ), 31(5): 253-257.

Romeo S, Bovée JVMG, Kroon HM, et al. 2012. Malignant fibrous histiocytoma and fibrosarcoma of bone: A reassessment in the light of currently employed morphological, immunohistochemical and molecular approaches. Virchows Arch, 461(5): 561-570.

Taconis WK, Mulder JD. 1984. Fibrosarcoma and malignant fibrous histiocytoma of long bones: Radiographic features and grading. Skeletal Radiol, 11(4): 237-245.

Tsuda Y, Dickson BC, Dry SM, et al. 2020. Clinical and molecular characterization of primary sclerosing epithelioid fibrosarcoma of bone and review of the literature. Genes Chromosomes Cancer, 59(4): 217-224.

Vanhoenacker FM, Hauben E, De Beuckeleer LH, et al. 2000. Desmoplastic fibroma of bone: MRI features. Skeletal Radiol, 29(3): 171-175.

Villagrán JM, Horcajadas AB, Vera JE, et al. 2007. Radiological characteristics of malignant fibrous histiocytoma of bone. Radiologia, 49(3): 189-193.

Yang L, Feng Y, Yan X, et al. 2015. Benign fibrous histiocytoma of parietal bone: Case report and review of the literature. World J Surg Oncol, 13: 177.

Zlowodzki M, Allen B, Schreibman KL, et al. 2005. Case reports: Malignant fibrous histiocytoma of bone arising in chronic osteomyelitis. Clin Orthop Relat Res, 439: 269-273.

第6章 尤因肉瘤

尤因肉瘤家族包括原始神经外胚层肿瘤（PNET）、尤因软组织肉瘤和Askins肿瘤，由James Ewing 于 1921 年首次提出。当时他描述了 1 名青少年女性发生前臂病理性骨折，肿瘤外观及生物活性与骨肉瘤、骨髓瘤等不同，尿液中没有发现本周蛋白。同时尤因肉瘤对镭照射有明显反应。其病因尚不清楚，大多数病例发现与易位等遗传异常有关，主要涉及 22 号染色体上 EWS 基因，编码 RNA 结合蛋白。常通过 ETS 家族转录因子基因易位上调，如 11 号染色体的 FLI1。约 85% 的尤因肉瘤中含 t（11；22）（q24；q12）易位产生的 EWS-FLI1 融合基因。但病例多为散发，没有遗传联系。环境因素的研究也尚未明确相关性。尤因肉瘤的诊断需要临床、影像、病理相结合，明确后早期筛查有无多发病灶或转移对治疗和预后有指导意义。大多数患者最初无明显转移病灶，但同骨肉瘤一样，早期存在微转移。报道通过单侧或双侧骨髓穿刺明确微转移病灶，或 PET、全身 MRI，但都存在一定局限性。常用分期系统有 Enneking 和 AJCC。尤因肉瘤作为高级别肿瘤，至少为 Ⅱ 期，根据间室内外受累情况分为 Ⅱ A 或 Ⅱ B 期，有远处转移为 Ⅲ 期。AJCC 中同一宿主骨跳跃病灶为 Ⅲ 期，远处转移为 Ⅳ 期。分期越高预后越差。系统性治疗是控制病情进展的基础。单纯根治性手术切除患者 5 年生存率仅为 10%。标准治疗方案为新辅助化疗联合局部手术和放疗。该方案可以根据肿瘤坏死率评估术前化疗疗效，指导术后化疗（或沿用原方案，或更改更有效的方案）和判断预后；缩小肿瘤水肿带，使肿瘤边缘钙化，提高保肢率。不同化疗药物作用于肿瘤的周期不同，根据细胞 DNA 合成和分裂期，联合使用周期特异性药物和周期非特异性药物。一方面可以减轻单药的毒副反应，保证正常细胞的耐受性；另一方面，可以针对处于不同周期的肿瘤细胞进行有效的杀伤控制。根据一级动力学原理，大剂量化疗导致血液中药物浓度较高，可提高对肿瘤的杀伤作用，调动休眠期细胞进入增殖期，避免化疗免疫抑制，促使药物从细胞外转移至细胞内，易于透过生理屏障。常见化疗药物包括长春地辛、多柔比星、环磷酰胺、达卡巴嗪（VACD）和异环磷酰胺、依托泊苷。5 年生存率可提高至 54% ～ 69%。年龄、肿瘤体积、中轴骨、无法手术切除预示着预后不良。早期转移或复发患者生存率显著下降，仅 20%。肺转移患者生存率优于骨转移。

一、定义

尤因肉瘤是一种特殊的小圆细胞肉瘤，主要发生于生长发育阶段患者的长骨。由未分化圆形间充质细胞组成。细胞富含糖原，特异性表现为 t（11；22）（q24；q12）核异常和 EWSR1-FLI1 蛋白表达。约 90% 这类基因异常的肿瘤为尤因肉瘤。尤因肉瘤可进一步分为 ETS 和非 ETS。

二、流行病学

尤因肉瘤多发生于 20 ～ 30 岁，约占 75%。< 30 岁的患者比例超过 90%，极少发生于 30 岁之后。因此对 > 30 岁患者需鉴别小细胞癌和大细胞淋巴瘤。尤因肉瘤是第二常见非血源性原发性恶性骨肿瘤，占原发性恶性骨肿瘤的 6% ～ 11%，占原发性骨肿瘤的 5% ～ 7%。白种人发病率明显高于其他人种，在白种人中发病率为 3 例 / 百万人每年。

黑种人发生率仅占 3.5%。男性稍多于女性，男女比例为（1.3～1.4）：1。病变最常发生于下肢长骨，其中又以股骨最多见。中轴骨中骨盆尤其髂骨最常受累，其次为脊柱和骶骨。好发部位为股骨＞髂骨＞胫骨＞肱骨＞腓骨＞脊柱、骶骨＞肩胛骨＞桡骨、尺骨＞颅面骨。发生于骨髓中心区域占 84%，偏心性生长占 11%，皮质内占 5%，骨膜下少于 1%。长骨中骨干发生率为 57%，同时累及干骺端为 33%，干骺端发生率为 6%。骨外尤因肉瘤罕见，报道最多发生部位在胸肺区。

三、临床表现

最常表现为疼痛症状。由于肿瘤对骨的破坏，表现为深部的钝痛或刺痛。抗炎药和镇痛药对症状有一定缓解，但随着肿瘤进一步发展，疗效逐渐减弱。骨质破坏严重者疼痛程度与活动度呈正相关。尤因肉瘤夜间疼痛症状不典型。肿块也是常见症状，可触及骨外包块，活动性差。许多患者出现首发症状后早期无法明确诊断，据统计超过 25% 的患者延迟确诊时间超过 6 个月。肿瘤坏死可能引发患者体温升高，营养和体质下降可使患者体重减轻、贫血。血液中炎性指标如白细胞、红细胞沉降率、C 反应蛋白等轻度升高，但远不及感染指征升高程度。病理性骨折发生率低，约为 7.8%。乳酸脱氢酶和碱性磷酸酶作为骨质改变的标志物，其水平变化提示治疗反应性，但存在一定争议。

四、病理学表现

肿瘤细胞密集成片状、巢状生长，分布于骨小梁间隙。细胞核呈圆形，位于中央。核染色质呈细颗粒状，可见 1～3 个核仁。胞质模糊，在细胞核周围形成狭窄边缘。小梁间隙的正常骨髓被肿瘤细胞替代，仅剩少量基质成分或基本没有（图 6-1）。

五、影像学表现

1. X 线 /CT　常表现为边界不清、软组织受累、骨质破坏、葱皮样反应、硬化基质。肿瘤表现出明显的局部侵袭性，边缘渗透性生长，可呈虫蚀样改变。软组织包块在 X 线显影有限，极少有组织钙化，通过与骨膜的相互作用显影。骨皮质破坏不规则，累及范围较大，四肢管状骨中延长轴走行。骨的葱皮样改变是尤因肉瘤较特异性征象。

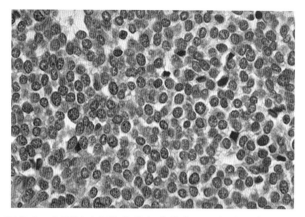

图 6-1　典型肿瘤细胞为均匀未分化圆形细胞，含少量细胞质

病变内溶骨和硬化共存。部分病例可出现 Codman 三角、骨皮质增厚和破坏、完全溶骨基质、病理性骨折、囊性变。CT 对骨破坏和病变基质成像更细致，尤其是不规则骨，如骨盆、脊柱（图 6-2～图 6-6）。一定程度上显示软组织包块影，不含钙化或矿化。但 X 线 /CT 准确性不及 MRI。

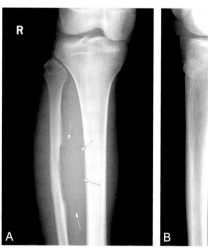
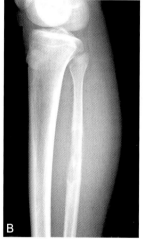

图 6-2　右腓骨虫蚀样溶骨性破坏，邻近组织中形成软组织包块（箭头）

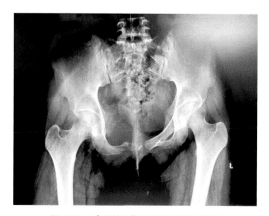

图 6-3　右侧骨盆 II 区和 III 区病变

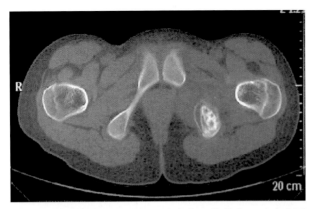

图 6-4　坐骨支虫蚀样破坏，溶骨和硬化共存，肿瘤渗透骨皮质后形成葱皮样结构

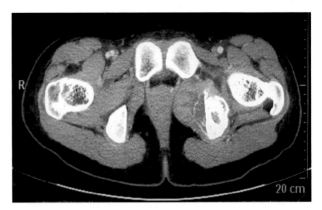

图 6-5　累及骨骼周围葱皮样结构，软组织包块明显

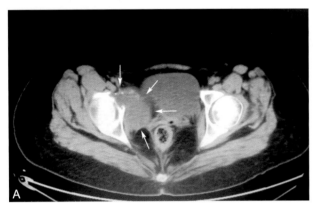
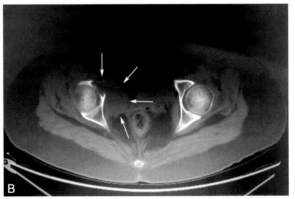

图 6-6　右侧髋臼、耻骨支病变。CT 软组织窗显示巨大软组织包块，挤压膀胱（A）；CT 骨窗可见髋臼前方、耻骨支骨质被破坏（B）。箭头所示病变破坏骨皮质并形成软组织包块

2. MRI　MRI 对尤因肉瘤的评估最敏感，能准确判断髓腔内肿瘤累及范围，T_1WI 排除了水肿信号的干扰，能与病灶良好匹配，术前可根据 T_1WI 设计手术切缘。T_2WI 显示病变与周围正常组织的界面，神经血管解剖关系，区别是间室内还是间室外受累。所有序列信号强度都不均一。T_1WI 呈明显低信号或中低信号，T_2WI 和 FST_2WI 呈高信号。骨膜或骨表面肿瘤刺激反应性骨形成可在 T_2WI 见到垂直于宿主骨长轴的低信号细条纹。

MRI 显示病变伴有巨大软组织包块，提示尤因瘤可能。约 65% 的患者软组织包块体积超过病变体积的 1/2。扁平骨软组织包块体积可超过宿主骨本身。

TSE 和 T_1WI 抑脂像可对比区分肿瘤组织与正常组织，尤其含脂肪成分的组织。增强 MRI 对比分辨率更高。

骨骺受累情况可能会因滑膜炎等影响判断，而关节内肿瘤侵犯敏感性高。

动态增强 MRI 有助于区分活性组织和血管化肉芽组织。活性肿瘤组织在时间 - 强度曲线上表现为与斜率相对应的增强，斜率大于肌肉，小于血管。坏死组织增强程度小于肌肉。肿瘤反应性水肿和非肿瘤性软组织水肿根据动态增强 MRI 上初始斜率不同便于区分。肿瘤性水肿具有较高的初始斜率。

尤因肉瘤对放化疗敏感，新辅助化疗后残余肿瘤大于 10% 预示着预后不良。有效的新辅助化疗后复查 MRI，尤因肉瘤化疗反应可以通过磁共振显像评估，观察髓内、髓外信号强度、肿瘤分界、残留肿瘤外观变化。与化疗前对比，病灶和软组织包块明显缩小，水肿消失，部分病例可见病变周围脂肪层形成。部分病例在影像上无法观察到病灶。异常骨髓浸润程度增加，肿瘤体积进展或新生成病变包块表明化疗反应差或无反应。常规 MRI 应与其他生理或分子成像方法相结合，以提高反应预测的准确性。

弥散加权磁共振成像主要显示水分子随机运动差异，辨别活性肿瘤组织、坏死组织和包膜完

整性。比较治疗期间肿瘤坏死情况来预测肿瘤反应性。坏死组织具有较高的表观扩散系数（ADC），为低信号区域，说明膜完整性被破坏，水分子扩散。活性的肿瘤组织 ADC 较低，为高信号区域，说明细胞包膜完整未受到破坏（图 6-7 ～图 6-14）。

六、鉴别诊断

尤因肉瘤主要与神经母细胞瘤、小细胞骨肉瘤、间充质软骨肉瘤、胚胎型横纹肌肉瘤、造血系统恶性肿瘤（如急性白血病）、亚急性骨髓炎、嗜酸性肉芽肿、梭形细胞肉瘤、淋巴瘤相鉴别。亚急性骨髓炎和尤因肉瘤均可表现为发热和炎症指标升高。影像学上表现为髓腔受累和软组织包块，伴有明显的水肿信号。尤因肉瘤坏死组织也可产生脓性分泌物，但培养无细菌生长。嗜酸性肉芽肿水肿信号广泛，但少见巨大的软组织包块。神经母细胞瘤多发生于儿童，常＜ 5 岁，早期发生转移。尿液中儿茶酚胺和其代谢物水平升高。小细胞骨肉瘤的鉴别需利用免疫组化等方式，小细胞骨肉瘤中成骨性表达 GAL-1，在尤因肉瘤中

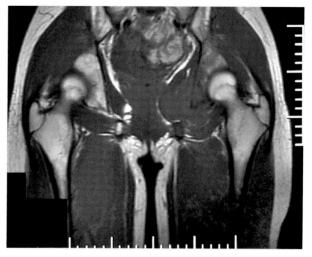

图 6-7　MRI 显示巨大软组织包块更为明显，T_1WI 呈低信号

少见。尤因肉瘤特异性的表现 t（11；22）（q24；q12）。间充质软骨肉瘤可见血管外皮细胞瘤样形态和 S-100 染色呈阳性。小圆细胞肿瘤不仅需与实体瘤相鉴别，还需与间质和上皮细胞肿瘤相鉴别。细胞遗传学可鉴定染色体易位，通过 FISH 探测 *EWSR1* 基因的重新组合。

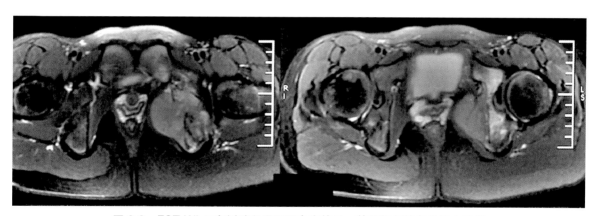

图 6-8　FST_2WI 示左侧髋臼周围混杂高信号，软组织包块向盆腔内突出

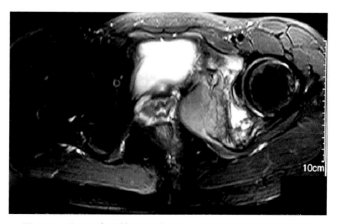

图 6-9　T_2WI 病变信号强度不一，可见低信号的细条纹

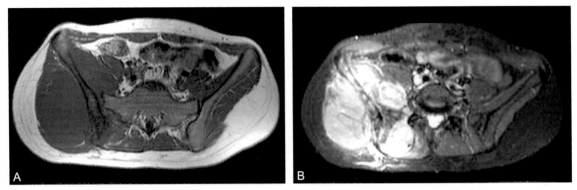

图 6-10 髂骨病变并形成巨大软组织包块。T₁WI 呈低信号（A），T₂WI 呈混杂高信号（B）

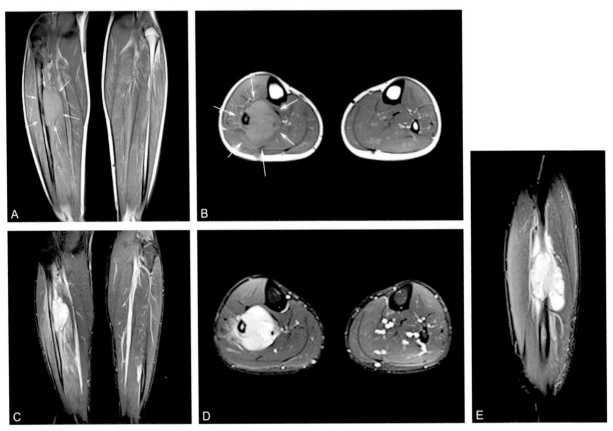

图 6-11 右腓骨骨质破坏伴软组织肿块形成，软组织肿块与骨破坏呈等比例伴行，病变呈稍短 T₁ 信号（A 和 B）和稍长 T₂ 信号（C ～ E）。箭头所示巨大软组织包块

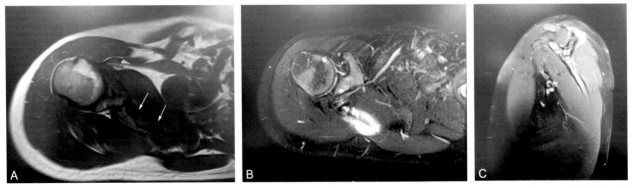

图 6-12 右肩胛骨骨质破坏伴明显水肿。T₁WI 呈混杂稍低和低信号（A），T₂WI 呈明显高信号（B 和 C）。箭头所示病变累及肩胛骨

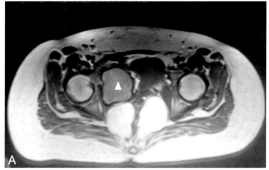
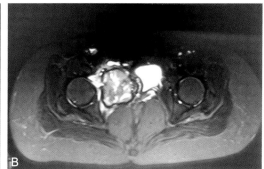
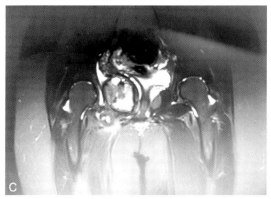

图 6-13　*BCOR* 基因重排尤因肉瘤。T₁WI 呈不规则稍低信号影（A），T₂WI 呈混杂高信号，周围组织水肿明显（B 和 C）。△. 突入盆腔内巨大软组织包块

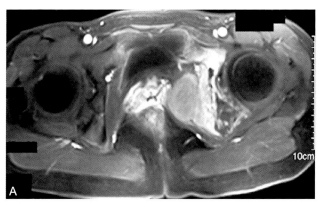
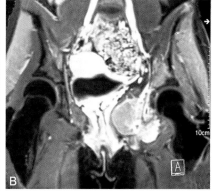

图 6-14　活性肿瘤组织在增强 MRI 上强化明显

主要参考文献

Abudu A, Mangham DC, Reynolds GM, et al. 1999. Overexpression of p53 protein in primary Ewing's sarcoma of bone: Relationship to tumour stage, response and prognosis. Br J Cancer, 79(7-8): 1185-1189.

Bacci G, Di Fiore M, Rimondini S, et al. 1999. Delayed diagnosis and tumor stage in Ewing's sarcoma. Oncol Rep, 6(2): 465-466.

Bacci G, Picci P, Gherlinzoni F, et al. 1985. Localized Ewing's sarcoma of bone: Ten years' experience at the istituto ortopedico Rizzoli in 124 cases treated with multimodal therapy. Eur J Cancer Clin Oncol, 21(2): 163-173.

Balamuth NJ, Womer RB. 2010. Ewing's sarcoma. Lancet Oncol, 11(2): 184-192.

Bosma SE, Ayu O, Fiocco M, et al. 2018. Prognostic factors for survival in Ewing sarcoma: A systematic review. Surg Oncol, 27(4): 603-610.

ESMO Guidelines Working Group, Saeter G. 2007. Ewing's sarcoma of bone: ESMO clinical recommendations for diagnosis, treatment and follow-up. Ann Oncol, 18(Suppl 2): ii79-ii80.

Granowetter L, West DC. 1997. The Ewing's sarcoma family of tumors: Ewing's sarcoma and peripheral primitive neuroectodermal tumor of bone and soft tissue. Cancer Treat Res, 92: 253-308.

Haybaeck J, Roessner A. 2020. Malignant round cell tumors: The Ewing sarcoma and beyond. Pathologe, 41(2): 116-122.

Horowitz ME. 1989. Ewing's sarcoma: Current status of diagnosis and treatment. Oncology, 3(3): 101-106.

Kavalar R, Marinsek ZP, Jereb B, et al. 2009. Prognostic value of immunohistochemistry in the Ewing's sarcoma family of tumors. Med Sci Monit, 15(8): CR442-CR452.

Khoury JD. 2008. Ewing sarcoma family of tumors: A model for the new era of integrated laboratory diagnostics. Expert Rev Mol Diagn, 8(1): 97-105.

Kilpatrick SE, Reith JD, Rubin B. 2018. Ewing sarcoma and the history of similar and possibly related small round cell tumors: From whence have we come and where are we going? Adv Anat Pathol, 25(5): 314-326.

Lee J, Hoang BH, Ziogas A, et al. 2010. Analysis of prognostic factors in Ewing sarcoma using a population-based cancer registry. Cancer, 116(8): 1964-1973.

Li WY, Brock P, Saunders DE. 2005. Imaging characteristics of primary cranial Ewing sarcoma. Pediatr Radiol, 35(6): 612-618.

Muratori F, Totti F, Cuomo P, et al. 2019. Multimodal treatment in pelvic Ewing sarcoma: A prognostic factor analysis. Surg Technol Int, 34: 489-496.

Nagy A, Somers GR. 2020. Round cell sarcomas: Newcomers and diagnostic approaches. Surg Pathol Clin, 13(4): 763-782.

O'Connor MI, Pritchard DJ. 1991. Ewing's sarcoma. Prognostic factors, disease control, and the reemerging role of surgical treatment. Clin Orthop Relat Res, (262): 78-87.

Ordóñez JL, Osuna D, Herrero D, et al. 2009. Advances in Ewing's sarcoma research: Where are we now and what lies ahead? Cancer Res, 69(18): 7140-7150.

Ozaki T. 2015. Diagnosis and treatment of Ewing sarcoma of the bone: A review article. J Orthop Sci, 20(2): 250-263.

Patnaik S, Yarlagadda J, Susarla R. 2018. Imaging features of Ewing's sarcoma: Special reference to uncommon features and rare sites of presentation. J Cancer Res Ther, 14(5): 1014-1022.

Pradhan A, Grimer RJ, Spooner D, et al. 2011. Oncological outcomes of patients with Ewing's sarcoma: Is there a difference between skeletal and extra-skeletal Ewing's sarcoma? J Bone Joint Surg Br, 93(4): 531-536.

Riley RD, Burchill SA, Abrams KR, et al. 2003. A systematic review and evaluation of the use of tumour markers in paediatric oncology: Ewing's sarcoma and neuroblastoma. Health Technol Assess, 7(5): 1-162.

Salguero-Aranda C, Amaral AT, Olmedo-Pelayo J, et al. 2020. Breakthrough technologies reshape the Ewing sarcoma molecular landscape. Cells, 9(4): 804.

Scurr M, Judson I. 2006. How to treat the Ewing's family of sarcomas in adult patients. Oncologist, 11(1): 65-72.

Ullmann C, Beck JD, Holter W, et al. 2008. Long-term results following multidisciplinary treatment of localized Ewing's sarcoma in children and adolescents. Strahlenther Onkol, 184(3): 137-144.

van der Woude HJ, Bloem JL, Taminiau AH, et al. 1994. Classification of histopathologic changes following chemotherapy in Ewing's sarcoma of bone. Skeletal Radiol, 23(7): 501-507.

Wang M, Nilsson G, Carlberg M, et al. 1998. Specific and sensitive detection of the EWS/FLI1 fusion protein in Ewing's sarcoma by Western blotting. Virchows Arch, 432(2): 131-134.

Widhe B, Widhe T. 2000. Initial symptoms and clinical features in osteosarcoma and Ewing sarcoma. J Bone Joint Surg Am, 82(5): 667-674.

第 7 章　造血系统肿瘤

造血系统肿瘤依据血液细胞分化谱系命名。最原始的造血干细胞可分化为所有类型，因此从非定向的造血干细胞到分化的多功能造血干细胞拟定了 2 种模式进行区分，分别为经典的髓样淋巴模式（the classical myeloid-lymphoid model）和髓系模式（the myeloid-based model）。第一种模式假定细胞首先分化为髓系或淋巴系，第二种模式则认为细胞保留分化髓系和淋巴系的能力。根据这种命名方法，将造血系统肿瘤分为浆细胞骨髓瘤、浆细胞瘤、非霍奇金淋巴瘤、霍奇金淋巴瘤、组织细胞和树突状细胞增殖症（包括朗格汉斯细胞组织细胞增生症、Erdheim-Chester 病）、髓样肉瘤、肥大细胞增生症。WHO 第 4 版骨肿瘤分类中，造血系统肿瘤仅纳入3种恶性肿瘤：多发性骨髓瘤、孤立性浆细胞瘤、原发非霍奇金淋巴瘤。朗格汉斯细胞组织细胞增生症、Erdheim-Chester 病归为肿瘤样病变。本章根据 WHO 分类，主要介绍造血系统恶性肿瘤，中间型肿瘤的介绍详见骨肿瘤样病变章节。造血系统肿瘤对骨髓侵犯过程在 X 线、CT、MRI、PET 成像上有一定特征，如骨质减少、溶骨性破坏和骨髓浸润。多次输血治疗可出现含铁血黄素沉积的信号表现。

第一节　浆细胞瘤

浆细胞瘤是来源 B 淋巴细胞的恶性克隆性肿瘤，过度产生单克隆免疫球蛋白，取代正常骨髓，引起骨骼继发性改变。根据病灶数量可分为多发性骨髓瘤和孤立性浆细胞瘤。多发性骨髓瘤是最常见的原发性恶性骨肿瘤，常表现为溶骨性、疼痛、高钙血症、单克隆丙种球蛋白病、淀粉样蛋白沉积等。孤立性浆细胞瘤是单个克隆浆细胞病灶，没有或很少出现骨髓浆细胞增生，除原发性病变外无其他症状。组织活检可见单克隆浆细胞均匀浸润，表达 CD138/CD38。浆细胞骨髓瘤治疗联合烷基化剂和类固醇。必要时包括骨髓移植。局部病变对放疗敏感。抗 RANKL 抗体和双膦酸盐可一定程度改善骨溶解状况。虽然孤立性浆细胞瘤具有局部侵袭性，但对放疗高度敏感。放疗对病变控制率能达到 74%。手术治疗以预防和治疗病理性骨折为目的，可部分或完整切除肿瘤。放疗后辅助性化疗在孤立性浆细胞瘤中的效果存在争议。就诊时单克隆的浆细胞对骨髓浸润程度是重要的预后因素。孤立性浆细胞瘤进展为浆细胞骨髓瘤预示预后不良。其他预后因素包括血管生成程度、放疗后血清单克隆蛋白水平变化等。

一、定义

浆细胞系的恶性肿瘤涉及骨髓，也可涉及骨骼外组织。特征之一为产生单克隆的免疫球蛋白，与正常浆细胞类似。除非肿瘤未分化程度极高。正常浆细胞受特异性抗原刺激产生免疫球蛋白可作为抗体，由于肿瘤为单克隆，免疫球蛋白具有相同的形状、结构、分子质量等。在血清蛋白电泳上形成密集而窄的条带，即单克隆丙种球蛋白病。

孤立性浆细胞瘤是一种罕见的变异，骨髓检查组织学证实骨髓中浆细胞＜ 10%（正常骨髓中应＜ 5%），通常没有合并血清或尿液单克隆球蛋白、浆细胞瘤相关器官功能障碍。

二、流行病学

多发性骨髓瘤好发于 40 岁以后，65～74 岁为高发年龄段。多发性骨髓瘤作为最常见的原发恶性骨肿瘤，占原发性恶性骨肿瘤的 44%，占所有原发性骨肿瘤的 34%。其发病率在血液系统肿瘤中仅次于非霍奇金淋巴瘤，占 10%。在白种人中多发性骨髓瘤占恶性肿瘤的 1%，在黑种人占 2%。男性多于女性，男女比例为 (1.1～2.3)∶1。颅骨、脊柱、骨盆、四肢长骨近端是其好发部位。长骨中，骨干发病率高于干骺端。疾病晚期，肿瘤可累及骨外组织，如肺、口腔、鼻咽、肝、肾。

孤立性浆细胞瘤发生率仅 0.15/10 万，占浆细胞瘤的 5%。发病部位与多发性骨髓瘤类似。

肿瘤产生重链和轻链类型与正常免疫球蛋白数量相对应，因此 IgG 骨髓瘤比 IgA 骨髓瘤更多见。IgA 比 IgD、IgE 更常见。

三、临床表现

多发性骨髓瘤发病率高，超过 70% 的患者表现为全身多处骨骼疼痛，尤其是下肢负重部位。也可见于脊柱、肋骨，活动后疼痛加重。症状持续时间一般不超过 6 个月。病理性骨折发生率高，可出现局部肿胀疼痛、畸形、异常活动。脊柱病理性骨折可出现后凸畸形。全身表现包括贫血、高钙血症、肾衰竭、蛋白尿、反复感染病史。如果没有及时干预，随着病情进展，可出现多发性神经病、肝大、脾大、淋巴结病、内分泌病、色素沉着、杵状指等。实验室检查如血清 IgG、IgA 水平，尿免疫球蛋白等对诊断浆细胞瘤尤为重要。根据 WHO 诊断标准，骨髓中超过 10% 克隆性浆细胞或血清 M 蛋白 > 3g/dl，可诊断无症状浆细胞瘤。肿瘤性浆细胞在血浆和细胞外液产生大量免疫球蛋白和游离重链、轻链。99% 患者电泳检测到血液中单克隆免疫球蛋白（M 蛋白）。过量的轻链排泄到尿液中，检测为蛋白尿，即本周蛋白（Bence-Jones protein）。

四、病理学表现

疾病以骨髓弥漫性受累和广泛结节形式生长为特点。浆细胞瘤为一种细胞增殖，类似于正常浆细胞。在受累组织中呈簇状或呈片状。细胞呈圆形或椭圆形，有一个偏心的细胞核。苏木精 - 伊红染色中细胞质致密，嗜酸性。Wright-Giemsa 染色中胞质深嗜碱性。最典型的特征是其 κ 或 λ 免疫球蛋白的单型表达。通常能明亮地表达正常浆细胞标志物 CD38、CD138 和 MUM1（图 7-1）。

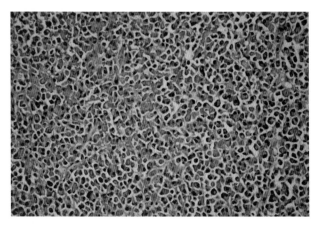

图 7-1 成片分布的小圆细胞肿瘤组织，细胞核偏心，细胞质呈嗜酸性

五、影像学表现

1. X 线 /CT 多发性骨髓瘤典型表现为骨骼中多个大小不等的透光性病变。2/3 的病灶边缘光滑或呈分叶状，1/3 病灶边界模糊。溶骨性病变累及骨髓，可有骨皮质破坏，最后进展为病理性骨折。多发性骨髓瘤也可表现为弥漫性骨量减少，类似骨质疏松改变。

孤立性浆细胞瘤病灶替代宿主骨骨小梁结构，骨皮质部分保留或形成硬化边。约 2/3 的病例形成以溶骨为主的混合性病灶。少部分病例可出现多囊性变。但疾病早期难以发现，骨破坏超过 30% 在 X 线上可观察到改变（图 7-2～图 7-5）。

2. MRI 多发性骨髓瘤在 T_1WI 和 PDWI 显示髓内多发的中低信号影。T_2WI 上信号强度多样，可为中等信号、稍高信号或高信号。FST_2WI 为稍高或高信号。正常骨髓中红骨髓和黄骨髓在 T_1WI 可能存在信号差异，需要 FST_2WI 对骨髓瘤进行确认。髓内病变信号可呈弥漫性 / 局限性、边界不清 / 清晰，信号强度混杂。MRI 能观察到软组织受累情况，评估脊髓受压的金标准。

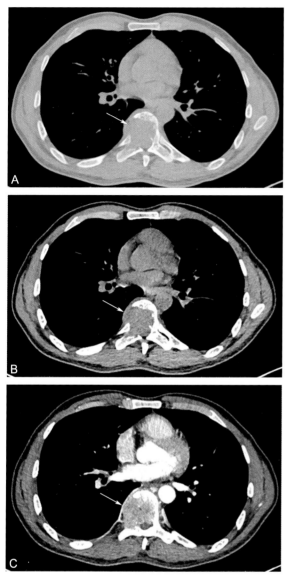

图 7-2 CT 显示浆细胞瘤对椎体骨质破坏并形成软组织包块（箭头），增强 CT（C）可见供应血管和散在强化

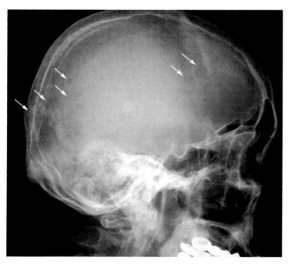

图 7-3 多发性骨髓瘤累及颅骨，呈多个大小不等的透光性病变（箭头）

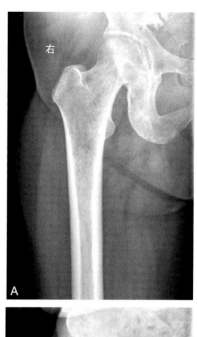

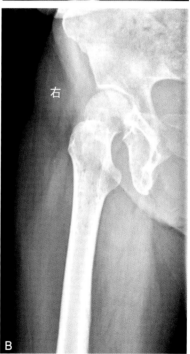

图 7-4 股骨近端多发性骨髓瘤呈弥漫性骨量减少

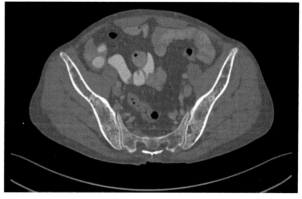

图 7-5 病变累及双侧髂骨、骶骨

Durie/Salmon PLUS 评估系统依据 X 线、MRI、PET-CT 对浆细胞瘤分期。Ⅰ A 期骨骼表现正常或只存在单一病灶。Ⅰ B 期指小于 5 个病灶或脊柱受累呈轻度弥漫性。Ⅱ 期为 5 ～ 20 个病灶或脊柱受累呈重度弥漫性，T_1WI 椎体信号强度高于椎间盘。Ⅲ 期为 > 20 个病灶或脊柱呈重度弥漫性受累，T_1WI 椎体信号强度与椎间盘呈等信号或低信号（图 7-6 和图 7-7）。

六、鉴别诊断

本病主要与转移癌、非霍奇金淋巴瘤、朗格汉斯细胞组织细胞增生症、骨髓炎、恶性纤维组织细胞瘤、反应性浆细胞增多症相鉴别。正常骨髓浆细胞分布血管周围，无核异型性。骨髓瘤浆细胞呈片状或簇状。组织学上可类似于癌或淋巴瘤，需通过免疫组化鉴别，如 CD138、MUM1。T 细胞淋巴瘤 CD2、CD3、CD4、CD5、CD7、CD8 均呈阳性，但浆细胞瘤呈阴性。浆细胞瘤 CD56、CD117 均呈阳性。

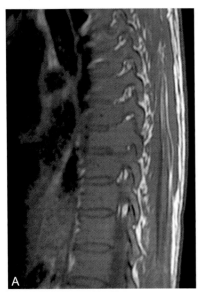 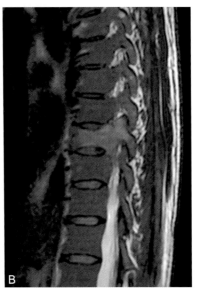

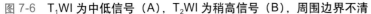

图 7-6　T_1WI 为中低信号（A），T_2WI 为稍高信号（B），周围边界不清

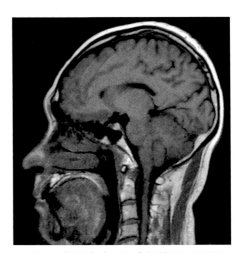

图 7-7　颅骨内病变呈中低信号（T_1WI）

第二节　非霍奇金淋巴瘤

非霍奇金淋巴瘤是一种异质性的聚集性增生性肿瘤，根据组织学亚型、分期的不同可表现为不同的临床症状和预后，治疗方案也有差异。淋巴瘤中除了霍奇金淋巴瘤，均划为非霍奇金淋巴瘤，包括低度恶性、中度恶性和重度恶性。由于跨度较大，诊疗技术的不断发展，非霍奇金淋巴瘤的分类具有地域性、时代性，这种差异给临床诊疗可能也带来一定困扰。最初非霍奇金淋巴瘤的治疗包括放疗、单药化疗、类固醇治疗，虽然有效，但很少治愈，死亡率高。约 10% 的非霍奇金淋巴瘤患者为局限性病灶，应用局部放疗 5 年生存率可达 70%。少数情况下可出现骨的单一病灶（网状细胞肉瘤），化疗后局部进行放疗或广泛性切除。大多数非霍奇金淋巴瘤为弥漫性病变，需进行系统性化疗。复发或进展期肿瘤的治疗为大剂量化疗和自体干细胞移植。总体 5 年生存率为 53%，儿童预后较好。

一、定义

非霍奇金淋巴瘤来源于淋巴结外的部位，扩散模式难以预测。通过单克隆抗体的免疫反应标记来明确肿瘤细胞的起源类型，如 B 细胞、T 细胞、NK 细胞。非霍奇金淋巴瘤亚型包括淋巴母细胞淋巴瘤、伯基特淋巴瘤、大细胞淋巴瘤、滤泡性淋巴瘤、套细胞淋巴瘤和蕈样肉芽肿。

二、流行病学

好发于儿童和成人。亚型不同，好发年龄差异较大。英国发病率为 24.5/100 000，在美国每年有约 53 900 例新发病例。欧美地区每年增长率为 3%～4%。90% 的非霍奇金淋巴瘤来源为 B 细胞前体。儿童 NHL 的 3 种主要类型是淋巴母细胞淋巴瘤、伯基特淋巴瘤和大细胞淋巴瘤。滤泡性和大细胞淋巴瘤约占非霍奇金淋巴瘤的 2/3。成人最常见于弥漫大 B 细胞淋巴瘤。肝、脾等外周淋巴结病常见。骨髓受累病例占 25%～40%，在原发性恶性骨肿瘤中不到 2%。大多数原发骨的淋巴瘤为 B 细胞非霍奇金淋巴瘤。原发骨的非霍奇金淋巴瘤好发部位为股骨、骨盆＞胫骨＞肱骨＞下颌骨＞肩胛骨＞脊柱、腓骨＞其他部位；长骨中骨干＞干骺端＞骨端。继发非霍奇金淋巴瘤好发部位为股骨＞胫骨＞骨盆＞其他部位。

三、临床表现

疼痛是最常见症状。根据受累部位的不同可能出现神经压迫症状。部分病例局部有红肿表现。患者在初诊时即可发生病理性骨折。肝脾大、腹部肿大在非霍奇金淋巴瘤中常见。少于 20% 的患者有血细胞减少、盗汗、不明原因发热、体重下降超过 10%。局限于实质或内脏淋巴结的肿瘤可表现为相应器官的症状，如胃肠道、气管、输尿管、脊髓。

四、病理学表现

病变呈弥漫性生长，广泛累及骨髓间隙和哈弗斯管。肿瘤细胞呈圆形，受压时也可呈梭形。非霍奇金淋巴瘤种类众多，亚型的鉴别常需借助于流式细胞术、细胞遗传学、FISH、PCR、免疫球蛋白基因重排等技术。如弥漫性大 B 细胞淋巴瘤 CD20 大多呈阳性，CD20 阴性中 PAX5 或 CD79 常为阳性（图 7-8）。

五、影像学表现

1. X 线 /CT　非霍奇金淋巴瘤的影像表现特异度不高，和其他小细胞肿瘤相似。通常表现为髓内透光性病灶，具有渗透性或虫蚀样，破坏骨皮质。可见骨膜反应，病变刺激产生骨膜新骨，

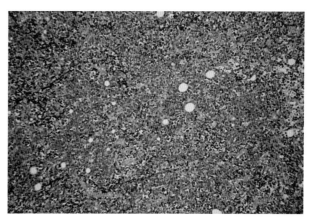

图 7-8　B 细胞来源，肿瘤细胞为圆形、成团或单个被网状纤维分隔

也可见葱皮样改变。邻近软组织受累显像有限，但可见到游离的皮质骨或死骨。基质内一般没有钙化或矿化（图 7-9 和图 7-10）。

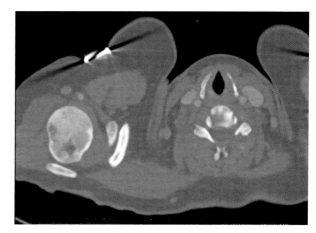

图 7-9　肱骨内可见多个透光性病灶

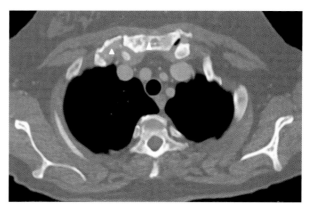

图 7-10　骨质呈虫蚀样破坏（△）

2. MRI　髓内病灶边缘不清，在 T_1WI 和 PDWI 呈中低信号，T_2WI 呈稍高或高信号，FST_2WI 呈高信号。与正常组织之间有明显的过渡带，信号呈渐变性。T_1WI 和 T_2WI 均为低信号区可能

为继发的纤维化。MRI 可见明显的骨皮质破坏和邻近软组织受累。也可穿透薄的骨皮质直接延伸至软组织内。中枢神经系统显影清晰。硬膜外非霍奇金淋巴瘤主要表现为对脊髓和神经根的压迫。硬膜内病变在鞘内呈不规则状。低级别淋巴瘤通常不累及周围软组织和中枢神经系。化疗有效的患者病灶 T1 值持续下降，肿瘤体积包括髓内、骨外均迅速缩小。增强 MRI 显示不同程度强化。

六、鉴别诊断

本病主要与浆细胞瘤、转移癌、骨肉瘤、恶性纤维组织细胞瘤、尤因肉瘤、朗格汉斯细胞组织细胞增生症、骨髓炎、神经母细胞瘤、嗜酸性肉芽肿相鉴别。由于非霍奇金淋巴瘤影像缺乏特异性，需要通过免疫组化等方式与其他疾病相鉴别。通过对特异靶点的荧光染色判断亚型。基因测序能更准确诊断肿瘤类型，但目前临床开展有限。

第三节　朗格汉斯细胞组织细胞增生症

朗格汉斯细胞组织细胞增生症包含单病灶、多病灶或多系统受累，如嗜酸性肉芽肿、Hand-Schuller-Christian 综合征、Letter-Siwe 病。嗜酸性肉芽肿常用于指朗格汉斯细胞组织细胞增生引起的单灶或多灶性骨受累，而不涉及其他组织器官。Hand-Schuller-Christian 综合征多为年轻患者，广泛累及骨骼系统，如颅面骨，导致 Christian 三联征、颅骨溶解性病变、眼球突出、尿崩症。Letter-Siwe 病则为多器官、多系统受累，伴有受累组织的相关功能损害，如淋巴结、肝、脾、皮肤受损。肺朗格汉斯细胞组织细胞增生症发生于吸烟者，临床上与其他形式的朗格汉斯细胞组织细胞增生症不同。朗格汉斯细胞肉瘤是一种由形态上恶性的朗格汉斯细胞组成的肿瘤，特别是暴发型朗格汉斯细胞组织细胞增生症，有时与恶性淋巴瘤或白血病有关。正常朗格汉斯细胞来源于发育第 9 周左右胎儿真皮中发现的早期髓样前体细胞，而病理性朗格汉斯细胞被认为是来源于髓样树突状细胞前体。疾病的进展与细胞分化程度相关。基因测序检测到部分患者存在 *BRAF V600E*、*TP53*、*MET* 突变。病变早期可非手术治疗，长期临床观察随访。有自限或进展可能。临床症状严重病变的治疗包括切除、刮除、类固醇注射、放疗。对于多器官、多系统受累患者，可采用系统性化疗。

一、定义

朗格汉斯细胞组织细胞增生症是一种具有朗格汉斯细胞特征的细胞增殖，其特征是通过免疫组织化学表达 CD1a 和 CD207，存在 Birbeck 颗粒。有圆形细胞质边界，没有正常的典型树突状细胞形态。

二、流行病学

约 80% 患者就诊时小于 30 岁，50% 为 10 岁前。该病占原发骨病变的 1%，肿瘤样病变 8%。在美国每年儿童发生率为（0.05～0.5）/100 000。男性较女性多见，男女比例约为 2∶1。朗格汉斯细胞组织细胞增生症可发生于任何组织、器官，其中骨骼是最常见受累部位，约占 77%。但 Letter-Siwe 病易累及淋巴结、肝、脾、肺、皮肤。骨骼受累最常见于颅面骨，其次为股骨、髂骨、肋骨、椎体、肱骨、胫骨。长骨以骨干最多见。

三、临床表现

患者临床表现取决于发病年龄、受累部位和程度。儿童年龄越小累及器官越多，甚至危及生命。年龄较大患者常仅累及骨骼，生存率高，常无后遗症。一些慢性复发病例可出现功能障碍。骨骼系统可出现疼痛，局部压痛，软组织包块。也可无明显表现而被漏诊。症状可持续 1～2 年，随着病程延长可有畸形或病理性骨折发生。脊髓压迫表现出相应神经症状。

四、病理学表现

大体呈界线清晰的灰色溶骨性病变，伴有皮质破坏。包含棕褐色或淡黄色组织、纤维化组织。镜下包括朗格汉斯细胞、巨噬细胞、破骨样巨细胞、多形细胞、嗜酸性粒细胞等多种成分。朗格汉斯细胞核呈折叠或锯齿状，细胞质呈均匀粉红色。嗜酸性粒细胞不规则的双叶或锯齿状核是病变特征表现。通常对 S-100、CD1A、CD68 呈阳性（图 7-11）。

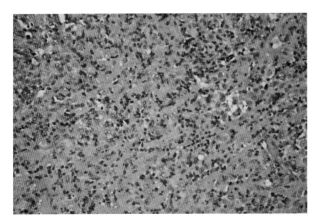

图 7-11　密集单一的组织细胞增生，散在分布嗜酸性粒细胞和多核巨细胞

五、影像学表现

1. X 线 /CT　单发或多发的圆形或卵圆形溶骨病灶，边缘清晰。疾病早期无硬化边形成，溶骨性和侵袭性特征明显。随着疾病进展，硬化程度增加，可出现骨重塑、扩张、骨膜反应等，也可逐渐退变。病灶中心可见小的高密度病灶，被称为牛眼征。发生于颅骨部位，由于内外骨板受累不同，病变边缘有斜面外观。多个病灶融合时可表现为地图样外观。椎体病变可导致其完全塌陷，但椎间盘高度不受影响（图 7-12 和图 7-13）。

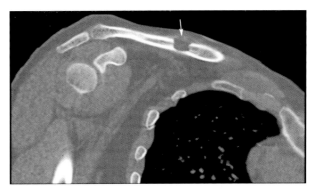

图 7-12　右锁骨单发卵圆形溶骨性病变（箭头）

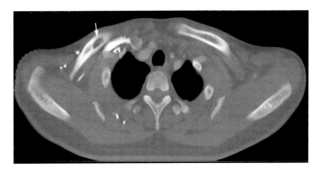

图 7-13　右锁骨病变周围无硬化边形成（箭头）

2. MRI　表现为局灶性髓内病变，伴有骨小梁和骨皮质破坏。T_1WI 和 PDWI 上呈中低信号，T_2WI 上呈不均匀稍高或高信号。病灶周围可见反应性炎症和水肿改变，骨破坏病变的髓腔周围在 T_2WI 呈渐变的高信号区域。骨皮质不连续区病变可延伸至软组织内。增强 MRI 显示髓内和骨外病变呈明显强化，水肿和炎症反应区也有边界不清的强化。颅骨病变常伴有头皮和硬脑膜强化（图 7-14 和图 7-15）。

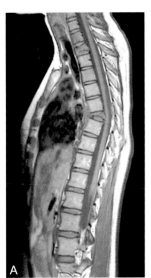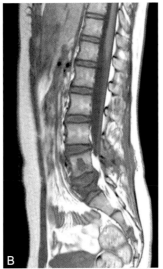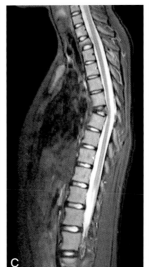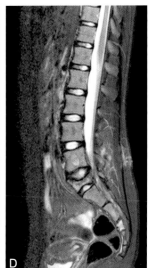

图 7-14　T_2、T_7、L_4 及 L_5 椎体多发椎体不同程度骨质破坏，T_7 及 L_5 椎体呈"钱币样"改变。T_1WI（A 和 B）呈低信号，T_2WI（C 和 D）呈高信号

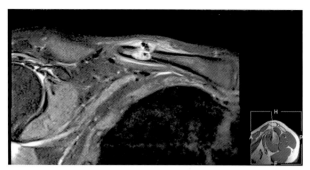

图 7-15 右锁骨病变在 T$_2$WI 上呈高信号，突破骨皮质并形成水肿区

六、鉴别诊断

本病应与骨髓炎、尤因肉瘤、淋巴瘤、毛细血管扩张型骨肉瘤、骨巨细胞瘤、促结缔组织增生性纤维瘤、软骨黏液样纤维瘤、非骨化性纤维瘤相鉴别。朗格汉斯细胞组织细胞增生多发病灶常与血液系统疾病相混淆，患者年龄对鉴别有一定价值，如多发骨髓瘤好发于 40 岁以后。骨皮质破坏、软组织包块形成需与恶性肿瘤相区分。

第四节　Erdheim-Chester 病

埃德海姆 - 切斯特病（Erdheim-Chester disease，以下称 Erdheim-Chester 病）是一种非朗格汉斯细胞组织细胞病。1930 年 Erdheim 和 Chester 描述了有明显骨骼病变和骨髓组织浸润的患者。因为其对称性累及主要长骨骨干和干骺端弥漫性硬化病变的特殊影像表现，并同时有富含脂质组织细胞存在，区别于朗格汉斯细胞组织细胞增生症。对于 Erdheim-Chester 病是克隆性疾病还是反应性增生仍存在争议。大多数病例中检测到 *BRAF V600E* 突变。由于 *BRAF* 突变，激活丝裂原活化蛋白激酶（MAPK）信号通路，导致 Th1 细胞和非突变组织细胞募集。Erdheim-Chester 病预后与病变累及范围和位置有关。其治疗包括泼尼松、环孢素、长春新碱、环磷酰胺、多柔比星和手术治疗。放疗、免疫治疗也有一定作用。其他脏器系统受累可能导致呼吸窘迫、肺纤维化、肾衰竭、心力衰竭而死亡。

一、定义

Erdheim-Chester 病是一种罕见的多系统非朗格汉斯细胞组织疾病，病因不明。典型病例表现为长骨弥漫性对称性硬化病变。在多系统组织和器官中可见泡沫状巨噬细胞聚集。

二、流行病学

大多数病例发生于 40 岁以后，平均确诊年龄为 55 岁。男女比例约为 3∶1。骨骼系统最常受累，常见部位包括股骨、胫骨、桡骨、肱骨、尺骨、腕骨，较少累及扁平骨和中轴骨。中枢神经系统可发生于大脑、下丘脑、小脑、脉络丛，硬脑膜、脊膜少见。

三、临床表现

最常见的表现为骨痛。虽然大多病变累及骨骼，但只有约 50% 的患者有骨痛表现。也可表现为局部无症状包块、关节疼痛和瘢痕形成。泡沫巨噬细胞广泛浸润其他组织器官可引起发热、体重减轻。大脑受累时可出现类似多发性硬化症症状，如肢体无力、截瘫、共济失调、眼球震颤等。下丘脑和垂体受累可引起尿崩症。眼睑受累出现黄瘤样病变。肺部受累引起肺纤维化，进而使心肺衰竭。

四、病理学表现

典型表现为泡沫状组织细胞浸润，伴有纤维化和增厚的骨小梁。大多数细胞具有普通组织细胞特征，含大量溶酶体和脂质空泡，不含 Birbeck 颗粒。CD68 阳性，Langerin 阴性，通常 S-100 阴性。混合 T 细胞数量不一，主要是 Th1 细胞。

五、影像学表现

1. X 线 /CT　表现为累及骨干和干骺端的异常病变，如弥漫性且边界不清，骨小梁增粗，骨髓质密度增加，骨皮质增厚等。骨骺区域很少受累。约 1/3 患者表现为溶骨和成骨混合型。偶尔可见骨皮质破坏。

2. MRI 病变边缘不规则，T_1WI 和 PDWI 呈低信号或中等信号，T_2WI 和 FST_2WI 混杂高信号、中等信号、低信号影。长骨病变偶尔可见皮质破坏并向骨外延伸。增强 MRI 显示受累区不均匀强化。

六、鉴别诊断

本病应与朗格汉斯细胞组织细胞增生症、淋巴瘤、结节病、韦氏肉芽肿病、骨结核、慢性骨髓炎、骨梗死、Paget 病相鉴别。

主要参考文献

Aguirre LE, Schwartz I, Chapman J, et al. 2020. Adult langerhans cell histiocytosis presenting with multisystem involvement and sarcomatoid features: A case report. J Med Case Rep, 14(1): 169.

Alghisi A, Borghetti P, Maddalo M, et al. 2021. Radiotherapy for the treatment of solitary plasmacytoma: 7-year outcomes by a mono-institutional experience. J Cancer Res Clin Oncol, 147(6): 1773-1779.

Alley CL, Wang E, Dunphy CH, et al. 2013. Diagnostic and clinical considerations in concomitant bone marrow involvement by plasma cell myeloma and chronic lymphocytic leukemia/monoclonal B-cell lymphocytosis: a series of 15 cases and review of literature. Arch Pathol Lab Med, 137(4): 503-517.

Arroz M, Came N, Lin P, et al. 2016. Consensus guidelines on plasma cell myeloma minimal residual disease analysis and reporting. Cytometry B Clin Cytom, 90(1): 31-39.

Attarbaschi A, Carraro E, Abla O, et al. 2016. Non-Hodgkin lymphoma and pre-existing conditions: Spectrum, clinical characteristics and outcome in 213 children and adolescents. Haematologica, 101(12): 1581-1591.

Barwick BG, Gupta VA, Vertino PV, et al. 2019. Cell of origin and genetic alterations in the pathogenesis of multiple myeloma. Front Immunol, 10: 1121.

Bhatia A, Hatzoglou V, Ulaner G, et al. 2020. Neurologic and oncologic features of Erdheim-Chester disease: A 30-patient series. Neuro Oncol, 22(7): 979-992.

Bodden J, Sun D, Joseph GB, et al. 2021. Identification of non-Hodgkin lymphoma patients at risk for treatment-related vertebral density loss and fractures. Osteoporos Int, 32(2): 281-291.

Bruno B, Auner HW, Gahrton G, et al. 2016. Stem cell transplantation in multiple myeloma and other plasma cell disorders (report from an EBMT preceptorship meeting). Leuk Lymphoma, 57(6): 1256-1268.

Caers J, Paiva B, Zamagni E, et al. 2018. Diagnosis, treatment, and response assessment in solitary plasmacytoma: Updated recommendations from a European Expert Panel. J Hematol Oncol, 11(1): 10.

Cairo MS, Beishuizen A. 2019. Childhood, adolescent and young adult non-Hodgkin lymphoma: Current perspectives. Br J Haematol, 185(6): 1021-1042.

Cheson BD, Fisher RI, Barrington SF, et al. 2014. Recommendations for initial evaluation, staging, and response assessment of Hodgkin and non-Hodgkin lymphoma: The Lugano classification. J Clin Oncol, 32(27): 3059-3068.

Curry J, O'steen L, Morris CG, et al. 2020. Long-term outcomes after definitive radiation therapy for solitary plasmacytoma. Am J Clin Oncol, 43(10): 709-713.

Ellington TD, Henley SJ, Wilson RJ, et al. 2021. Trends in solitary plasmacytoma, extramedullary plasmacytoma, and plasma cell myeloma incidence and myeloma mortality by racial-ethnic group, United States 2003-2016. Cancer Med, 10(1): 386-395.

Grigoriadis G, Gilbertson M, Came N, et al. 2012. Is CD20 positive plasma cell myeloma a unique clinicopathological entity? A study of 40 cases and review of the literature. Pathology, 44(6): 552-556.

Hamrick-Turner JE, Saif MF, Powers CI, et al. 1994. Imaging of childhood non-Hodgkin lymphoma: Assessment by histologic subtype. Radiographics, 14(1): 11-28.

Haupt R, Minkov M, Astigarraga I, et al. 2013. Langerhans Cell Histiocytosis (LCH): Guidelines for diagnosis, clinical work-up, and treatment for patients till the age of 18 years. Pediatr Blood Cancer, 60(2): 175-184.

Jezierska M, Stefanowicz J, Romanowicz G, et al. 2018. Langerhans cell histiocytosis in children-a disease with many faces. Recent advances in pathogenesis, diagnostic examinations and treatment. Postepy Dermatol Alergol, 35(1): 6-17.

Kazandjian D. 2016. Multiple myeloma epidemiology and survival: A unique malignancy. Semin Oncol, 43(6): 676-681.

Kittivorapart J, Chinthammitr Y. 2011. Incidence and risk factors of bone marrow involvement by non-Hodgkin lymphoma. J Med Assoc Thai, 94(Suppl 1): S239-S245.

Kobayashi M, Tojo A. 2018. Langerhans cell histiocytosis in adults: Advances in pathophysiology and treatment. Cancer Sci, 109(12): 3707-3713.

Kujat C, Reiche W, Koch B, et al. 1996. Rare intracranial

plasmacytoma manifestations. Case reports and review of the literature in diffuse plasmocytoma, in primary solitary extramedullary plasmacytoma in in primary solitary osseous plasmacytoma. Radiologe, 36(11): 914-920.

Kumar P, Singh A, Gamanagatti S, et al. 2018. Imaging findings in Erdheim-Chester disease: What every radiologist needs to know. Pol J Radiol, 83: e54-e62.

Liu J, Gao L, Pu H, et al. 2021. Erdheim-Chester disease with multisystem involvement evaluated by multimodal imaging: A case report. Radiol Case Rep, 17(3): 784-789.

Louet SL, Barkaoui MA, Miron J, et al. 2020. Childhood langerhans cell histiocytosis with severe lung involvement: A nationwide cohort study. Orphanet J Rare Dis, 15(1): 241.

McCarten KM, Nadel HR, Shulkin BL, et al. 2019. Imaging for diagnosis, staging and response assessment of Hodgkin lymphoma and non-Hodgkin lymphoma. Pediatr Radiol, 49(11): 1545-1564.

Milks KS, McLean TW, Anthony EY.2016. Imaging of primary pediatric lymphoma of bone. Pediatr Radiol, 46(8): 1150-1157.

Mosebach J, Thierjung H, Schlemmer HP, et al. 2019. Multiple myeloma guidelines and their recent updates: Implications for imaging. Rofo, 191(11): 998-1009.

Ozkaya N, Rosenblum MK, Durham BH, et al. 2018. The histopathology of Erdheim-Chester disease: A comprehensive review of a molecularly characterized cohort. Mod Pathol, 31(4): 581-597.

Pham A, Mahindra A. 2019. Solitary plasmacytoma: A review of diagnosis and management. Curr Hematol Malig Rep, 14(2): 63-69.

Pond GD, Castellino RA, Horning S, et al. 1989. Non-Hodgkin lymphoma: Influence of lymphography, CT, and bone marrow biopsy on staging and management. Radiology, 170(1 Pt 1): 159-164.

Rajkumar SV. 2016. Multiple myeloma: 2016 update on diagnosis, risk-stratification, and management. Am J Hematol, 91(7): 719-734.

Reisi N, Raeissi P, Khalilabad TH, et al. 2021. Unusual sites of bone involvement in Langerhans cell histiocytosis: A systematic review of the literature. Orphanet J Rare Dis, 16(1): 1.

Rosenthal H, Kolb R, Gratz KF, et al. 2000. Bone manifestations in non-Hodgkin's lymphoma in childhood and adolescence. Radiologe, 40(8): 737-744.

Salama HA, Jazieh AR, Alhejazi AY, et al. 2021. Highlights of the management of adult histiocytic disorders: Langerhans cell histiocytosis, Erdheim-Chester disease, Rosai-Dorfman disease, and hemophagocytic lymphohistiocytosis. Clin Lymphoma Myeloma Leuk, 21(1): e66-e75.

Samaras P, Bargetzi M, Betticher, et al. 2019. Updated recommendations for diagnosis and treatment of plasma cell myeloma in Switzerland. Swiss Med Wkly, 149: w20031.

Santiago V, Lazaryan A, McClune B, et al. 2018. Quantification of marrow hematogones following autologous stem cell transplant in adult patients with plasma cell myeloma or diffuse large B-cell lymphoma and correlation with outcome. Leuk Lymphoma, 59(4): 958-966.

Viswanatha D, Foucar K. 2003. Hodgkin and non-Hodgkin lymphoma involving bone marrow. Semin Diagn Pathol, 20(3): 196-210.

Wang Y, Zhu XL, Peeroo MW, et al. 2015. Pelvic solitary plasmacytoma: Computed tomography and magnetic resonance imaging findings with histopathologic correlation. Korean J Radiol, 16(1): 146-53.

Xiao R, Cerny J, Devitt K, et al. 2014. MYC protein expression is detected in plasma cell myeloma but not in monoclonal gammopathy of undetermined significance (MGUS). Am J Surg Pathol, 38(6): 776-783.

Xie L, Wang H, Jiang J. 2020. Does radiotherapy with surgery improve survival and decrease progression to multiple myeloma in patients with solitary plasmacytoma of bone of the spine? World Neurosurg, 134: e790-e798.

Yano S, Asai O, Dobashi N, et al. 2007. Long-term follow-up of autologous stem cell transplantation for patients with aggressive non-Hodgkin lymphoma who had bone marrow involvement at initial diagnosis in the pre-rituximab era. Clin Lymphoma Myeloma, 7(5): 361-363.

Zhang Z, Yu W, Guan W, et al. 2022. Atypical skeletal involvement in patients with Erdheim-Chester disease: CT imaging findings. Orphanet J Rare Dis, 17(1): 34.

第8章 富含破骨性巨细胞肿瘤

富含破骨性巨细胞肿瘤以动脉瘤样骨囊肿和骨巨细胞瘤为主。2020 版 WHO 骨肿瘤分类将非骨化性纤维瘤也纳入良性富含破骨性骨巨细胞瘤的肿瘤中。骨巨细胞瘤是 1818 年由 Cooper 和 Travers 提出的。通常为良性肿瘤，组织学特征为多核巨细胞，周围分布着单核基质细胞。巨细胞存在于正常组织中，当受到刺激后也可反应性增生，如巨细胞修复性肉芽肿，但通常被认为是反应性过程。骨巨细胞瘤是肿瘤性的巨细胞。两组病变在镜下有所不同，少部分表现类似，难以区分，需与临床、放射学结合进行鉴别。临床上两者也可同时存在，肿瘤刺激产生反应性病变。反应性巨细胞可掩盖肿瘤本身，影响对肿瘤的判断。虽然为良性肿瘤，但局部侵袭性强，术后复发率高。3% ~ 4% 的患者可出现肺转移。少数巨细胞瘤为恶性，可为原发恶性，也可继发于良性组织的恶变。绝大多数巨细胞瘤是孤立性病变，偶尔可表现为异时或同时的多发病灶。根据肿瘤性质可分为普通型骨巨细胞瘤和恶性骨巨细胞瘤。普通型即传统的良性巨细胞瘤，由单核细胞 / 巨噬细胞和多核破骨细胞组成，单核细胞成分为类似单核细胞的圆形细胞和纺锤状成纤维细胞样基质细胞，成纤维细胞样基质细胞是肿瘤增殖成分。研究表明这种基质细胞分泌多种细胞因子和分化因子，作为破骨细胞分化必需的趋化剂，刺激血液中单核细胞迁移至肿瘤组织中，并逐步融合成破骨细胞样多核巨细胞。Campanacci 分级根据影像学判断肿瘤的生物学活性。Ⅰ级肿瘤边界清晰、硬化边，骨皮质完整或变薄，肿瘤为静息状态；Ⅱ级边界相对清晰，硬化边不明显，呈膨胀性改变，可发生病理性骨折，肿瘤为活跃状态；Ⅲ级肿瘤生长迅速，边界不清，常有软组织包块，肿瘤有明显的侵袭性。CSCO 指南中Ⅱ级推荐将巨细胞瘤分为可切除和不可切除两类，但仅参考临床医师经验，主观性较强。巨细胞瘤的治疗以手术为主。对侵袭性较弱，边缘完整的病变多采用刮除，报道的复发率为 25% ~ 35%，差异较大。本病多发生于术后 3 年内，可能与肿瘤边缘处理方式有关。影像上根据病变周围反应性骨壳来确定。刮除后腔隙植骨或骨水泥填充，可辅以或不辅以内固定。对侵袭性强或病理性骨折、复发的病例常选择广泛性切除，以降低肿瘤复发风险，但也无法完全避免。瘤段切除后可应用异体骨、自体骨或假体重建。放疗对肿瘤局部控制有一定作用，但放疗后巨细胞瘤有恶变倾向，可手术切除的骨巨细胞瘤不首选放疗。尤其在脊柱部位，对于手术难以完整切除的病灶，可替代性地选择行动脉栓塞阻断肿瘤周围血供。研究发现骨巨细胞瘤基质中未成熟的成骨样细胞高表达 RANKL，阻断 RANK 配体与单核细胞上 RANK 受体的结合可阻止破骨细胞样巨细胞的激活和骨破坏。临床表现为溶骨性破坏。因此美国 FDA 批准了抗 RANKL 单克隆抗体对骨巨细胞瘤的系统性治疗。

第一节 动脉瘤样骨囊肿

动脉瘤样骨囊肿是 1950 年由 Jaffe 和 Lichtenstein 首次提出的，其是将受累骨骼膨胀性扩张和充满血液的腔隙合并在一起，并区分于巨细胞瘤和其他含巨细胞的实体病变。动脉瘤样骨囊肿一直被视为非肿瘤性病变，属于血管反应性疾病，也继发于创伤等其他因素。在 WHO 骨肿瘤分类中也将其归为未定义其肿瘤本质的病变。但有证据表明原发动脉瘤样骨囊肿可能存在细胞遗传学异常。另外血流动力学假说、基因克隆异常、既往骨病变使其病因更加复杂。动脉瘤样骨囊肿是多房性囊性病变，绝大多数发生于骨内，偶尔也可继发于软组织内。囊腔与宿主毛细血管网络紧密相连。骨内出血可引起巨细胞修复性肉芽肿或反应性动脉瘤性骨囊肿，因此在动脉瘤样骨囊肿部位有巨细胞修复性肉芽肿。动脉瘤样骨囊肿具有局部破坏性，可导致严重畸形和功能损害。位于脊柱或颅面的病变可压迫重要组织，甚至危及生命。患者总体预后良好，90% 可获得满意的长期疗效。最有效的治疗方案为手术完整切除，也可通过刮除植骨来治疗，减少对功能的损失。但刮除术后复发率较高，为 20% ～ 70%。复发常发生于术后 6 个月以内。有报道经皮注射甲泼尼松龙和硬化剂诱导病变收缩和愈合。对不能完全切除的病变可辅助性放射治疗，少数可能发生高级别肉瘤病变。

一、定义

动脉瘤样骨囊肿是一种特殊类型的良性骨病变，特征为海绵状或多房囊性组织，其内充满血液，但具有局部侵袭性，复发率较高。镜下纤维血管和疏松结缔组织组成隔膜，将囊性间隙分隔开。局部可有显著巨细胞反应和反应骨形成。

二、流行病学

好发于骨骼未成熟的人群，约 80% 的患者发病年龄 < 20 岁，占原发性骨肿瘤的 1% ～ 2%，占原发性肿瘤样病变的 11%。无明显性别倾向。病变易累及颅面骨和脊柱，四肢长骨发病约占总病例数的 50%。好发部位为股骨远端、胫骨近端＞颈椎＞胸椎＞股骨近端＞骶骨、腓骨、跖骨＞肱骨近端、胫骨远端＞肩胛骨、髂骨＞颅面骨。长骨中以干骺端受累最常见。动脉瘤样骨囊肿很少累及软组织。

三、临床表现

病史较短，通常小于 6 个月，表现为疼痛和肿胀。病变位于浅表或骨性突出区易触及肿块，如颈椎。散在报道病变可触及搏动。急性疼痛多见于发生病理性骨折，常发生于脊柱，约占动脉瘤样骨囊肿的 8%。病变肿块或病理性骨折可导致神经根或脊索受压，伴有脊柱畸形如脊柱侧弯或斜颈。

四、病理学表现

镜下可见多房囊性结构。刮除组织中有扩张的囊性膜和不规则海绵状组织碎片。纤维组织间有毛细血管通道、多核巨细胞、炎细胞和红细胞。囊性膜可见扁平的内皮样细胞。局部可见反应性骨形成（图 8-1）。

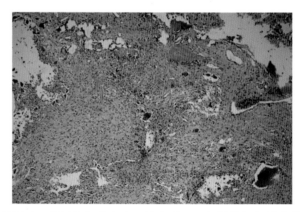

图 8-1 碎骨组织中大小不等囊腔，局部纤维组织增生伴多核巨细胞浸润

五、影像学表现

1. X 线 /CT 典型表现为骨皮质膨胀性改变，可破坏骨皮质，使其不连续并抬起骨膜，但突出延续的病灶有骨壳包裹。病灶以溶骨性为主，呈多房性、皂泡样改变。常发生干骺端偏心性生长。脊柱病变可同时累及多个椎体，椎体破坏可出现塌陷（图 8-2 和图 8-3）。

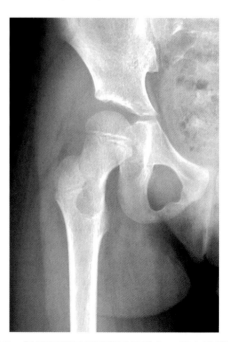

图 8-2 股骨近端不规则溶骨性改变，骨皮质稍膨胀

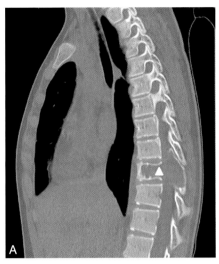

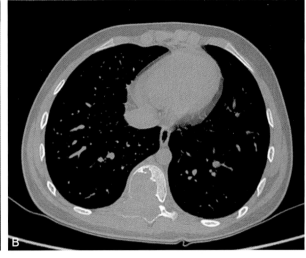

图 8-3　T_{10} 椎体及右侧附件骨破坏，皮质不连续（△）

2. MRI　由于动脉瘤样骨囊肿病变内存在血浆、沉积的含铁血黄素、硬化边和间隔等多种成分，无论是 T_1WI、PDWI 还是 T_2WI 都存在不均匀的低信号、中等信号和高信号。多房内可见液 - 液平面表现。实体型或巨细胞修复肉芽肿信号也较为混杂。T_1WI 和 T_2WI 上肿瘤组织与正常组织之间可见低信号硬化边。增强 MRI 在病灶边缘和间隔可见不同程度强化（图 8-4 ～图 8-6）。

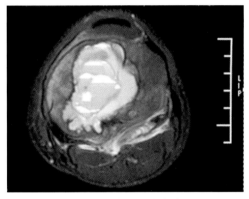

图 8-4　胫骨近端多房性病灶，房内有液 - 液平面表现

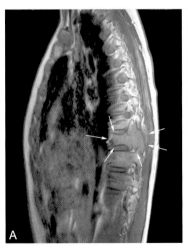

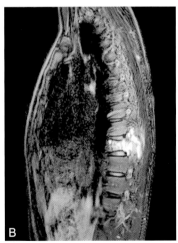

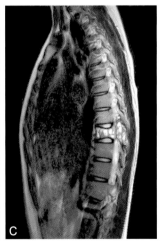

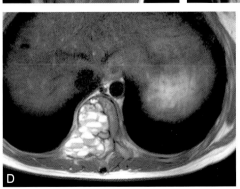

图 8-5　MRI-T_1WI 示椎体病变呈稍低信号（A），T_2WI（B）和 STIR（C 和 D）呈交错的高、低信号且形成液 - 液平面。箭头所示病变累及椎体及其附件

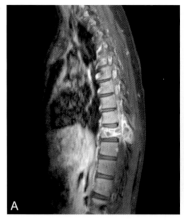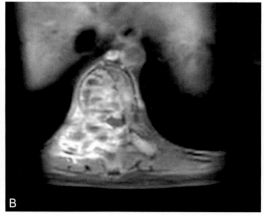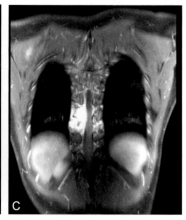

图 8-6　增强 MRI 呈不均匀强化，以病灶边缘和间隔为主

六、鉴别诊断

本病需与巨细胞瘤、骨囊肿、骨母细胞瘤、棕色瘤、纤维结构不良、内生软骨瘤、软骨母细胞瘤、转移癌、浆细胞瘤、软骨黏液样纤维瘤、毛细血管扩张型骨肉瘤、血友病性假瘤相鉴别。

动脉瘤样骨囊肿易继发于其他原发性骨肿瘤，与溶骨性改变的肿瘤表现相似，需仔细鉴别。实性区含大量多核巨细胞，容易与巨细胞瘤相混淆。镜下特征也很难区分骨巨细胞瘤继发动脉瘤样骨囊肿和原发动脉瘤样骨囊肿。

第二节　非骨化性纤维瘤

非骨化性纤维瘤是一种常见的良性骨肿瘤，于 1942 年由 Jaffe 和 Lichitenstein 首次提出。组织学上本病与纤维皮质缺损类似。基质内有少量多核巨细胞和泡沫组织细胞，基质细胞中可见含铁血黄素。有研究认为非骨化性纤维瘤并非起源于成纤维细胞，如其对 CD68 的强阳性反应。细胞遗传学提示非骨化性纤维瘤具有类似二倍体的染色体补体和染色体畸变，如易位 t (1；4) (p31；q34)。非骨化性纤维瘤通常无症状，有一定自愈倾向。病变在成熟稳定期发生周围性硬化或实变。可非手术治疗并长期随访。继发动脉瘤样骨囊肿或有病理性骨折风险可建议行刮除植骨术。少见病例出现肿瘤恶变。

一、定义

非骨化性纤维瘤由增生的成纤维细胞和破骨细胞型巨细胞混合构成。多发生于青少年、儿童长骨生长部位，有一定自限性，可能与不完全骨化有关。病变位于骨皮质时，过去也被称为纤维皮质缺损。

二、流行病学

好发于 10～20 岁，<2 岁或>20 岁患者少见。老年患者多为良性纤维组织细胞瘤。由于大多数病变无明显症状和本身自限性，具体发病率难以确认。男性多于女性，男女比例约为 2：1。最常见的发病部位为股骨远端干骺端，其次为胫骨近端干骺端、胫骨远端干骺端。膝关节周围病例数占总病例数的 55% 以上。上肢发病率较低，以肱骨近端、桡骨远端为主。

三、临床表现

大多数患者无明显症状。30%～40% 病例为无症状儿童或青少年。常在其他原因行影像学检查时发现。当病变进展为较大的溶骨性缺损时可出现症状，表现为疼痛或肿胀。若病变范围超过横断面任意方向的 50%，则有发生病理性骨折风险。合并动脉瘤样骨囊肿时可出现快速生长的肿块。

四、病理学表现

非骨化性纤维瘤由高度分化的成纤维细胞组

成。组织切面为黄色或棕褐色纤维结构，可有囊变、出血或坏死。基质中有多核巨细胞和泡沫细胞，也可见到大量含铁血黄素（图 8-7）。

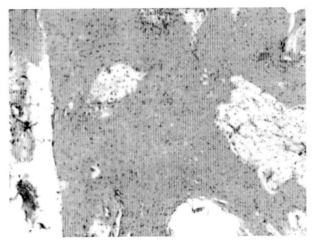

图 8-7 镜下见梭形成纤维细胞，局部有泡沫细胞聚集

五、影像学表现

1. X 线 /CT 非骨化性纤维瘤影像特征明显。位于干骺端的溶骨性边界清晰的病变，伴地图样骨质和明显的硬化边。骨皮质膨胀性改变并变薄，但在发生病理性骨折前骨皮质连续性完好。基质内没有钙化，骨小梁不完整。随着骨骼的生长，病变逐渐向骨干方向移动，与骺板距离逐渐增加，同时逐渐出现边缘增厚和病灶内硬化。非骨化性纤维瘤位于骨松质内，纤维皮质缺损发生于骨皮质（图 8-8）。

2. MRI MRI 上病变差异较大，T_1WI 上呈与肌肉相等的信号强度，T_2WI 呈高信号。病变周围硬化边在 T_1WI 和 T_2WI 上为低信号。病变在 T_1WI 也可表现为低信号，约 79% 的病例在 T_2WI 呈低信号。可能显示为分化较成熟的纤维组织和沉积的含铁血黄素。大多数病灶内可见明显分隔，与 X 线或 CT 上小梁结构对应。T_1WI 可见病灶内含脂肪信号成分。合并动脉瘤样骨囊肿时骨小梁破坏明显，T_2WI 上间隔呈多房形态，信号不均匀，出现典型含铁血黄素与血浆分离的液 - 液平面（图 8-9）。

六、鉴别诊断

本病需与良性纤维组织细胞瘤、纤维结构不良、促结缔组织增生性纤维瘤、动脉瘤样骨囊肿、软骨黏液样纤维瘤、巨细胞瘤、纤维肉瘤相鉴别。良性纤维组织细胞瘤没有软骨或骨基质形成。纤维结构不良含平行排列的未成熟骨小梁和边缘的成骨细胞。良性纤维组织细胞瘤与非骨化性纤维瘤在组织学上难以区分，但其多发生于非干骺端，约 25% 病例发生于骨盆，尤其以髂骨多见。

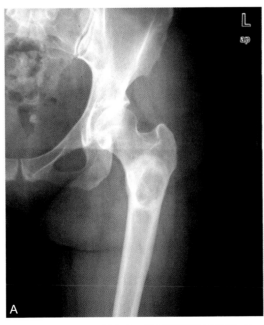
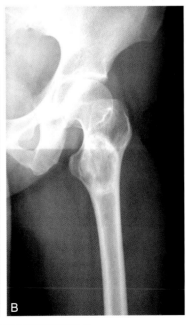

图 8-8 股骨近端溶骨性改变，可见清晰的硬化边

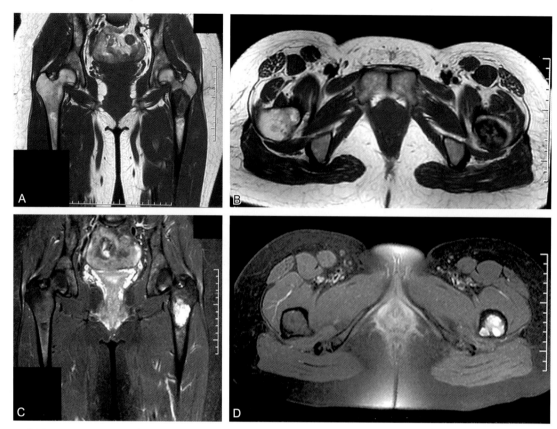

图 8-9　MRI-T$_1$WI 混合低信号和等信号影（A 和 B），T$_2$WI 呈高信号（C 和 D），中间有低信号间隔

第三节　普通型骨巨细胞瘤

普通型骨巨细胞瘤是一种良性肿瘤，具有潜在的局部侵袭性和转移能力。特点为单核细胞增殖和分布均匀的多核巨细胞。骨巨细胞瘤中存在三种类型细胞。第一种类似间质成纤维细胞，具有增殖能力，产生胶原成分。第二种类似单核 / 巨噬细胞，从外周血中聚集。第三种是多核巨细胞，具有破骨细胞特征。虽然致死率低，但有局部破坏性，尤其关节周围，仍然是困扰临床治疗的关键。手术治疗包括病灶内刮除、边缘切除、广泛切除。治疗目的是去除肿瘤、预防局部复发和远处转移、保留或重建肢体功能。单纯刮除术后复发率为 25% ～ 35%，多发生于术后 3 年内。软组织复发较少见。

一、定义

普通型骨巨细胞瘤是一种具有局部侵袭性的良性骨肿瘤，由椭圆或纺锤状单核细胞和均匀分布的多核巨细胞组成，是骨巨细胞瘤中最常见的类型。

二、流行病学

普通型骨巨细胞瘤好发于 20 ～ 40 岁。儿童和青少年发病率占所有骨巨细胞瘤的 1.7% ～ 10.6%。青少年年龄限定为 18 岁时，发病率占比为 10.6%。老年患者多继发于 Paget 病，占所有骨肿瘤的 5%，占良性骨肿瘤的 20%。中国和印度发病率更高，占所有骨肿瘤的 20%。女性稍多于男性，男女比例为 1 ：（1.1 ～ 1.5）。病变常发生于长骨骨端，占比超过 75%。股骨远端、胫骨近端、桡骨远端最常见。很少发生于手和足的小管状骨。中轴骨中以骶骨常见。好发部位从高到低依次为股骨远端、胫骨近端、桡骨远端、骶骨、胫骨远端、肱骨近端、椎体、髂骨、腓骨近端。长骨中大多为偏心生长，约为 62%。

三、临床表现

患者最常表现为进行性疼痛和肿胀。疼痛可持续数周至数月。可触及骨端偏心膨胀生长的病变，压痛明显。肿瘤突破骨皮质可形成紧邻的软组织包块，关节活动受限。约 30% 的患者发生病理性骨折。脊柱病变可出现相应神经症状。

四、病理学表现

大体标本呈红紫色和黄色区域，合并动脉瘤样骨囊肿时有囊性区域。镜下单核细胞、巨细胞均匀分布。两者细胞核相同，呈典型有丝分裂。坏死区和泡沫细胞聚集常见。单核细胞有圆形细胞和纺锤状成纤维细胞样基质细胞。成纤维细胞样基质细胞是肿瘤增殖成分（图 8-10）。

五、影像学表现

1. X 线 /CT　根据不同分级，巨细胞瘤影像表现差异较大。典型征象为偏心性、皂泡样溶骨病变。边界呈地图样，可有窄的过渡区，少部分病例过渡区较宽。基质内没有矿化或钙化，破骨细胞不均匀的生长使病灶内可残留有小梁状结构，而非形成的骨间隔。Campanacci Ⅰ级病灶周围边界清晰，明显的硬化边形成，骨皮质完整，局部无侵袭性破坏。Ⅱ级边界逐渐不清，骨皮质变薄

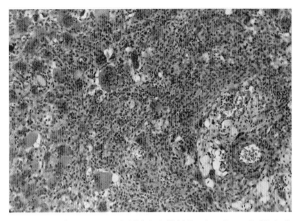

图 8-10　镜下见圆形和纺锤形单核细胞，切面多灶出血

且呈膨胀改变，伴有或不伴有骨皮质不连续。Ⅲ级侵袭性巨细胞瘤边界不清，骨皮质受累，病变突破骨皮质形成软组织包块。骨膜反应不常见。随着等级的升高，发生病理性骨折的风险增大。

骨巨细胞瘤也可发生于扁平骨或骨突起部位（如股骨大转子），很少表现为边界清晰的典型溶骨性病变（图 8-11～图 8-15）。

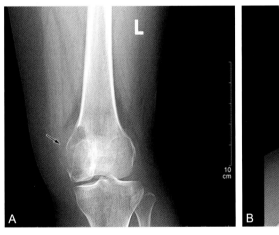
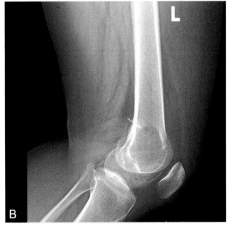

图 8-11　X 线片示溶骨性改变，典型特征为偏心性、皂泡样（箭头）。病变突破骨皮质时可形成软组织包块

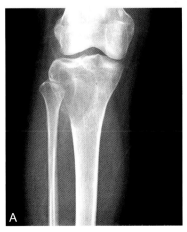
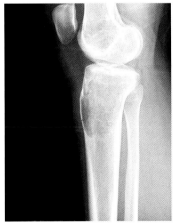
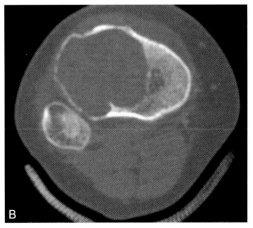

图 8-12　骨皮质膨胀变薄，基质内有残留小梁样结构

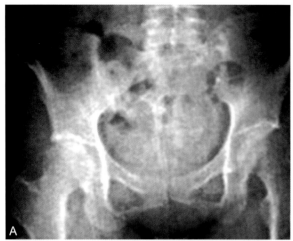

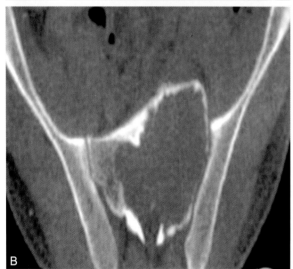

图 8-13 CT 能更清晰显示不规则骨破坏

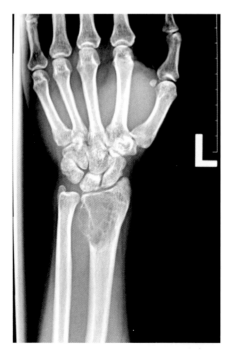

图 8-14 桡骨远端偏心性溶骨病变，病灶内有分隔

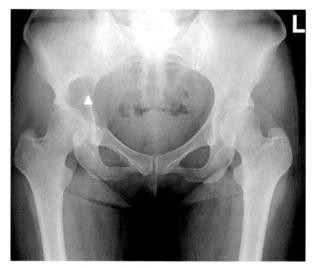

图 8-15 骨盆 II 区溶骨性改变（△），破坏骨皮质，使其不连续

2. MRI 瘤灶在 T_1WI 和 PDWI 呈中低信号，T_2WI 呈均匀或混杂的中高信号，FSPDWI 和 FST_2WI 呈高信号。病灶内出血引起含铁血黄素沉积，在 T_2WI 呈低信号区。病灶边缘 T_1WI、T_2WI 和 FST_2WI 均呈低信号。MRI 可清晰显示骨皮质是否连续。周围髓腔和软组织可有水肿改变，T_2WI 呈界线不清的高信号。有研究假设水肿或反应性炎症可能与肿瘤内前列腺素水平升高有关。

骨巨细胞瘤常继发动脉瘤样骨囊肿，约占 15%。动脉瘤样骨囊肿继发骨巨细胞占动脉瘤样骨囊肿的 39%。在儿童人群中更常见，约 44% 以囊性变为主，36% 为部分囊性变。在 MRI 上反映出膨胀的囊性成分。MRI 能识别出血区亚急性血液成分和含铁血黄素。由于出血时间的不同，信号强度表现不同，T_1WI 可为低信号或高信号，T_2WI 呈高信号，能与巨细胞瘤实体成分区分。实性区呈小叶状，造影剂显影为广泛增强。囊性区呈薄的边缘和间隔增强影（图 8-16 ～ 图 8-19）。

六、鉴别诊断

本病需与动脉瘤样骨囊肿、淋巴瘤、非骨化性纤维瘤、软骨肉瘤、软骨母细胞瘤、软骨黏液样纤维瘤、尤因肉瘤、多发性骨髓瘤、骨肉瘤、恶性纤维组织细胞瘤、甲状旁腺功能亢进的棕色瘤相鉴别。鉴别要点是骨巨细胞瘤有分布均匀的多核巨细胞，无反应性成骨和基质胶原化。甲状旁腺功能亢进的棕色瘤是一种巨细胞修复性肉芽肿，生化指标表现为高钙血症、低磷血症、甲状旁腺激素水平升高。全身多处骨骼改变。也有部分指标改变不明显，可进一步筛查甲状旁腺超声、穿刺、PET-CT。软骨样基质是区分软骨来源肿瘤的关键，可排除富含巨细胞的软骨母细胞瘤和软骨黏液样纤维瘤。通过核异形性、核分裂异常来鉴别恶性肿瘤。

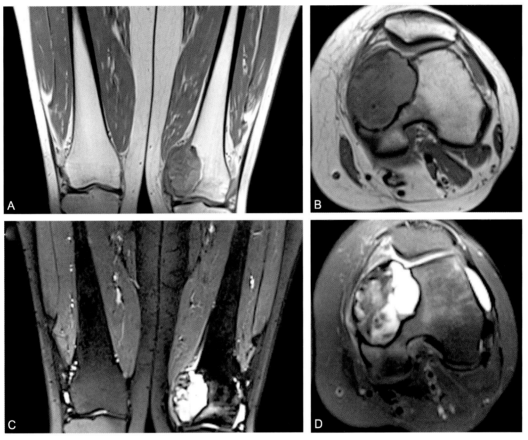

图 8-16　骨巨细胞瘤在 T_1WI 上呈中低信号（A 和 C），边缘为低信号；T_2WI 为混杂的高信号（B 和 D），低信号边缘外有水肿改变

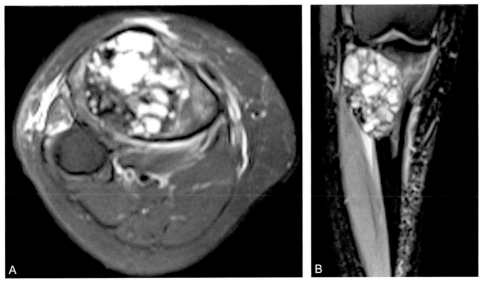

图 8-17　病灶内分布着膨胀的囊性区

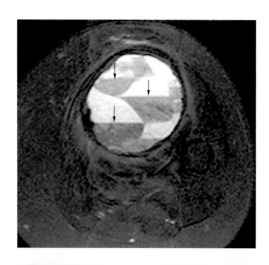

图 8-18 合并动脉瘤样骨囊肿时呈现多房性和典型的液 - 液平面。箭头所示分层的液 - 液平面

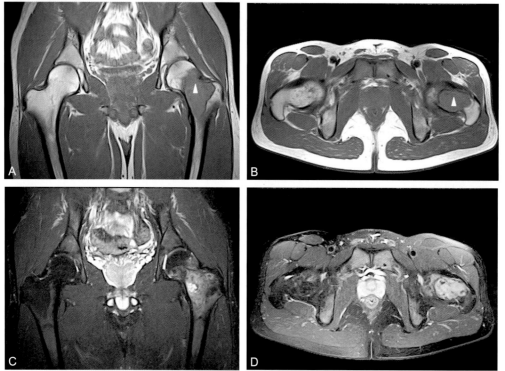

图 8-19 股骨颈病变在 T₁WI 呈稍低信号 (A 和 B)；T₂WI 呈稍高信号，有囊泡样改变，可能为液化或坏死 (C 和 D)。△ . 股骨颈内病变

第四节　恶性巨细胞瘤

恶性巨细胞瘤是一类异质性的巨细胞病变，具有恶性肿瘤的生物学行为和肺转移能力。Mirra 将广义的恶性骨巨细胞瘤分为良性转移性骨巨细胞瘤、恶性骨巨细胞瘤和含巨细胞肉瘤。良性转移性骨巨细胞瘤的转移灶在组织学上与普通型巨细胞瘤相同，6% 的患者在首诊时发生肺部转移，74% 的患者在首诊后 3 年内发生。转移病灶可有自限性或相对稳定。桡骨远端肿瘤中发生肺转移比例显著。恶性骨巨细胞瘤包含原发的巨细胞瘤

和继发的高级别肉瘤。原发肿瘤由肉瘤样细胞和巨细胞共同组成，既往无放疗史或手术史。继发肿瘤为巨细胞瘤，既往接受放疗或反复手术切除。巨细胞瘤肉瘤含未分化的基质和未分化的破骨细胞样巨细胞，没有肿瘤样骨或软骨形成。本节主要介绍狭义上的恶性巨细胞瘤。

一、定义

有向高度恶性发展趋势的巨细胞瘤。大多在

普通型巨细胞瘤基础上发展而来，或反复手术、放疗刺激，称为继发性恶性巨细胞瘤。少部分为新发病例，称为原发性恶性巨细胞瘤。

二、流行病学

原发性巨细胞瘤好发于中老年人群，年龄多 > 40 岁。继发性巨细胞瘤常发生于骨巨细胞瘤初次治疗后 5 年或更长时间。占巨细胞瘤的 5% ～ 10%。好发部位与普通型骨巨细胞瘤类似，膝关节周围是最常见的发病部位。

三、临床表现

疼痛症状本病最常见。曾行骨巨细胞瘤手术，出现单次或多次肿瘤局部复发，或既往局部有放射线照射史。

四、病理学表现

纺锤状细胞成分中存在非典型有丝分裂和核多形性，可同时混合有普通巨细胞瘤细胞。镜下可表现为高级别多形性肉瘤，偶尔伴毛细血管扩张特征。肿瘤细胞没有胶原蛋白，也没有直接的类骨质生成。局部可存在反应性骨（图 8-20 和图 8-21）。

五、影像学表现

原发恶性骨巨细胞瘤与普通的侵袭性骨巨细胞瘤类似。皂泡样溶骨性病变，边界不清，骨皮质受累，病变突破骨皮质形成软组织包块。可以

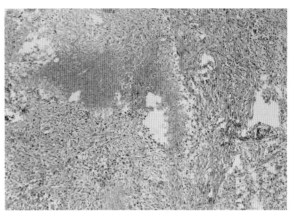

图 8-20　肿瘤细胞异型明显，坏死及病理性核分裂象易见

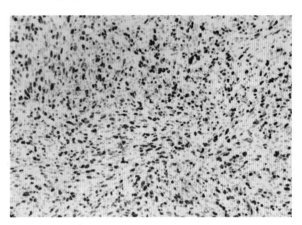

图 8-21　免疫组化 Ki-67 呈阳性（60%+）

不表现为典型恶性征象，与良性巨细胞瘤难以鉴别。继发巨细胞瘤可同时显示有术后改变。内置物产生的伪影影响对病变的评估。特异性影像有限，因此恶性肿瘤的判断更多需参考病理检查（图 8-22）。

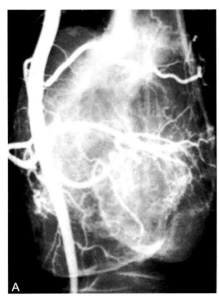
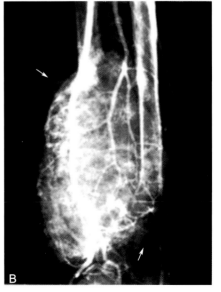

图 8-22　血管造影显示恶性骨巨细胞丰富的肿瘤供血。箭头所示强化边缘

六、鉴别诊断

本病需与普通型巨细胞瘤、骨肉瘤、纤维肉瘤、未分化多形性肉瘤、平滑肌肉瘤、软骨黏液样纤维瘤、尤因肉瘤、恶性纤维组织细胞瘤相鉴别。

主要参考文献

Akaike G, Ueno T, Matsumoto S, et al. 2016. Rapidly growing giant cell tumor of bone in a skeletally immature girl. Skeletal Radiol, 45(4): 567-573.

Baptista AM. 2020. CORR insights: Does osteoarticular allograft reconstruction achieve long-term survivorship after En Bloc resection of grade 3 giant cell tumor of bone? Clin Orthop Relat Res, 478(11): 2571-2572.

Baumgartner K, Haap M, Bösmüller H. 2021. Imaging of giant cell tumors of the bone. Rofo, 193(2): 119-125.

Biazzo A, Errani C, Gambarotti M, et al. 2013. Spindle cell sarcoma of bone arising from a non-ossifying fibroma: A case report. J Clin Orthop Trauma, 4(2): 80-84.

Błaż M, Palczewski P, Swiątkowski J, et al. 2011. Cortical fibrous defects and non-ossifying fibromas in children and young adults: The analysis of radiological features in 28 cases and a review of literature. Pol J Radiol, 76(4): 32-39.

Bosch AL, Olaya AP, Fernandez AL. 1974. Non-ossifying fibroma of bone. A histochemical and ultrastructural characterization. Virchows Arch A Pathol Anat Histol, 362(1): 13-21.

Chakarun CJ, Forrester DM, Gottsegen CJ, et al. 2013. Giant cell tumor of bone: Review, mimics, and new developments in treatment. Radiographics, 33(1): 197-211.

Chawla S, Blay JY, Rutkowski P, et al. 2019. Denosumab in patients with giant-cell tumour of bone: A multicentre, open-label, phase 2 study. Lancet Oncol, 20(12): 1719-1729.

Chen L, Shi XL, Zhou ZM, et al. 2019. Clinical significance of MRI and pathological features of giant cell tumor of bone boundary. Orthop Surg, 11(4): 628-634.

Deventer N, Deventer N, Gosheger G, et al. 2021. Current strategies for the treatment of solitary and aneurysmal bone cysts: A review of the literature. J Bone Oncol, 30: 100384.

Deventer N, Schulze M, Gosheger G, et al. 2021. Primary aneurysmal bone cyst and its recent treatment options: A comparative review of 74 cases. Cancers (Basel), 13(10): 2362.

Din NU, Umer M, Park YK. 2020. Histomorphometric analysis of pre- and postdenosumab-treated giant cell tumor of bone. Int J Surg Pathol, 28(8): 859-867.

Ferguson PC. 2020. CORR insights: Is a short-course of preoperative denosumab as effective as prolonged therapy for giant cell tumor of bone? Clin Orthop Relat Res, 478(11): 2534-2536.

Gong L, Liu W, Sun X, et al. 2012. Histological and clinical characteristics of malignant giant cell tumor of bone. Virchows Arch, 460(3): 327-334.

Grahneis F, Klein A, Baur-Melnyk A, et al. 2019. Aneurysmal bone cyst: A review of 65 patients. J Bone Oncol. 18: 100255.

Haseeb A, Singh VA, Jayalakshmi P. 2020. Can giant cell tumor of the bone occur in the skeletally immature? J Am Podiatr Med Assoc, 110(2): Article_12.

Karpik M. 2010. Giant cell tumor (tumor gigantocellularis, osteoclastoma) - epidemiology, diagnosis, treatment. Ortop Traumatol Rehabil, 12(3):207-215.

Kim Y, Nizami S, Goto H, et al. 2012. Modern interpretation of giant cell tumor of bone: Predominantly osteoclastogenic stromal tumor. Clin Orthop Surg, 4(2): 107-116.

Macagno N, Caselles K, Aubert S, et al. 2018. Benign and malignant giant-cell rich lesions of bone: Pathological diagnosis with special emphasis on recent immunohistochemistry and molecular techniques. Ann Pathol, 38(2): 92-102.

Mankin HJ, Trahan CA, Fondren G, et al. 2009. Non-ossifying fibroma, fibrous cortical defect and Jaffe-Campanacci syndrome: A biologic and clinical review. Chir Organi Mov, 93(1): 1-7.

Mohaidat ZM, Al-gharaibeh SR, Aljararhih ON, et al. 2019. Challenges in the diagnosis and treatment of aneurysmal bone cyst in patients with unusual features. Adv Orthop: 2905671.

Montgomery C, Couch C, Emory CL, et al. 2019. Giant cell tumor of bone: Review of current literature, evaluation, and treatment options. J Knee Surg, 32(4): 331-336.

Muheremu A, Niu X. 2014. Pulmonary metastasis of giant cell tumor of bones. World J Surg Oncol, 12: 261.

Palmerini E, Picci P, Reichardt P, et al. 2019. Malignancy in giant cell tumor of bone: A review of the literature. Technol Cancer Res Treat, 18: 1533033819840000.

Pavlenko NN, Korshunov GV, Matveeva OV, et al. 2016. Diagnostic errors in patients with giant-cell tumor, bone cyst and osteosarcoma. Vopr Onkol, 62(6): 845-847.

Roessner A, Smolle M, Haybäck J. 2010. Giant cell tumor

of bone: Morphology, molecular pathogenesis, and differential diagnosis. Pathologe, 41(2): 134-142.

Shah GV, Doctor MR, Shah PS. 1995. Aneurysmal bone cyst of the temporal bone: MR findings. AJNR Am J Neuroradiol, 16(4): 763-766.

Skubitz KM. 2014. Giant cell tumor of bone: Current treatment options. Curr Treat Options Oncol, 15(3): 507-518.

Takesako H, Osaka E, Yoshida Y, et al. 2016. Secondary malignant giant cell tumor of bone due to malignant transformation 40 years after surgery without radiation therapy, presenting as fever of unknown origin: a case report. J Med Case Rep, 10: 47.

Tsukamoto S, Mavrogenis AF, Tanzi P, et al. 2020. Denosumab for bone giant cell tumor of the distal radius. Orthopedics, 43(5): 284-291.

Tsukamoto S, Tanaka Y, Mavrogenis AF, et al. 2020. Is treatment with denosumab associated with local recurrence in patients with giant cell tumor of bone treated with curettage? A systematic review. Clin Orthop Relat Res, 478(5): 1076-1085.

van der Heijden L, Dijkstra PDS, van de Sande MAJ, et al. 2014. The clinical approach toward giant cell tumor of bone. Oncologist, 19(5): 550-561.

Werner M. 2006. Giant cell tumour of bone: Morphological, biological and histogenetical aspects. Int Orthop, 30(6): 484-489.

第9章 脊索肿瘤

脊索是脊椎产生前起支撑体轴作用的后中线纵形结构，由多泡状角质细胞构成。表面覆盖薄的脊索鞘，是脊柱发育的主要结构组织者。首先形成位于神经管前方的脊柱骨化中心。随着胚胎脊柱的发育，脊索被充当软骨化和间充质分隔的诱导物。最终退化碎裂，残留在椎间盘形成胎儿的髓核。脊索瘤典型细胞为含藻细胞，即中央核中包含多个细胞质空泡。免疫组化中表达软骨和上皮细胞抗原表型，S-100 呈强阳性。因脊索组织仅存在于胚胎和胎儿期，正常成人组织中不存在。研究发现发育过程中的脊索首尾端有复杂的分叉结构，退化时可能分离出残留的脊索碎片。骨内原始脊索的残余被认为是脊索瘤的来源。也有研究认为椎间盘残余的脊索与椎体内脊索组织无关，因为它们对细胞角蛋白免疫反应为阴性。MRI 筛查颅颈区存在无症状的脊索残留组织，呈长 T_1、长 T_2 信号，无强化。虽然脊索组织不是骨组织，但本身具有诱导软骨和骨的作用，因此被分类到原发性骨肿瘤。在脊索瘤中，细胞可发生软骨样分化。完整手术切除是首选治疗方案。无法完整切除或切缘不足的患者可考虑辅助放疗。脊索瘤复发率极高，由于其特殊的解剖部位，易压迫和侵袭周围重要结构导致患者死亡。因此脊索瘤延迟死亡率较高，平均生存时间为 4 年，极少数可超过 10 年。复发通常表现为多发骨与软组织肿块。远处转移发生率不高，为 7% ～ 14%。随着肿瘤的复发转移率呈上升趋势。最常转移至肺部，也可见淋巴结转移。

第一节 良性脊索肿瘤

1894 年尸检病例中发现脊索，从而引入脊索来源的概念。良性脊索细胞肿瘤是一种脊索分化的病变。常无症状或无特异性症状，在非相关病变的椎体检查、切除或尸检时发现。少数情况下病变体积较大，需与脊索瘤（起源脊索的恶性肿瘤）相鉴别。有学者认为良性脊索肿瘤是骨内原始脊索的残余，但这种假说存在争议。也有学者认为良性脊索肿瘤是脊索瘤的先兆病变。研究发现小型脊索瘤或脊索前期的中间状态，认为是早期脊索瘤，假设可通过转化发展出侵袭能力。组织学上表现为典型的嗜盐细胞，含有多个清晰的细胞质空泡，细胞核呈锯齿状。波形蛋白、S-100、上皮膜抗原和低分子质量细胞角蛋白染色阳性，对高分子量角蛋白呈阴性。无症状的良性脊索肿瘤可长期随访观察，如果出现骨小梁减少、破坏或软组织受累，需考虑脊索瘤可能。有症状患者，可行椎体切除＋椎体融合和内固定以缓解疼痛。

一、定义

良性脊索细胞瘤是一种可能起源于脊索的良性椎体内病变。界线清楚，宿主骨小梁部分增厚，有新骨和反应性硬化。骨小梁之间有巢状或片状透明细胞，偏心性细胞核呈圆形或椭圆形。

二、流行病学

本病好发于中年或老年人群，平均年龄 > 50 岁。发病率难以准确统计，多数患者因外伤、关节退变等检查时偶然发现。男女比例约为 3：1。好发部位与脊索瘤类似，脊柱是最常见的发病部位，尤其以骶尾部为主。主要累及骨骼的头端和尾端，活动度大的脊柱椎体内发生率较低。

三、临床表现

大多良性脊索肿瘤无症状或无典型症状。最常出现的症状为背部疼痛，可以是慢性疼痛，持续数年。也可急性发作数周或数月。骶尾部病变引起的疼痛可进一步表现出相关神经肌肉症状。受累部位不同可出现相应症状，如活动受限、麻木，颈部、背部或臀部僵硬。

四、病理学表现

镜下由脊索细胞组成，没有核异型性和活跃的有丝分裂。细胞质内有不同程度空泡化。局部可见典型的囊泡细胞。由类似脂肪或脂肪瘤样细胞存在。宿主骨小梁完整，脊索细胞生长于小梁间隙。

五、影像学表现

1. X 线 /CT　较小的良性脊索肿瘤难以察觉。较大的病灶在 X 线上显像信息也较难提供诊断方向，骨骼可表现正常或不同程度硬化。CT 上可见较大的病变组织替代椎体的骨髓，病变内骨小梁硬化。骨皮质通常不受累。

2. MRI　病变边界清晰，T_1WI 呈均匀低信号，T_2WI 呈均匀高信号。局限于椎体内，没有延伸破坏骨皮质或形成软组织包块。体积较大者可累及超过 50% 的椎体或整个椎体。周围骨呈正常信号强度或轻度小梁增厚。较小的病灶典型性不高，易被忽略或误诊为其他实体瘤，如椎体血管瘤。

六、鉴别诊断

本病需与椎间盘脊索残留、脊索瘤、巨细胞瘤、软骨肉瘤相鉴别。椎间盘脊索残留、良性脊索肿瘤、脊索瘤的组织学相似性使疾病之间鉴别困难，都含单空泡细胞和嗜盐细胞，免疫组化染色雷同。需参考临床表现和影像学检查结合判断。椎间盘脊索残留位于椎间盘中心，而非椎体，被纤维环包绕的中央囊性间隙。脊索瘤作为低级别恶性肿瘤，表现为侵袭性溶骨病变，广泛的骨质破坏并累及周围软组织、脊髓。脊索瘤有特征性的分叶状和黏液间质池，良性脊索肿瘤细胞无异型性和异质性。

第二节　脊　索　瘤

脊索瘤是少见的恶性肿瘤，具有较强的局部侵袭性，预后不良。研究发现 *T* 基因编码的转录因子参与脊索的发育和维持。*T* 基因的畸变与肿瘤的发生密切相关。组织学上脊索瘤由纤维组织构成。纤维组织将脊索组织与黏液基质分隔开。组织学上分为 3 种亚型：普通型、软骨样型和去分化型。免疫组化 S-100、上皮膜抗原、波形蛋白和细胞角蛋白阳性。病变部位最常见于骶骨、颅底和脊柱。常见的转移部位为肺、肝、淋巴结、脑脊液。骶骨脊索瘤的治疗以整块切除为主，可辅助放疗，对系统性化疗不敏感。颅底的治疗更强调神经功能的保护。尽管广泛性切除病变，术后复发率仍较高。分子靶向药物如伊马替尼、吉非替尼、西妥昔单抗等处于临床试验阶段。5 年生存率为 50%～68%，10 年生存率为 28%～40%。无法完整切除的病变、高龄、体积大、肿瘤坏死是预后不良的因素。

一、定义

脊索瘤是一种脊索分化的生长缓慢的恶性肿瘤。常见于骶尾部和蝶枕部。含肉瘤成分的脊索瘤被称为去分化脊索瘤或肉瘤样脊索瘤。

二、流行病学

本病好发于 40～60 岁，极少数发生于青少年。脊索瘤是继骨肉瘤、软骨肉瘤、尤因肉瘤后第四好发的原发性恶性非血液系统骨肿瘤，占原发性恶性骨肿瘤的 3%～4%，占所有骨肿瘤的 1%～3%。每年发病率为 (0.18～0.3) / 百万人。男性多于女性，男女比例为 (1.5～2)：1。病变主要累及中轴骨，约 90% 发生于骶尾部和颅底区，其次为颈椎和腰椎，胸椎不常见。椎体最常受累，约 80% 的肿瘤延伸至硬膜外腔。

三、临床表现

疼痛是最常见的症状，可持续数月至数年。骶尾部病变局部侵袭性和软组织包块可压迫骶尾神经和直肠，出现肠梗阻、便秘、大便习惯改变、括约肌功能障碍、背痛。颅内病变可引起头痛。颅底病变可压迫邻近解剖组织，如视神经、垂体、小脑区。颈部脊索瘤可出现咽部肿块。

四、病理学表现

颅底病变较小，发生于骶骨病变较大，呈小叶状。切面浅灰色，质地柔软，组织呈胶冻状、黏液状，伴有出血、坏死、囊性变。黏液样基质中分布着带状或巢状大圆细胞，胞核呈卵圆形，胞质丰富，有许多大小不等的透明黏液空泡，因此又被称为囊泡细胞（physaliferous cell）。空泡向一侧位移，可使肿瘤细胞表现出印戒样外观。细胞排列呈线或网状，由一层嗜酸性无定形黏液隔开。不同部位病变或不同病例间细胞水平差异较大，偶可见软骨分化，需与软骨肉瘤相鉴别（图 9-1）。

五、影像学表现

1. X 线 /CT　脊索瘤以溶骨性病变为主。骶骨部位受肠道影响，在 X 线检查时易被忽略。部分病灶可见骨质硬化，但骶骨部位不常发生。CT 可见这种骨质硬化位于骨破坏周围且分布广泛，伴有不同程度骨膨胀。骨外可见巨大的分叶状软组织包块。病变内伴有不规则钙化，尤其在骶骨多见，可高达 90%。基质内黏液样成分在 CT 上呈低密度影（图 9-2 ～图 9-5）。

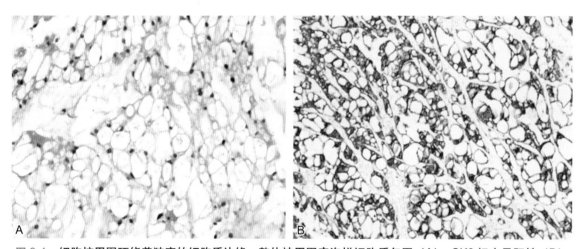

图 9-1　细胞核周围环绕着狭窄的细胞质边缘，整体被周围空泡样细胞质包围（A）；CK8 标志呈阳性（B）

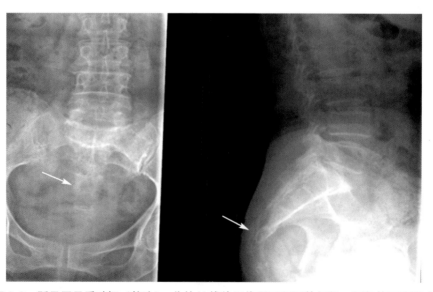

图 9-2　骶骨区骨质破坏（箭头），此处 X 线片显像易受周围软组织、肠气等因素影响

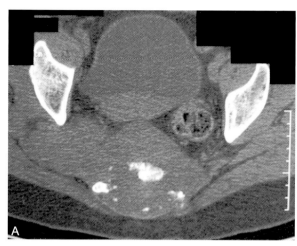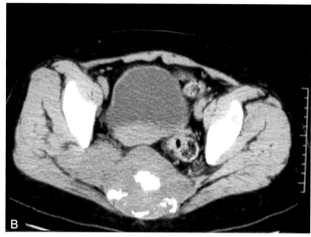

图 9-3　骶骨广泛破坏，向盆腔内形成软组织包块。基质内有不规则钙化

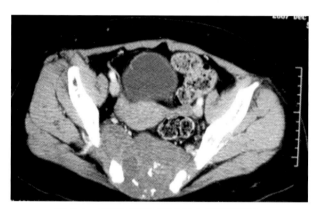

图 9-4　增强 CT 黏液基质内无明显强化

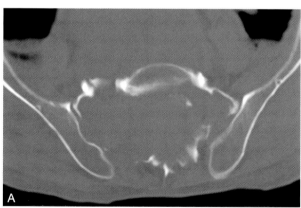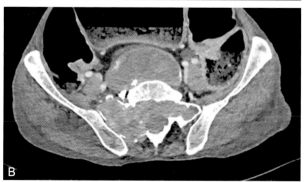

图 9-5　脊索瘤完全呈溶骨性改变，骨皮质膨胀且不连续（A）；增强 CT 示右侧骶骨散在轻度强化（B）

2. MRI　骶骨部位的病变体积较大，伴有骶前和（或）骶后软组织包块，可累及神经根和骶髂关节。延脊神经扩散可达坐骨大切迹。在 T_1WI 呈中低信号，T_2WI 呈混杂的高信号。基质内黏液样组织 T_2WI 呈高信号，信号强度高于水信号。病灶内出血产生的成分可在 T_1WI 呈高信号。肿瘤坏死组织在 T_2WI 呈低信号。血管纤维间隔可形成纵横交错影像。增强 MRI 病灶内强化程度不同，含黏液的小叶强化不明显。

椎体病变位于椎体中心，边缘呈分叶状，可在椎体前后方形成软组织包块，侵袭邻近椎体。除疾病晚期，通常不累及椎间盘。因为椎间盘信号与肿瘤组织类似，终板的完整性是判断椎间盘受累的标志。肿瘤侵犯后纵韧带时增强 MRI 可出现"硬膜外尾征"。肿瘤浸润至硬膜外腔后易移行性扩散，可能形成卫星病灶（图 9-6 ～图 9-10）。

六、鉴别诊断

本病需与软骨肉瘤、软骨黏液样纤维瘤、转移癌、浆细胞瘤、脑膜瘤、骨髓炎、淋巴瘤、巨细胞瘤、垂体腺瘤、鳞癌、腺样囊性癌、嗜酸性肉芽肿、良性脊索肿瘤相鉴别。鉴别要点是脊索瘤含藻盐细胞和黏液样基质。影像学检查可见明显的骨侵袭性和软组织包块。软骨肉瘤上皮标志物多为阴性。黏液样骨肿瘤发生于中轴骨的少见。透明细胞改变和印戒细胞易与转移性腺癌或脂肪源性肿瘤混淆，腺癌也可同时 S-100 和上皮标志物染色呈阳性。

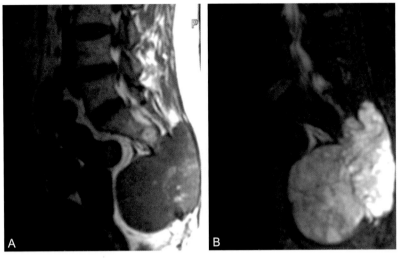

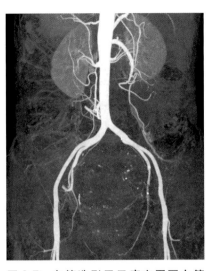

图 9-6　脊索瘤 T_1WI 呈低信号，散在高信号提示病变内出血（A）；T_2WI 混杂有稍高信号和高信号（B），黏液信号较水信号强度更高，病变内呈网格状纤维血管影

图 9-7　血管造影显示病变周围血管增生，病变内散在血管分布

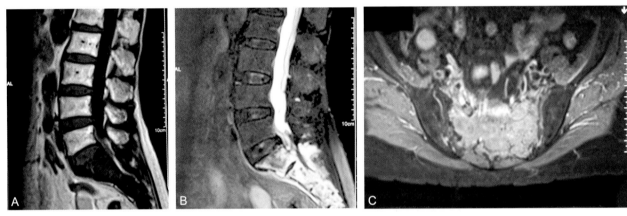

图 9-8　病变累及全骶骨。无黏液的病变组织在 T_2WI 上呈稍高信号，强度低于水信号（B 和 C）

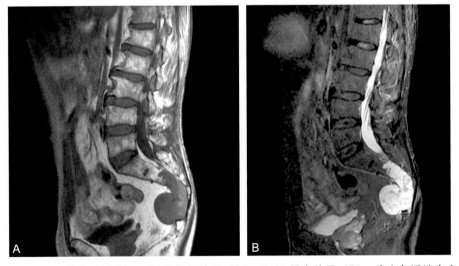

图 9-9　$S_3 \sim S_4$ 椎体骨质破坏，T_1WI 呈低信号（A），T_2WI 呈高信号（B），病变向近端突出椎管

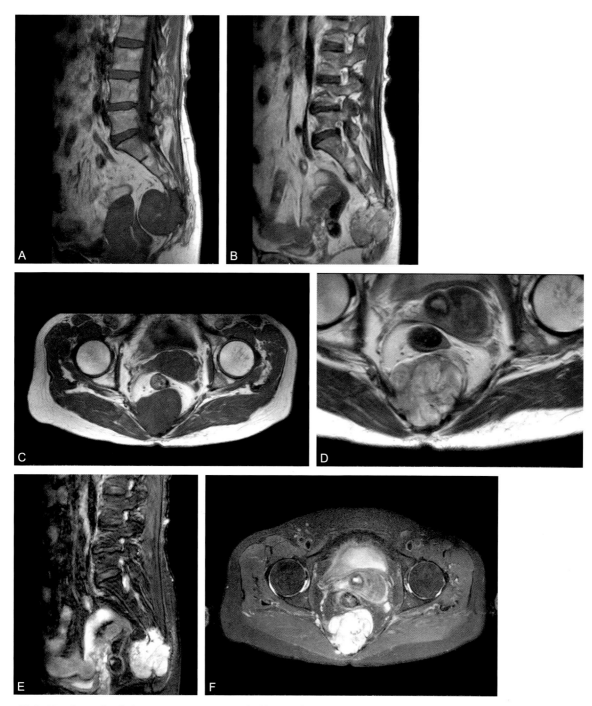

图 9-10 $S_4 \sim S_5$ 病变，T_1WI（A～D）呈低信号，病变内有条絮状高信号；T_2WI（E和F）呈混杂高信号

主要参考文献

Ailon T, Torabi R, Fisher CG, et al. 2016. Management of locally recurrent chordoma of the mobile spine and sacrum: A systematic review. Spine, 41(Suppl 20): S193-S198.

Almefty K, Pravdenkova S, Colli BO, et al. 2007. Chordoma and chondrosarcoma: Similar, but quite different, skull base tumors. Cancer, 110(11): 2457-2467.

Amer HZM, Hameed M. 2010. Intraosseous benign notochordal cell tumor. Arch Pathol Lab Med, 134(2):

283-288.

Barth TFE, von Witzleben A, Möller P, et al. 2018. Notochordal tumors: Benign notochordal tumors and chordomas. Pathologe, 39(2): 117-124.

Bethke KP, Neifeld JP, Lawrence W. 1991. Diagnosis and management of sacrococcygeal chordoma. J Surg Oncol, 48(4): 232-238.

Bisceglia M, D'Angelo VA, Guglielmi G, et al. 2007. Dedifferentiated chordoma of the thoracic spine with rhabdomyosarcomatous differentiation. Report of a case and review of the literature. Ann Diagn Pathol, 11(4): 262-273.

Castro M, Aslan D, Manivel JC, et al. 2013. Parapharyngeal chordoma: A diagnostic challenge and potential mimic of pleomorphic adenoma on fine-needle aspiration cytology. Diagn Cytopathol, 41(1): 85-91.

Chetty R, Levin CV, Kalan MR. 1991. Chordoma: A 20-year clinicopathologic review of the experience at Groote Schuur Hospital, Cape Town. J Surg Oncol, 46(4): 261-264.

Chugh R, Tawbi H, Lucas DR, et al. 2007. Chordoma: The nonsarcoma primary bone tumor. Oncologist, 12(11): 1344-1350.

Colangeli S, Muratori F, Bettini L, et al. 2018. Surgical treatment of sacral chordoma: En Bloc resection with negative margins is a determinant of the long-term outcome. Surg Technol Int, 33: 343-348.

Deshpande V, Nielsen GP, Rosenthal DI, et al. 2007. Intraosseous benign notochord cell tumors (BNCT): Further evidence supporting a relationship to chordoma. Am J Surg Pathol, 31(10): 1573-1577.

Dial BL, Kerr DL, Lazarides AL, et al. 2020. The role of radiotherapy for chordoma patients managed with surgery: Analysis of the national cancer database. Spine (Phila Pa 1976), 45(12): E742-E751.

Firooznia H, Pinto RS, Lin JP, et al. 1976. Chordoma: Radiologic evaluation of 20 cases. AJR Am J Roentgenol, 127(5): 797-805.

Ishida T, Dorfman HD. 1994. Chondroid chordoma versus low-grade chondrosarcoma of the base of the skull: Can immunohistochemistry resolve the controversy? J Neurooncol, 18(3): 199-206.

Jeffrey PB, Biava CG, Davis RL. 1995. Chondroid chordoma. A hyalinized chordoma without cartilaginous differentiation. Am J Clin Pathol, 103(3): 271-279.

Kayani B, Hanna SA, Sewell MD, et al. 2014. A review of the surgical management of sacral chordoma. Eur J Surg Oncol, 40(11): 1412-1420

Kennamer BT, Gridley DG, Rhines LD, et al. 2020. Natural history of a patient with sacral chordoma: Case report and literature review. World Neurosurg. 139: 132-135.

Kolz JM, Wellings EP, Houdek MT, et al. 2021. Surgical treatment of primary mobile spine chordoma. J Surg Oncol, 123(5): 1284-1291.

Kreshak J, Larousserie F, Picci P, et al.2014. Difficulty distinguishing benign notochordal cell tumor from chordoma further suggests a link between them. Cancer Imaging, 14(1): 4.

Leah P, Dower A, Vescovi C, et al. 2018. Clinical experience of intracranial chordoma-A systematic review and meta-analysis of the literature. J Clin Neurosci, 53: 6-12.

Makhdoomi R, Ramzan A, Khursheed N, et al. 2013. Clinicopathological characteristics of chordoma: An institutional experience and a review of the literature. Turk Neurosurg, 23(6): 700-706.

Murphy JM, Wallis F, Toland J, et al. 1998. CT and MRI appearances of a thoracic chordoma. Eur Radiol, 8(9): 1677-1679.

Nishiguchi T, Mochizuki K, Ohsawa M, et al. 2011. Differentiating benign notochordal cell tumors from chordomas: Radiographic features on MRI, CT, and tomography. AJR Am J Roentgenol, 196(3): 644-650.

Noor A, Bindal P, Ramirez M, et al. 2020. Chordoma: A case report and review of literature. Am J Case Rep, 21: e918927.

Pasalic D, Luetmer PH, Hunt CH, et al. 2013. Benign notochordal cell tumor of the sacrum with atypical imaging features: The value of CT guided biopsy for diagnosis. Open Neuroimag, 7: 36-40.

Snyderman CH, Gardner PA. 2020. Current opinion in otolaryngology and head and neck surgery: Clival chordoma and its management. Curr Opin Otolaryngol Head Neck Surg, 28(2): 118-121.

Soo MY. 2001. Chordoma: Review of clinicoradiological features and factors affecting survival. Australas Radiol, 45(4): 427-434.

Tenny SO, Ehlers LD, Robbins JW, et al. 2017. Marginal En bloc resection of C2-C3 chordoma with bilateral vertebral artery preservation and mesh cage reconstruction with review of previously published cases. World Neurosurg, 108: 993.e1-993.e7.

Usher I, Flanagan AM, Choi D. 2019. Systematic review of clinical, radiologic, and histologic features of benign Notochordal cell tumors: Implications for patient management. World Neurosurg, 130: 13-23.

Williams BJ, Raper DMS, Godbout E, et al. 2013. Diagnosis and treatment of chordoma. J Natl Compr Canc Netw, 11(6): 726-731.

Yamaguchi T, Iwata J, Sugihara S, et al. 2008. Distinguishing benign notochordal cell tumors from vertebral chordoma. Skeletal Radiol, 37(4): 291-299.

Yamaguchi T, Suzuki S, Ishiiwa H, et al. 2004. Benign notochordal cell tumors: A comparative histological study of benign notochordal cell tumors, classic chordomas, and notochordal vestiges of fetal intervertebral discs. Am J Surg Pathol, 28(6): 756-761.

第 10 章　脉管源性肿瘤

人体脉管系统是各结构组织新陈代谢的保障系统，供应所需营养、氧气、防御的循环细胞，同时将代谢产物、二氧化碳运输至排泄器官。脉管系统维持机体内环境理化性质的相对稳定和防御功能起重要作用。高度分化的内皮细胞排列组成血管和淋巴管。血管与淋巴管之间主要经胸导管交通连接，淋巴管向心流动，故淋巴管被视为静脉的辅助管道。脉管系统的功能障碍和畸变常诱导皮肤、软组织或内脏肿瘤或肿瘤样病变发生。骨骼系统中营养动脉穿骨皮质后分布为广泛的小动脉和毛细血管网。骨膜血管供应皮质表面。骨膜与骨髓之间通过穿通管和骨单位建立交通支。虽然脉管丰富，但发生在骨骼的畸变少见。最常见的骨脉管源性肿瘤是孤立性血管瘤。多发的血管瘤病分为区域性或播散性、侵袭性或非侵袭性，发病率低于孤立性血管瘤。恶性肿瘤发生率低于良性肿瘤，包括低度恶性的上皮样血管内皮瘤、高度恶性的血管肉瘤。临床症状、生物学活性差异较大，而细菌性血管瘤、卡波西肉瘤等的临床诊疗难度较大。血管内皮生长因子（VEGF）作为内皮前体细胞分化所需的物质，是目前研究较成熟的一类生长因子。例如，动脉特异性表达VEGFA、VEGFR2、Notch 信号等，静脉特异表达COUP 转录因子、Notch 信号。免疫组化内皮标志物如 CD31、CD34 等染色阳性。CD31 是血小板黏附分子，是血管肿瘤中最具特异度和敏感度的标志物之一。超过 90% 的脉管源性肿瘤中表达，肿瘤巨噬细胞中持续高水平。CD34 特异度相对较低，在造血细胞、树突细胞、皮肤隆突性纤维肉瘤、孤立性纤维瘤、上皮样肉瘤中同样表达。

第一节　血　管　瘤

血管的维持需要有丝分裂原或细胞增殖诱导剂，血管抑素和内皮抑素抑制内皮细胞增殖，阻碍血管瘤的形成。FoxO 转录因子属于组织特异DNA 结合蛋白家族，是特异性肿瘤抑制基因的产物，可以调控磷酸肌醇 PI-3 激酶信号通路的激活，导致血管瘤的生成。在大体标本上，血管瘤由薄壁血管聚集，包括开放通道（海绵状血管瘤）、毛细血管瘤。部分管腔内有血栓性钙化。因此有学者认为血管瘤是血管畸形、纡曲聚集而成，并不属于严格意义上的肿瘤。血管瘤多为偶然发现，患者并无明显特异性体征。偶尔病变压迫神经，产生局部或根性疼痛。颅骨血管瘤多有症状。无症状体积小的血管瘤可长期随访，部分可表现出自限性。出现症状或体积较大、有发生病理性骨折风险或已发生病理性骨折需手术治疗。通常刮除植骨可达到治疗目的。有症状的椎体血管瘤需椎板减压。动脉栓塞、椎体切除、椎体成形应用较广。对于无法手术切除的病灶可选择放疗。

一、定义

血管瘤是由毛细血管、海绵状血管、畸形静脉组成的骨骼系统组织的良性病变，也被认为是错构瘤的一种。脉管通道间充斥着成熟脂肪组织。静脉血管瘤含大小及壁厚不一的静脉，而血管瘤病是一种多发性血管瘤，可广泛分布于全身多处部位，也可发生于淋巴管瘤。

二、流行病学

血管瘤患者年龄分布广泛，约70%的患者发病年龄在30～60岁。血管瘤发病率占良性骨肿瘤的2%～4%，占所有骨肿瘤的不到1%。作为良性肿瘤，血管瘤常因检查时偶然发现，因此真正的发病率可能更高。30%～40%病例仅累及骨组织。没有明显的性别倾向。血管瘤最常发生于颅面骨。有报道称颅面骨的发病率约占50%，约20%发生于脊柱。四肢骨中，本病好发于长管状骨。本病好发部位为颅面骨、脊柱＞股骨＞胫骨＞腓骨＞肱骨、肩胛骨＞指骨＞其他部位。脊柱中椎体发病率高于椎弓根和后柱，长骨中骨干发病率高于干骺端和骨端。

三、临床表现

骨内血管瘤通常无症状，患者多因其他原因行影像检查时发现。少数可出现搏动性疼痛。病理性骨折发生率低。椎体病变可有背部疼痛表现。由于血管瘤累及的椎体形态改变，少部分可出现神经或椎管压迫症状。妊娠期出现血管瘤增大压迫脊髓风险增高。

四、病理学表现

标本呈界线清楚的红蓝色海绵状肿块，分布充血的蜂窝状腔隙。毛细血管瘤和海绵状血管瘤为薄壁血管，管壁为单层扁平内皮细胞，累及骨髓，包绕骨小梁。部分可见硬化的骨小梁（图10-1）。

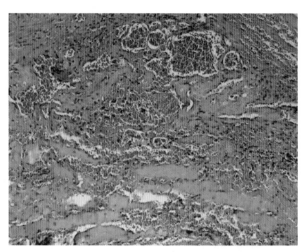

图10-1　大小不等、不规则扩张的血管腔隙

五、影像学表现

1. X线/CT　大多数骨内血管瘤呈边界清楚的透亮病灶，病灶内小梁结构增粗，偶尔可累及骨皮质。椎体血管瘤可表现为灯芯绒样结构和栅栏样结构，来源于椎体的相对脱钙和脂肪样变，以及典型的垂直状小梁改变。合并溶骨和小梁改变的骨骼血管瘤约占全部血管瘤病例的40%。约30%的血管瘤表现为单纯溶骨性。大多数病例溶骨、骨小梁、骨嵴、硬化共存。本病病灶边界清楚，少部分边界呈虫蚀样或地图样。CT横断面上可见增厚的垂直骨小梁呈致密圆形，位于溶骨性病变内（图10-2和图10-3）。

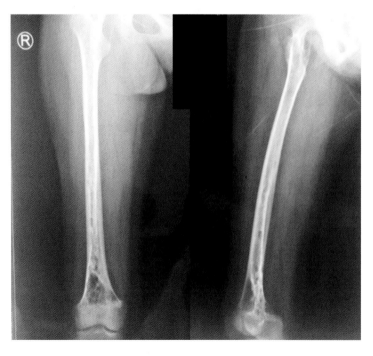

图10-2　股骨中下段虫噬样骨破坏，骨皮质连续

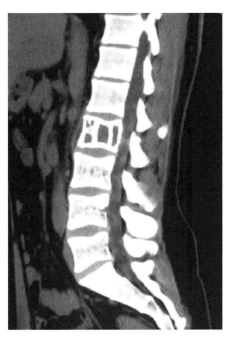

图 10-3 椎体病变表现为栅栏样改变

2. MRI T₁WI、PDWI、T₂WI 均有中等信号和高信号共存。T₁WI 信号强度较周围正常骨髓相等或稍高，成像为细线性到不规则状，为血管间填充的脂肪成分。中等或高信号间穿杂有低信号，为脉管内血流信号改变。T₂WI 血管瘤清晰的边缘可呈分叶状或不规则形。信号强度与 T₁WI 相对应。脉管内血流呈高信号，呈与血管平行的条纹状，"流空现象"时也可为同样形态的低信号。抑脂像血管间的脂肪组织呈低信号。动静脉交通出现扩张的静脉的窦状间隙，T₂WI 上有蛇形高信号。形成的静脉石或血栓钙化在 T₁WI 和 T₂WI 均为低信号。增强 MRI 血管瘤内明显强化，通过增强可区分瘤灶和水肿边界（图 10-4 和图 10-5）。

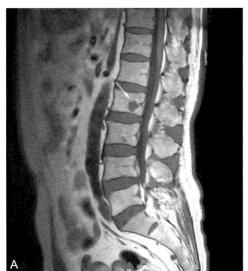
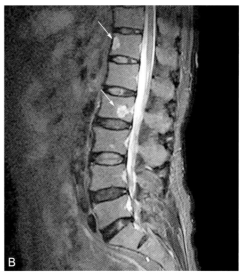
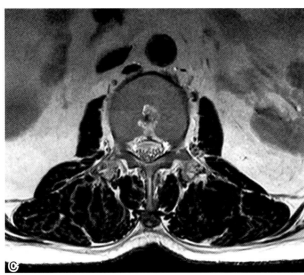

图 10-4 T₁₂、L₂ 椎体内结节状异常信号（箭头），T₁WI（A）呈低信号，T₂WI（B）呈高信号，STIR（C）呈高信号，病变内可见低信号钙化影

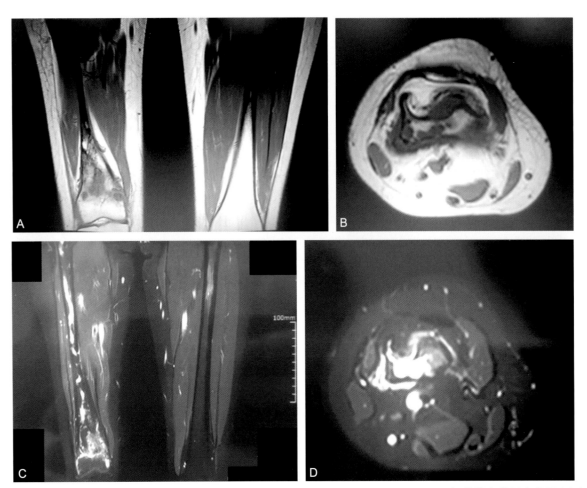

图 10-5　右股骨中下段病变。T₁WI 可见病变内低信号和高信号影交错（A 和 B），T₂WI 可见纤曲的血管呈高信号（C 和 D）

六、鉴别诊断

本病需与动静脉畸形、脂肪瘤、血管肉瘤、淋巴管瘤、纤维结构不良、Paget 病、动脉瘤样骨囊肿、巨细胞瘤、转移癌、淋巴瘤、上皮样血管内皮瘤相鉴别。毛细血管型血管瘤、海绵状血管瘤、动静脉型可有不同表现，易与血供丰富的肿瘤混淆。血管瘤血供丰富，但生物活性为良性，侵袭性低，与恶性肿瘤不同。长骨中体积较大的血管瘤可能有反应性新骨形成，需与恶性肿瘤相鉴别。继发内皮增生时，需要与上皮样血管内皮瘤和血管肉瘤相鉴别。免疫组化标记内皮细胞，与上皮样肿瘤类似。

第二节　上皮样血管内皮瘤

1979 年 Rosai 等提出血管肿瘤的概念，称之为组织细胞样血管瘤。1982 年 Weiss 和 Enzinger 提出"上皮样血管内皮瘤"一词用于描述具有上皮样外观的内皮细胞构成的血管肿瘤。软组织、肺、肝和骨骼均可发病。骨的上皮样血管内皮瘤在形态学和生物学上与软组织类似，介于血管瘤和高级别血管肉瘤之间，被认为是一种低度恶性血管肿瘤。约 50% 的肿瘤发生在四肢的长管状骨中。与骨血管肉瘤相比，患者就诊时多灶性更为常见，为 50%～64%。疼痛是最常见的临床表现，但无特异性。大体标本表现多样，质软/质硬、红色包块/棕褐色包块。罕见报道软组织的上皮样血管内皮瘤有染色体 t（1；3）（p36.3；q25）基因易位改变，但骨组织内病变未发现。上皮样血管内皮瘤治疗尚无统一观点，包括整块切除、刮除、放疗等。单发病灶以选择手术为主，多灶性病变使用放疗。由于骨的上皮样血管内皮瘤进展缓慢，也有行姑息性手术或射频消融治疗。

一、定义

上皮样血管内皮瘤是血管内皮瘤的一种，分化良好、具有局部侵袭性和潜在转移能力的低度恶性肿瘤。内皮细胞呈上皮样外观，在黏液透明基质内呈短索状或巢状。病变有多灶性倾向。

二、流行病学

本病好发于 10 ～ 30 岁人群。疾病本身不常见，骨的血管内皮瘤不足原发恶性骨肿瘤的 1%。男性患者与女性相当或稍多于女性。下肢骨最常受累，其中胫骨发生率最高。病变可单发，也可发生于同一宿主骨多处或多个宿主骨。多发病灶病例可高达 64%。多灶病变常见于同一宿主骨或同一解剖区域（如胫腓骨）。脊柱处的上皮样血管内皮瘤最常发生于椎体，也可延伸至脊椎后柱。

三、临床表现

病变受累部位处疼痛是最常见的症状，偶有局部软组织肿胀。椎体部位可引起颈部或背部疼痛、脊髓压迫症状。水肿和血栓性静脉炎时有发生，可能与肿瘤来源于血管有关。受累宿主骨可发生病理性骨折。

四、病理学表现

上皮样血管内皮瘤由条索状、巢状、单个细胞组成，细胞核呈泡状，有轻度不典型核仁。可见哑铃状细胞核。细胞分布于黏液样透明软骨样或硬化基质中，表现为类似骨样的矿化灶。细胞较大，呈上皮样。细胞质嗜酸且体积大，常有大小不等的液泡，可含有红细胞成分（图 10-6）。

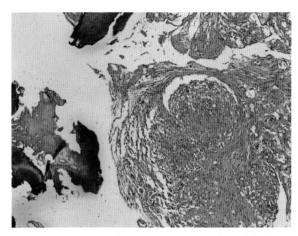

图 10-6 破碎骨组织内可见交织呈网状、肾小球样的血管

五、影像学表现

1. X 线 /CT 上皮样血管内皮瘤表现为纯溶骨性病变，伴有不同程度的硬化边。边缘锐利呈分叶状，也可呈虫蚀样改变。骨内膜受累、皮质变薄、皮质破坏程度不一。基质内钙化和骨膜反应不常见。约 64% 为多发病灶。

2. MRI MRI 表现为边缘锐利的分叶状病灶。T_1WI 和 PDWI 呈中低信号和高信号交织混杂的影像。T_2WI 和 FST_2WI 呈不均匀的中高信号，掺杂低信号区。同一宿主骨或解剖区域可出现多个病灶。易发现病变破坏骨皮质并延伸至邻近软组织。MRI 增强表现为不均匀强化（图 10-7 和图 10-8）。

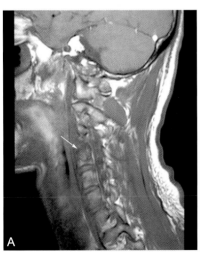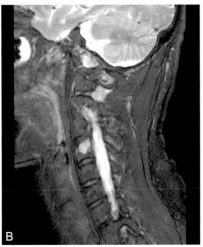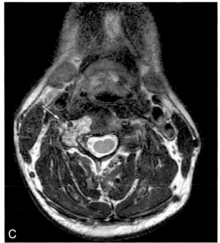

图 10-7 C_4椎体上皮样血管内皮细胞瘤。椎体和右侧附件轻度膨胀。T_1IW（A）呈稍低信号，T_2WI（B）呈高信号，STIR（C）呈高信号

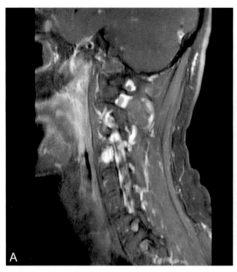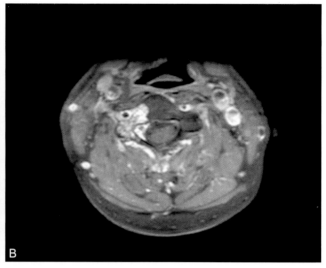

图 10-8　增强 MRI 表现为显著强化，其内有强化不明显的条状影

六、鉴别诊断

本病需与朗格汉斯细胞组织细胞增生症、纤维异常增生、转移癌、骨髓瘤、淋巴瘤、结缔组织增生性纤维瘤、尤因肉瘤、骨肉瘤、纤维肉瘤、慢性骨髓炎相鉴别。鉴别要点为肿瘤的上皮样特征，成簇的内皮细胞形成巢状或条索状，类似转移癌改变。通过免疫组化标记角蛋白、上皮抗原与其他肿瘤进行鉴别。与血管肉瘤的区别在于这些肿瘤中增殖内皮细胞的均匀性、有丝分裂率低和内皮细胞表现出的最小核多形性。血管肉瘤表现出更高水平的核不典型性和显著的梭形细胞分化。黏液样和软骨样基质可在上皮样血管内皮瘤中发现，应与软骨源性肿瘤相鉴别。存在于含有细胞质腔空泡的细胞区域可以增加与软骨损伤的相似性，但这些细胞通常对因子Ⅷ相关抗原 CD31、CD34 和 ERG 表现出免疫反应性，而对软骨标志物呈阴性。

第三节　血管肉瘤

血管肉瘤是骨内高级别血管恶性肿瘤，发病率低，占恶性骨肿瘤总发病率的不足 1%。大多数为原发性血管肉瘤，也可继发于放射线照射后或骨梗死。临床表现为慢性轻微疼痛或肿瘤性包块。约 1/3 的血管肉瘤为多发病灶，多中心同时受累或病灶转移扩散尚不明确。在组织学水平上，骨血管肉瘤代表一组异质性病变，从具有明显血管形成生长模式的高分化肿瘤到具有瘤细胞实质生长模式的低分化肿瘤，甚至类似转移癌。有报道发现血管肉瘤中存在 t（1；14）（p21；q24）易位。*p53* 和 *p16* 等肿瘤抑制基因主要参与软组织血管肉瘤，提示在一部分血管肉瘤的肿瘤发生中可能起作用。*p53* 基因突变最常见于与有毒氯乙烯接触相关的肝血管肉瘤和头皮血管肉瘤。然而，在乳腺、四肢、心脏、肺、肝的血管肉瘤（非毒性诱导）的一些报道中，肿瘤的发生与氯乙烯无关。在放射或慢性淋巴水肿继发的血管肉瘤中发现高水平的 c-MYC 扩增，而在乳腺原发性血管肉瘤中发现 KDR 突变，表明血管肉瘤可有不同亚型，且具有肿瘤特异性改变。血管肉瘤具有较强侵袭性，局部生长快，早期易发生转移。根治性切除或截肢是主要治疗方式，辅助性放疗和化疗效果不确切。1 年生存率和 5 年生存率分别为 55% 和 33%。

一、定义

血管肉瘤是由骨与软组织中肿瘤性血管组成的原发性恶性肿瘤，可继发于 Paget 病、放疗后、骨梗死、关节假体置换术后、人工血管移植物、骨髓炎等，与遗传性疾病，如 Maffucci 病、软骨发育不全也有关。

二、流行病学

血管肉瘤发病人群年龄分布广泛，从 10 岁至 80 岁均有报道。本病占原发性恶性骨肿瘤总发病人数的不足 1%。男性发病率高于女性，男女比例为 (1.4～2)：1。本病好发于长管状骨、椎体、骨盆。在长骨中，多见于骨干和干骺端，骨骺少见。与低级别血管肿瘤类似，20%～30% 的病例为多灶性，累及下肢多个骨骼。但孤立性与多发性病灶与预后并非相关，预后差异与肿瘤分化程度有关。本病也可继发于骨梗死、纤维异常增生、放疗后等情况。

三、临床表现

本病主要表现为受累部位的疼痛，持续数周或数年。病变突破骨皮质累及软组织时，表现为体积逐步增大的疼痛性包块。颅骨或脊柱的病变可伴有剧烈头痛、背痛或神经症状。病变内出血可短期内明显变化，同时伴有贫血或凝血功能异常。

四、病理学表现

血管肉瘤由不典型上皮样细胞组成。细胞质呈嗜酸性，可见一个或多个空泡，空泡内可见红细胞或其碎片。偶尔可见纺锤状细胞。细胞核大，核仁突出。非典型有丝分裂多见。周围可见炎症浸润、出血、含铁血黄素沉积、坏死（图 10-9）。

五、影像学表现

1. X 线 /CT 血管肉瘤放射成像并不典型。孤立性病灶表现为侵袭性溶骨性团块，边缘不规则。骨皮质变薄和骨轻中度膨胀性改变。骨皮质不连续并形成软组织包块。约 10% 的病例可有硬化边或反应性骨生成。病灶内出血区在 CT 上呈低密度。相邻宿主骨可见多发病灶，呈囊泡状，有骨膨胀（图 10-10）。

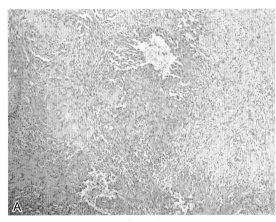 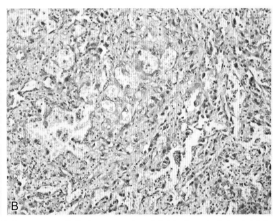

图 10-9 肉瘤性的内皮细胞向腔内突出形成乳头状结构（A）。肿瘤内可见不规则血管腔，内皮细胞呈上皮样，核大，空泡状。核仁明显，可见核分裂像（B）

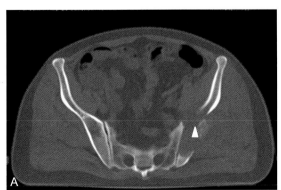 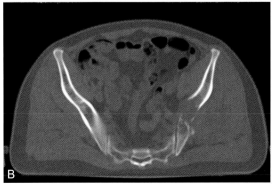

图 10-10 左侧髂骨溶骨性改变，骨皮质受累不连续（△）

2. MRI 肿瘤在 T_1WI 呈低信号影，T_2WI 混杂有低信号、中等信号和高信号。部分病例可见继发的动脉瘤样骨囊肿，多房囊肿和液 - 液平面。病灶内散在的钙化在 T_1WI 和 T_2WI 均呈低信号（图 10-11 ～图 10-13）。

六、鉴别诊断

本病需与转移癌、浆细胞瘤、淋巴瘤、嗜酸性肉芽肿、骨髓炎、卡西波肉瘤、囊性血管瘤病、纤维肉瘤、动脉瘤样骨囊肿、甲状旁腺功能亢进相鉴别。脉管恶性肿瘤在影像学上缺乏特异度，但同一区域多发病变应考虑脉管源性肿瘤。血管肉瘤对内皮细胞免疫组化标记反应较弱。波形蛋白强阳性和角蛋白阴性，有助于与梭形细胞肿瘤相鉴别。上皮样血管内皮瘤与血管肉瘤的鉴别较难，两者也可同时存在。

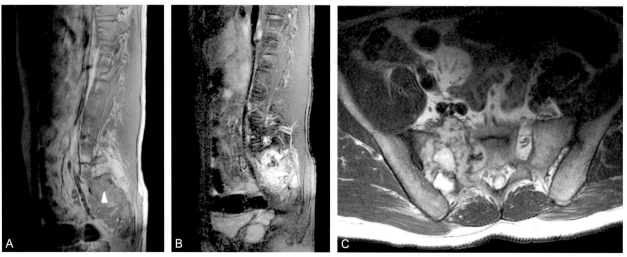

图 10-11 T_1WI（A）示稍低信号 S_1 ～ S_2 椎体病变，骨质破坏并形成软组织包块（△）。T_2WI（B）呈高信号。STIR（C）示右半椎体破坏，累及至骶髂关节

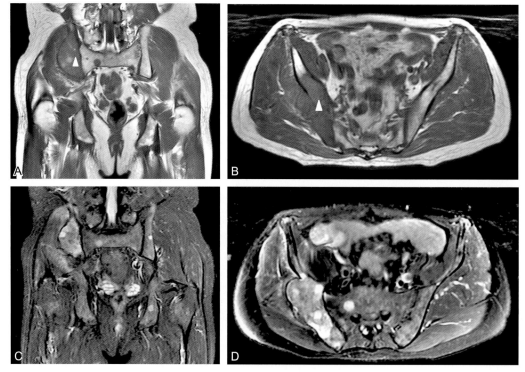

图 10-12 右侧髂骨病变在 T_1WI（A 和 B）呈低信号，局部出血可表现出高信号。T_2WI（C 和 D）呈混杂信号。△. 髂骨破坏伴软组织包块形成

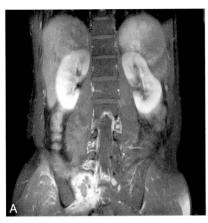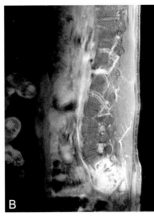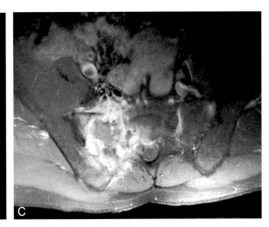

图 10-13　增强 MRI 呈现不均匀对比剂增强，病变内液性 T_2 高信号区域强化不明显

主要参考文献

Abdelwahab IF, Klein MJ, Hermann G, et al. 1998. Angiosarcomas associated with bone infarcts. Skeletal Radiol, 27(10): 546-551.

Abrahams TG, Bula W, Jones M. 1992. Epithelioid hemangioendothelioma of bone. A report of two cases and review of the literature. Skeletal Radiol, 21(8): 509-513.

Antonescu CR, Yoshida A, Guo T, et al. 2009. KDR activating mutations in human angiosarcomas are sensitive to specific kinase inhibitors. Cancer Res, 69(18): 7175-7179.

Been HD, Fidler MW, Bras J. 1994. Cellular hemangioma and angioblastoma of the spine, originally classified as hemangioendothelioma. A confusing diagnosis. Spine (Phila Pa 1976), 19(8): 990-995.

Caballero GA, Roitman PD. 2020. Pseudomyogenic hemangioendothelioma (epithelioid sarcoma-like hemangioendothelioma). Arch Pathol Lab Med, 144(4): 529-533.

Chikarmane SA, Gombos EC, Jagadeesan J, et al. 2015. MRI findings of radiation-associated angiosarcoma of the breast (RAS). J Magn Reson Imaging, 42(3): 763-770.

Cobelo-Romero E, Mandia-Mancebo FJ, Feijoo-Lorenzo MA, et al. 2013. Solitary bone epithelioid hemangioendothelioma. Case report and literature review. Acta Ortop Mex, 27(6): 390-395.

Dunlap JB, Magenis RE, Davis C, et al. 2009. Cytogenetic analysis of a primary bone angiosarcoma. Cancer Genet Cytogenet, 194(1): 1-3.

Epelboym Y, Engelkemier DR, Thomas-Chausse F, et al. 2019. Imaging findings in epithelioid hemangioendothelioma. Clin Imaging, 58: 59-65.

Errani C, Zhang L, Panicek DM, et al. 2012. Epithelioid hemangioma of bone and soft tissue: A reappraisal of a controversial entity. Clin Orthop Relat Res, 470(5): 1498-1506.

Evans HL, Raymond AK, Ayala AG. 2003. Vascular tumors of bone: A study of 17 cases other than ordinary hemangioma, with an evaluation of the relationship of hemangioendothelioma of bone to epithelioid hemangioma, epithelioid hemangioendothelioma, and high-grade angiosarcoma. Hum Pathol, 34(7): 680-689.

Garcia JM, Gonzalez R, Silva JM, et al. 2000. Mutational status of K-ras and TP53 genes in primary sarcomas of the heart. Br J Cancer, 82(6): 1183-1185.

Gusho CA, Tepper SC, Gitelis S, et al. 2021. Epithelioid hemangioendothelioma of bone: A survival analysis of 50 cases from the SEER database (1992-2016). Rare Tumors. 13: 20363613211005593.

Hart J, Mandavilli S. 2011. Epithelioid angiosarcoma: A brief diagnostic review and differential diagnosis. Arch Pathol Lab Med, 135(2): 268-272.

Kawamoto K, Oda Y, Matsumoto M, et al. 2004. Clinico-pathology of skull tumor: Hemangioma, chordoma, hemangioendothelioma. No Shinkei Geka, 32(7): 781-787.

Koch M, Nielsen GP, Yoon SS. 2008. Malignant tumors of blood vessels: Angiosarcomas, hemangioendotheliomas, and hemangiopericytyomas. J Surg Oncol, 97(4): 321-329.

Krajca-Radcliffe JB, Nicholas RW, Lewis JW. 1992. Multifocal epithelioid hemangioendothelioma in bone. Orthop Rev, 21(8): 973-975, 978-980.

Lee CU, Zreik RT, Boland JM, et al. 2015. Radiologic-pathologic correlation: Metastatic pulmonary epithelioid hemangioendothelioma of bone primary. J Clin Imaging Sci, 5: 50.

Lomasney LM, Martinez S, Demos TC, et al. 1996. Multifocal vascular lesions of bone: Imaging characteristics. Skeletal Radiol, 25(3): 255-261.

Luzzati A, Gagliano F, Perrucchini G, et al. 2015. Epithelioid hemangioendothelioma of the spine: Results at seven years of average follow-up in a series of 10 cases surgically treated and a review of literature. Eur Spine J, 24(10): 2156-2164.

Manner J, Radlwimmer B, Hohenberger P, et al. 2010. MYC high level gene amplification is a distinctive feature of angiosarcomas after irradiation or chronic lymphedema. Am J Pathol, 176(1): 34-39.

Naka N, Tomita Y, Nakanishi H, et al. 1997. Mutations of p53 tumor-suppressor gene in angiosarcoma. Int J Cancer, 71(6): 952-955.

Palmerini E, Leithner A, Windhager R, et al. 2020. Angiosarcoma of bone: A retrospective study of the European Musculoskeletal Oncology Society (EMSOS). Sci Rep, 10(1): 10853.

Palmerini E, Maki RG, Staals EL, et al. 2014. Primary angiosarcoma of bone: A retrospective analysis of 60 patients from 2 institutions. Am J Clin Oncol, 37(6): 528-534.

Ren S, Wang Y, Wang Z, et al. 2020. Survival predictors of metastatic angiosarcomas: A surveillance, epidemiology, and end results program population-based retrospective study. BMC Cancer, 20(1): 778.

Rosenberg A, Agulnik M. 2018. Epithelioid hemangioendothelioma: Update on diagnosis and treatment. Curr Treat Options Oncol, 19(4): 19.

Unni KK, Ivins JC, Beabout JW, et al. 1971. Hemangioma, hemangiopericytoma, and hemangioendothelioma (angiosarcoma) of bone. Cancer, 27(6): 1403-1414.

Verbeke SLJ, Bertoni F, Bacchini P, et al. 2011. Distinct histological features characterize primary angiosarcoma of bone. Histopathology, 58(2): 254-264.

Verbeke SLJ, Bovée JVMG. 2011. Primary vascular tumors of bone: A spectrum of entities? Int J Clin Exp Pathol, 4(6): 541-551.

Wang B, Chen LJ, Wang XY. 2020. A clinical model of bone angiosarcoma patients: A population-based analysis of epidemiology, prognosis, and treatment. Orthop Surg, 12(6): 1652-1662.

Weihrauch M, Markwarth A, Lehnert G, et al. 2002. Abnormalities of the ARF-p53 pathway in primary angiosarcomas of the liver. Hum Pathol, 33(9): 884-892.

Weissferdt A, Moran CA. 2014. Epithelioid hemangioendothelioma of the bone: A review and update. Adv Anat Pathol, 21(4): 254-259.

Wenger DE, Wold LE. 2000. Malignant vascular lesions of bone: Radiologic and pathologic features. Skeletal Radiol, 29(11): 619-631.

第 11 章　造釉细胞瘤

1913 年 Fischer 首次报道了长骨造釉细胞瘤的病例，其因组织学上类似颌骨的成釉细胞瘤而得名。造釉细胞瘤是一种起源于骨骼的上皮性肿瘤。大体标本从质软区到砂砾状纤维组织逐渐过渡，骨皮质可能完全被破坏，并形成软组织包块。镜下由上皮样细胞呈条索状或巢状分布于纤维或骨纤维组织中。编织骨小梁位于病变中心或附近，由成骨细胞包裹，并向板层骨转化。可能出现泡沫细胞或黏液样改变，偶尔可见肥大细胞或多核巨细胞。虽然长骨和颌骨肿瘤组织学类似，但并没有证据表明两者组织来源相同。根据组织学不同，本病可分为两种亚型：普通型和骨纤维结构不良样造釉细胞瘤。普通型以上皮成分为主，骨纤维结构不良样以骨纤维成分为主。普通型造釉细胞瘤为低级别恶性肿瘤，有一定的侵袭性和远处转移风险。骨纤维结构不良样造釉细胞瘤通常被认为更倾向于良性肿瘤。这两种亚型肿瘤均发现 7、8、12、19 和 21 号染色体异常。造釉细胞瘤病因不明，有研究假设可能与胚胎发育过程中皮肤基底上皮细胞早期移位有关。与骨纤维结构不良之间的联系仍存在争议。普通型造釉细胞瘤超微结构上具有突出的桥粒、管状结构和局部角质化特征。肿瘤细胞角蛋白呈强阳性。骨纤维结构不良样肿瘤的纤维基质和骨小梁角蛋白呈阴性，分布基质内上皮细胞和管状结构小巢对角蛋白呈强阳性。波形蛋白在两种亚型中均呈强阳性，Ⅷ因子、CD31、CD34 为阴性，肿瘤各种成分对 S-100 蛋白呈阴性。手术切除是造釉细胞瘤的主要治疗手段。虽然造釉细胞瘤生长缓慢，但手术切除后复发率较高。手术切除不充分的局部复发率可高达 40%。为降低复发风险，临床常采用广泛性切除和肢体重建技术，使复发率控制在 10% 以下。术前 MRI 显示病灶边界设计切缘，骨干的重建包括大段异体骨、骨搬移、3D 打印等。10 年生存率超过 80%，远处转移常见于肺部，也可涉及淋巴结、肝、脑。骨纤维结构不良样远处转移罕见。

一、定义

普通型造釉细胞瘤是一种少见的双向性原发性长骨骨肿瘤，主要累及胫骨，偶尔可见于腓骨。本病组织学形态多样，与颌骨牙源性釉质细胞瘤相似。骨纤维结构不良样造釉细胞瘤的特征性表现为上皮细胞成巢或散在单个分布。

二、流行病学

本病最常好发于 10 ～ 50 岁。普通型多见于 20 岁以上的成人，骨纤维结构不良样多见于小于 20 岁的人群。本病发病人数占原发性骨肿瘤总发病人数的 0.1% ～ 0.5%。男性稍多于女性，男女比例约为 5：4。本病好发于长骨，尤其是胫骨（约占 90%），也可见于腓骨。胫骨病灶最常累及骨干前皮质，其次为远端干骺端。约 10% 的病例同时累及同侧腓骨。其他部位少见，如肱骨、髂骨、尺骨、桡骨、股骨。骨纤维结构不良样造釉细胞瘤较少见，最常累及胫骨中段前外侧皮质，可同时累及同侧腓骨。

三、临床表现

本病症状持续时间较长，表现为逐渐增大的肿块，疾病进展缓慢，可伴有或不伴有疼痛。疼痛以钝性疼痛多见。长期肿瘤的累及可引起宿主骨畸形和病理性骨折。病理性骨折发生率约为

10%。脊柱受累时可出现相应的神经症状。部分患者既往可有外伤史，但尚不清楚外伤史与肿瘤的发生是否相关。

四、病理学表现

造釉细胞瘤组织学模式多样，可分为基底细胞型、梭形细胞型、鳞状细胞型、腺管样。基底细胞型表现为大小不一的巢状结构。位于边缘的细胞呈立方形或矮柱状，呈栅栏状排列。梭形细胞型以梭形细胞为主。细胞排列呈旋涡状，细胞间有网状纤维。鳞状细胞型可见具有向鳞状上皮分化的细胞巢。腺管样结构细胞较小，呈立方状或扁平状，被覆大小不一的裂隙，内有红细胞（图 11-1）。

五、影像学表现

1. X 线 /CT　典型表现为成骨与溶骨混合的病灶。位于骨皮质内的病灶呈偏心性膨胀性生长。病变沿皮质纵轴进展，可伴有皮质破坏。与骨纤维结构不良不同的是造釉细胞瘤可累及至宿主骨髓质。约 70% 的病变位于胫骨中段，其次为胫骨

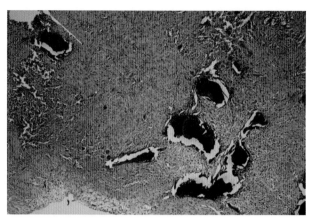

图 11-1　纤维性和纤维骨性间质包绕不同形态的上皮细胞巢

近端和远端。单侧皮质受累可引起长骨弓形畸形。腓骨膨胀性改变一般不引起弓形畸形。病灶常表现混合性溶骨与硬化病变，也可呈多房性，囊变周围有薄壁形成，形成皂泡样改变。边界可锐利清晰，也可呈边缘模糊，差异较大。偶可见骨膜反应和软组织包块。骨纤维结构不良样病灶仅累及胫骨皮质内，以前外侧多见，伴有皮质膨胀和硬化改变（图 11-2 ～图 11-4）。

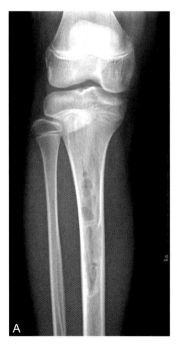

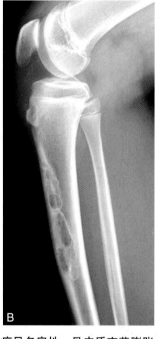

图 11-2　右胫骨造釉细胞瘤，肿瘤呈多房性，骨皮质变薄膨胀伴胫骨前弓畸形

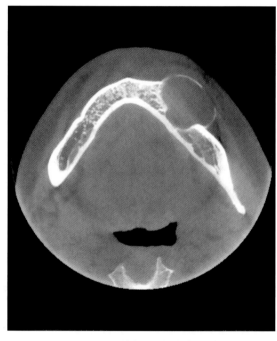

图 11-3　下颌骨下颌体部膨胀性溶骨性骨质破坏，其内可见稍高密度影

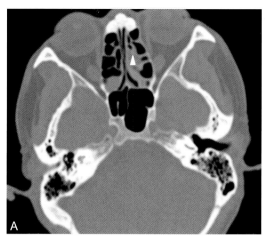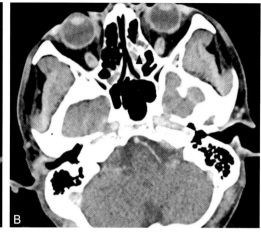

图 11-4　病灶边界不规则（△），增强 CT 示中央强化明显（B）

2. MRI　超过 70% 的造釉细胞瘤表现为孤立的分叶状病灶，少部分也可为多个小结节样病灶。常见胫骨干前方偏心性膨胀性病灶，沿纵轴生长。超过 1/2 病例同时累及骨皮质和髓腔，少部分仅累及骨皮质。T₁WI 和 PDWI 病变呈中低信号，T₂WI 和 FST₂WI 呈稍高或高信号，大多为均匀信号强度，少数也可表现为混杂信号影。多结节病灶在 T₂WI 和 FST₂WI 上结节状高信号影之间有皮质骨低信号区隔开。骨皮质破坏病例约占 32%，突破皮质形成软组织包块患者仅占 9%。增强 MRI 表现为明显强化（图 11-5 ～图 11-7）。

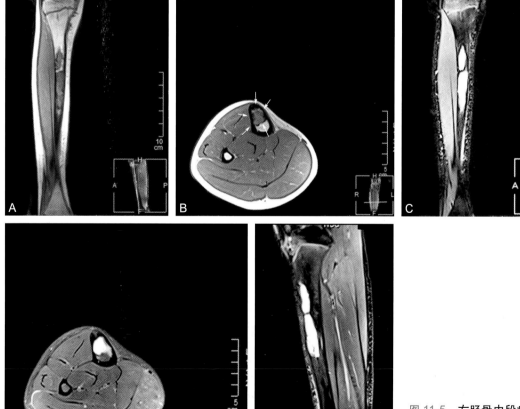

图 11-5　右胫骨中段病变在 T₁WI 呈稍低信号（A 和 B）。T₂WI 呈均匀高信号，中间有低信号间隔（C ～ E）。箭头示髓腔内低信号病变

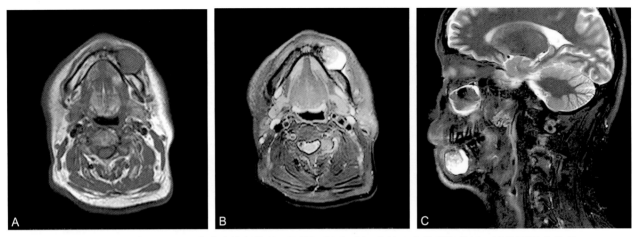

图 11-6　MRI-T$_1$WI（A）上病变呈低信号，T$_2$WI（B 和 C）实性病变为稍高信号，液化区呈高信号

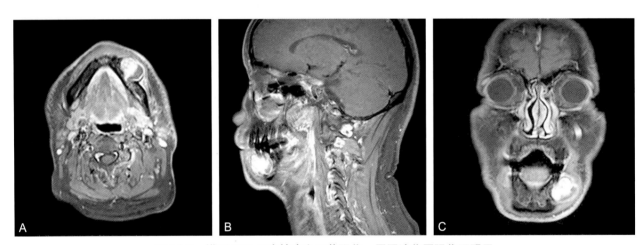

图 11-7　增强 MRI 示实性病变显著强化，周围液化区强化不明显

六、鉴别诊断

本病需与骨化性纤维结构不良、纤维结构不良、尤因肉瘤、嗜酸性肉芽肿、动脉瘤样骨囊肿、软骨黏液样纤维瘤、非骨化性纤维瘤、骨髓炎相鉴别。长骨造釉细胞瘤易与上皮转移性肿瘤相混淆，尤其是管状或巢状结构。病灶内梭形细胞结构易误诊为纤维肉瘤或血管肿瘤。少部分病例中造釉细胞瘤与尤因肉瘤形态相似。两者不仅具有细胞角蛋白免疫反应和桥粒的上皮特征，还有 O-13 抗原、S-100 免疫反应，t（11；22）（q24；q12）导致 *EWSR1* 和 *FLI1* 基因融合。

主要参考文献

Ali NM, Niada S, Morris MR, et al. 2019. Comprehensive molecular characterization of adamantinoma and OFD-like adamantinoma bone tumors. Am J Surg Pathol, 43(7): 965-974.

Aytekin MN, Öztürk R, Amer K. 2020. Epidemiological study of adamantinoma from US surveillance, epidemiology, and end results program: Ⅲ retrospective analysis. J Oncol, 2020:2809647.

Bethapudi S, Ritchie DA, Macduff E, et al. 2014. Imaging in osteofibrous dysplasia, osteofibrous dysplasia-like adamantinoma, and classic adamantinoma. Clin Radiol,

69(2): 200-208.

Callan AK, Singleterry S, Czerniak BA, et al. 2020. Total tibial allograft reconstruction for adamantinoma: A case report with 2-year follow-up. JBJS Case Connect, 10(4): e20.00046.

Carrera-Muiños A, Díaz-González C, Monges-Jones JE, et al. 2015. Treatment of adamantinoma of femur with limb preservation. A case report and review of the literature. Cir Ci, 83(3): 249-254.

Deng ZP, Gong LH, Zhang Q, et al. 2020. Outcome of osteofibrous dysplasia-like versus classic adamantinoma of long bones: A single-institution experience. J Orthop Surg Res, 15(1): 268.

Desai SS, Jambhekar N, Agarwal M, et al. 2006. Adamantinoma of tibia: A study of 12 cases. J Surg Oncol, 93(5): 429-433.

Frey SP, Hardes J, Ahrens H, et al. 2008. Total tibia replacement using an allograft (in a patient with adamantinoma). Case report and review of literature. J Cancer Res Clin Oncol, 134(4): 427-431.

Gleason BC, Liegl-Atzwanger B, Kozakewich HP, et al. 2008. Osteofibrous dysplasia and adamantinoma in children and adolescents: A clinicopathologic reappraisal. Am J Surg Pathol, 32(3): 363-376.

Hamdane MM, Charfi L, Driss M, et al. 2012. Ewing-like adamantinoma. Orthop Traumatol Surg Res, 98(7): 845-849.

Hatori M, Watanabe M, Hosaka M, et al. 2006. A classic adamantinoma arising from osteofibrous dysplasia-like adamantinoma in the lower leg: A case report and review of the literature. Tohoku J Exp Med, 209(1): 53-59.

Houdek MT, Sherman CE, Inwards CY, et al. 2018. Adamantinoma of bone: Long-term follow-up of 46 consecutive patients. J Surg Oncol, 118(7): 1150-1154.

Kahn LB. 2003. Adamantinoma, osteofibrous dysplasia and differentiated adamantinoma. Skeletal Radiol, 32(5): 245-258.

Kamal AF, Anshori F, Kodrat E. 2021. Osteofibrous dysplasia-like adamantinoma versus osteofibrous dysplasia in children: A case report of challenging diagnosis. Int J Surg Case Rep, 80: 105599.

Morlote D, Harada S, Lindeman B, et al. 2019.

Adamantinoma-like Ewing sarcoma of the thyroid: A case report and review of the literature. Head Neck Pathol, 13(4): 618-623.

Ondhia M, Garg N, Sumathi V, et al. 2018. Paediatric osteofibrous dysplasia-like adamantinoma with classical radiological findings. BMJ Case Rep: bcr2018224487.

Papagelopoulos PJ, Mavrogenis AF, Galanis EC, et al. 2007. Clinicopathological features, diagnosis, and treatment of adamantinoma of the long bones. Orthopedics, 30(3): 211-215.

Scholfield DW, Sadozai Z, Ghali C, et al. 2017. Does osteofibrous dysplasia progress to adamantinoma and how should they be treated? Bone Joint J, 99-B(3): 409-416.

Taylor RM, Kashima TG, Ferguson DJ, et al. 2012. Analysis of stromal cells in osteofibrous dysplasia and adamantinoma of long bones. Mod Pathol, 25(1): 56-64.

Ueda Y, Roessner A, Bosse A, et al. 1991. Juvenile intracortical adamantinoma of the tibia with predominant osteofibrous dysplasia-like features. Pathol Res Pract, 187(8): 1039-1043.

Varvarousis DN, Skandalakis GP, Barbouti A, et al. 2021. Adamantinoma: An updated review. In Vivo, 35(6): 3045-3052.

Yamamura Y, Emori M, Takahashi N, et al. 2020. Osteofibrous dysplasia-like adamantinoma treated via intercalary segmental resection with partial cortex preservation using pedicled vascularized fibula graft: a case report. World J Surg Oncol, 18(1): 203.

Yoshida S, Murakami T, Suzuki K, et al. 2017. Adamantinoma arising in the distal end of the fibula. Rare Tumors, 9(1): 6823.

第12章 其他间叶性肿瘤

脂肪性和肌性肿瘤常发生于软组织内，骨内发病相对少见。脂肪性肿瘤包括良性的脂肪瘤和恶性脂肪肉瘤。肌源性肿瘤包括良性的平滑肌瘤和恶性的平滑肌肉瘤。脂肪源性肿瘤在原发性骨肿瘤中罕见，骨的脂肪肉瘤发生率更低。良性脂肪瘤可位于髓内或骨旁，是一组异质性病变。脂肪瘤合并其他异常改变，如脂肪硬化型黏液纤维瘤、血管脂肪瘤、纤维脂肪瘤等。脂肪肉瘤通常是含脂肪病灶的恶变，组织学上没有其他肿瘤成分。常见影像学表现为低密度区域改变，MRI上脂肪信号明显，伴有病灶内血管增生和周围骨质破坏。单纯性脂肪病变突破骨皮质时应活检明确恶变可能。肌源性肿瘤破坏性较脂肪性更强，尤其是平滑肌肉瘤，预后差，治疗疗效有限。由于发病率不高，对其认识、诊断和疾病控制仍是临床巨大挑战。在诊断原发性平滑肌肉瘤时，需首先排除软组织肿瘤累及骨和远处平滑肌肉瘤转移的可能。当广泛软组织和骨受累的情况，难以判定肿瘤最初来源。目前认为骨内平滑肌肉瘤来源血管中的平滑肌细胞和骨内间充质肌成纤维细胞。根据组织学分型可分为低级别肉瘤和高级别肉瘤。手术广泛性切除是目前首选治疗手段。但对于转移性平滑肌肉瘤可能并不适合。辅助性化疗疗效并不确切。肿瘤样病变是一大类非肿瘤性骨病变，易被误是肿瘤导致诊断的偏差和不适当的治疗。本病包含了正常变异组织、先天性异常、发育异常、创伤后病变、代谢性病变、退行性病变、感染、医源性或人为造成的假性病变。病史对于病变的判断至关重要。骨骼肌肉系统的肿瘤样病变通常因体检或影像检查时发现类似肿瘤样外观组织，或因主观发现人体对称性外观出现差异。但肌腱或肌肉肥大也可能触及肿块样病变，可伴轻微疼痛，与过度使用、体力活动、神经损伤等因素相关。MRI上信号强度因皮质局部缺损、肌腱插入而发生改变。浅表血栓性静脉炎触及硬化和条索状肿块与浅表软组织肿块易混淆。短期内体重的变化或使用类固醇可形成局部突出的脂肪组织，黏稠度降低，纤维束减少，造成误诊。肿瘤样病变病因和分布解剖部位差异大，从正常变异到假性病变，从创伤到炎症反应，诸如此类的情况并不少见。2020版WHO骨肿瘤分类去除了肌源性和脂肪源性肿瘤的分类，将这些亚型肿瘤和骨肿瘤样病变均纳入骨的其他间叶性肿瘤。

第一节 单纯骨囊肿

骨囊肿属于良性非肿瘤性病变。其发生可能与病变处静脉阻塞，局部压力改变产生液性渗出，机械挤压周围骨质形成密闭腔隙。或骨的快速重塑导致间质液引流受阻。囊肿形成后进一步发展取决于内部压力。在囊液中还发现骨吸收因子，如前列腺素、白介素、蛋白水解酶等。儿童单纯骨肿瘤有一定自限性，无病理性的骨折风险患儿可进行长期临床和影像随访。皮质激素注射可降低囊液内前列腺素水平，从而抑制破骨细胞而达到治疗效果。手术治疗疗效较肯定，手术目的在于清除病变并进一步明确不典型病变的诊断，预防病理性骨折或矫正骨折后畸形。刮除后腔隙多采用自体骨或异体骨、人工骨填充，因自体骨取材有限，目前异体骨应用更广泛。

一、定义

单纯骨囊肿是单房囊性病变，充满浆性液体，残余小梁形成内壁嵴样结构或游离骨片。常见于生长发育期患者的四肢长骨干骺端，尤其是肱骨和股骨。

二、流行病学

本病好发于 3 ～ 14 岁骨骼发育未成熟人群，20 岁以后少见。本病发病人数占原发性骨病总发病人数的 3% ～ 5%，年发病率为 0.3/100 000 例。男性多于女性，男女比例约为 2 : 1。病变好发于四肢长骨，肱骨和股骨病变占比可高达 80%。其他部位如骶骨、坐骨、耻骨支、颅面骨、前臂有散在报道。发现时病变多同时累及干骺端和骨干，其次为仅累及骨干、干骺端，累及骨端仅占总病例数的 3%。

三、临床表现

受累部位疼痛是最常见的症状。也有因发生病理性骨折或骨折后肢体畸形就诊。肿胀和反常活动是病理学骨折伴发表现。因其他原因检查偶然发现骨囊肿病变的患者数量较多，尤其是老年患者中跟骨囊肿常见，通常无明显症状。随着囊肿增大，骨折风险较高。

四、病理学表现

本病病变囊壁由一层薄的纤维组织构成。可见扩张血管、散在炎性细胞和多核巨细胞。囊壁中纤维蛋白沉积，可矿化产生同心层状结构。偶尔可见分隔囊肿的隔膜（图 12-1）。

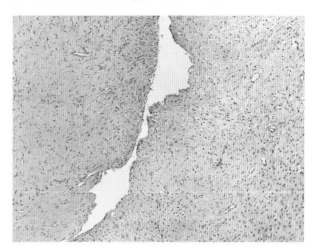

图 12-1　增生的纤维组织呈囊壁样伴囊腔形成

五、影像学表现

1. X 线 /CT　骨囊肿典型表现为长骨干髓腔内中央透光病灶，边缘清楚。通常紧邻骨骺延骨干纵行延伸，大多纵向长度大于直径。地图样骨破坏周围有硬化边形成。边缘平滑或轻微分叶状，来源皮质内表面残余的骨嵴。病程较长的患者长骨可出现皮质变薄且膨胀性生长。基质内钙化罕见，骨破坏后可有游离骨片存在于基质内 [落片征 (fallen-fragment sign，fallen-leaf frature fragment)]，有助于判断病变下缘。轻微外界作用力后，骨膜保持完整，骨髓片游离或附着于骨膜，可单个或多个碎片共存，碎片的移位也反映了病变为单房囊性（图 12-2 ～图 12-4）。

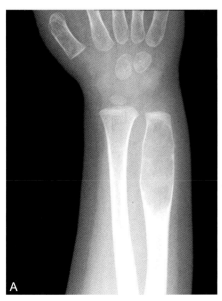
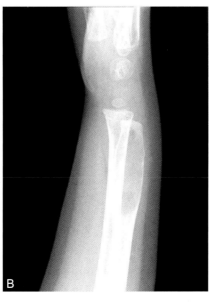

A　　　　B

图 12-2　左尺骨远端膨胀性骨质破坏，皮质变薄

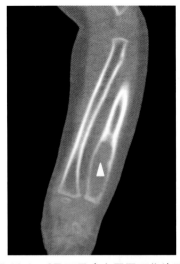

图 12-3　CT 可见病变周围硬化边形成（△）

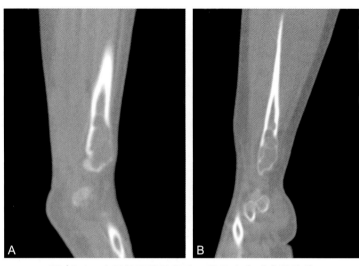

图 12-4　右尺骨远端骨囊肿，囊肿内有残余骨碎片

2. MRI　长 T_1 和长 T_2 信号提示囊性病变，但 T_1 可以较水信号稍高，因为囊液内含一定蛋白成分。发生病理性骨折，病灶内出血可形成液平面。病灶内信号不均匀且存在实性区域。增强

MRI 在单纯囊肿中可见薄的边缘强化影，骨折后可见局灶结节和不均匀中央、周围边缘强化。少数骨折后病变信号均匀，呈边缘或间隔强化（图 12-5 和图 12-6）。

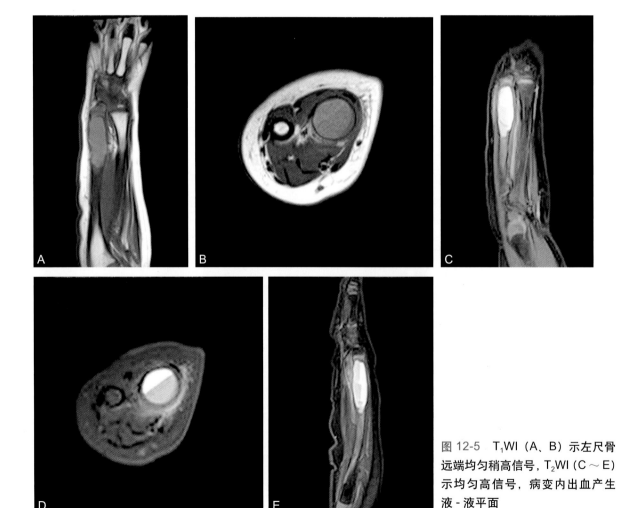

图 12-5　T_1WI（A、B）示左尺骨远端均匀稍高信号，T_2WI（C～E）示均匀高信号，病变内出血产生液 - 液平面

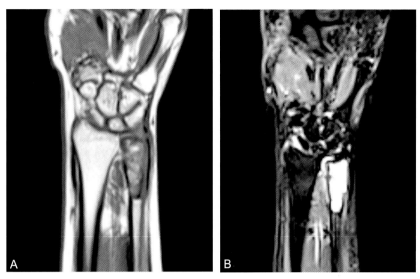

图 12-6　发生病理性骨折时，急性出血在 T_1WI（A）表现出高信号，T_2WI（B）病灶周围出现水肿

六、鉴别诊断

本病需与动脉瘤样骨囊肿、纤维结构不良、非骨化性纤维瘤、骨脓肿、软骨黏液样纤维瘤、骨巨细胞瘤、骨内脂肪瘤相鉴别。鉴别要点是骨囊肿为单房囊性病变，典型落叶征可提供诊断价值。病理诊断仅根据刮除纤维膜进行推断，难以评估囊性性质，即便识别囊性病变，如何分辨原发或继发现象无从知晓。动脉瘤样骨囊肿为多房病变。纤维结构不良可发生囊性病变，增加诊断难度。

第二节　纤维结构不良

在 Lichtenstein 和 Jaffe 提出"纤维结构不良"命名之前，这类疾病被认为是骨骼畸形的临床综合征，表现为成骨性间充质组织的异常增生。单个局灶性或多个病灶内成骨组织不能产生成熟板层骨，而是大量类骨质，缺乏成骨细胞边缘。纤维结构不良与GNAS1突变和异常G蛋白激活有关。G 蛋白 α 链上精氨酸被组氨酸、半胱氨酸或丝氨酸取代，主要涉及编码 *GNAS1* 基因的第 8 外显子。破坏 α 链固有的鸟苷三磷酸活性，刺激腺苷酸环化酶。然而并非所有纤维结构不良都与 G 蛋白有关，可能存在其他分子机制。纤维结构不良起源于髓内，可以在骨皮质完整的情况下使骨骼膨胀和变形。纤维结构不良可以是单个骨骼发病，也可为多个骨骼。一些综合征如纤维性骨营养不良综合征（McCune-Albright syndrome，以下称 McCune-Albright 综合征）、Mazabraud 综合征与纤维结构不良有关。McCune-Albright 综合征包括内分泌异常和皮肤色素沉着相关的多发性纤维异常增生。Mazabraud 综合征合并有良性软组织黏液瘤。病变发展多见于骨骼生长期，青春期后趋于稳定。青春期后纤维结构不良的进展与继发动脉瘤样骨囊肿和囊性变有关。往往提示需尽早进行手术干预。手术可同时矫正骨骼畸形。易发生病理性骨折的孤立病灶可进行刮除植骨治疗，包括内固定预防骨折。肋骨或腓骨等病变可节段切除。

一、定义

纤维结构不良是一种骨发育不良疾病，由梭形细胞和未成熟编织骨小梁组成的孤立或多灶性纤维骨病变。未成熟编织骨小梁不被成骨细胞包围。

二、流行病学

本病好发年龄为 10 ～ 40 岁，约占纤维结构不良患者人群的 70%。本病是常见的非肿瘤性原发性疾病，其发病人数占良性骨病变总人数的 10%。单骨型发病率是多骨型的 6 ～ 10 倍。男女发病率无明显差异。最常发生部位为颅面骨、股骨近端和肋骨，其次为胫骨、骨盆、肱骨、尺桡骨、脊柱。在四肢长骨中，超过 80% 的病例发生于骨干和干骺端。骨骺闭合后病变可延伸至骨端。

三、临床表现

　　本病临床表现多样，有 2 种基本形式：单骨型和多骨型。单骨型较多骨型常见，单骨型多无明显症状，因检查时偶然发现。有症状的患者常表现为局部肿胀和畸形。伴有长期的轻度或中度疼痛。多骨型倾向于累及一侧肢体，广泛的骨骼受累属于更为严重的表现。多骨型除了骨骼症状，还可出现皮肤色素沉着，如咖啡牛奶色斑。McCune-Albright 综合征伴发内分泌异常，如女性性早熟、肢端肥大、甲状腺功能亢进、甲状旁腺功能亢进、库欣病等。本病病变范围越广，症状出现的越早。

四、病理学表现

　　纤维结构不良由螺旋状或层状排列的梭形细胞组成。无细胞异型性、核多形性。分布有未成熟的杂乱无序的编织骨小梁，缺少成骨细胞边缘。常见的特征性骨形态由纤细、弯曲的骨小梁组成。在较成熟的病变中，类似 Paget 病的组织学表现（图 12-7）。

五、影像学表现

　　1. X 线 /CT　典型表现为髓内磨玻璃样改变。

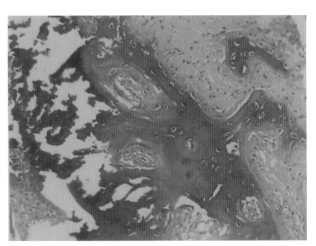

图 12-7　增生纤维组织为主，局部杂乱的编织骨小梁，周围未见骨母细胞

病变内骨与纤维组织成分比例不同可表现为不同透光度。矿化和骨组织越多，透光性越差。相反，纤维组织越多，透光性越好。受累骨骼呈膨胀性改变，骨皮质变薄，骨内膜扇形改变。长骨中骨干和干骺端常受累。病灶内可有点状或环状钙化，可能与软骨分化有关。边界清楚，局部或全部病变周围可见不同厚度硬化边包裹。股骨近端纤维结构不良因应力负荷可伴有明显内翻畸形，称为牧羊拐畸形。少数情况下可形成外生性肿块（图 12-8 和图 12-9）。

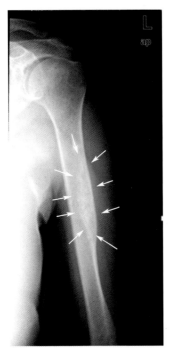

图 12-8　左肱骨髓腔内磨玻璃样病变（箭头），边界清晰

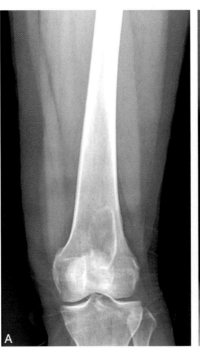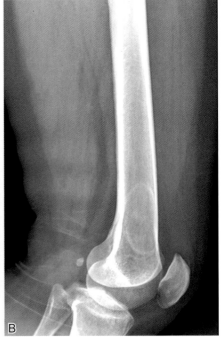

图 12-9　左股骨远端病变，纤维组织较多时透光性较好

2. MRI　MRI上信号强度取决病灶内骨、胶原、成纤维细胞、出血、囊性变情况。病灶内可表现出不同强度的混杂信号影，特异性不高。病变边界清楚，在 T_1WI 和 PDWI 上呈低信号。T_2WI 上，病变混合成分可出现低信号、等信号和高信号。周围低信号硬化边包绕。少数可见病灶内分隔和囊性变。MRI 增强示不均匀、弥漫性强化（图 12-10 和图 12-11）。

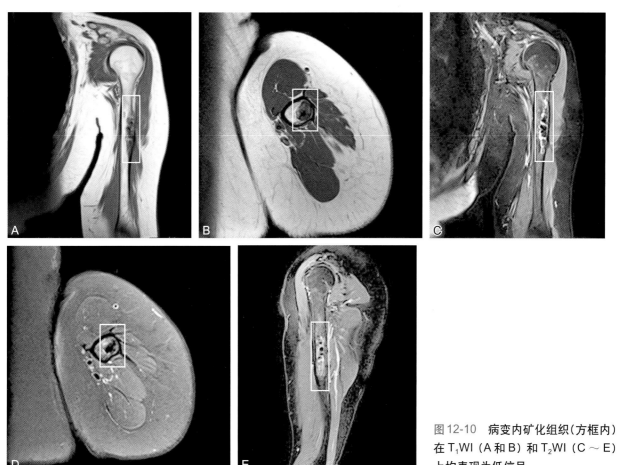

图 12-10　病变内矿化组织（方框内）在 T_1WI（A 和 B）和 T_2WI（C ～ E）上均表现为低信号

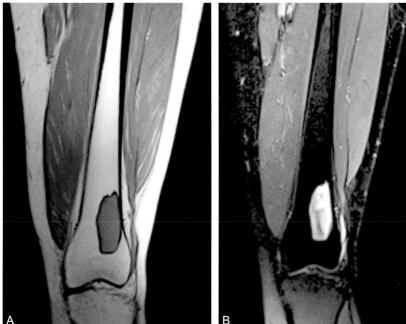

图 12-11　病变在 T_1WI（A）表现为稍低信号，T_2WI（B）为高信号，可能与混杂着出血、囊变、成纤维细胞等有关。周围硬化边均为低信号

六、鉴别诊断

本病需与骨囊肿、嗜酸性肉芽肿、内生软骨瘤、软骨肉瘤、非骨化性纤维瘤、巨细胞瘤、Paget病、慢性骨髓炎、低级别骨肉瘤、动脉瘤样骨囊肿相鉴别。纤维结构不良常与其他良性骨纤维病变相鉴别。

混淆。实体瘤内混杂有纤维组织和成熟骨小梁。促结缔组织纤维瘤病灶边缘有反应性骨形成。低级别骨肉瘤梭形细胞常表现为细胞核异型性，与纤维结构不良相比，核较大、染色质较粗。当纤维结构不良含丰富软骨时，需与内生软骨瘤、软骨肉瘤相鉴别。

第三节 骨化性纤维结构不良

骨化性纤维结构不良也称长骨骨化性纤维瘤，是一种罕见的良性纤维骨病变。在儿童早期极易累及胫骨前皮质，其次为腓骨。胫骨前皮质多发溶骨性改变，随着病变范围增大，可能导致胫骨前弓畸形。病变生物学行为多样，可表现为静息状的非进展病变，也可表现为复发性或侵袭性病变。随着骨骼发育成熟，大多数病变最终停止进展，甚至自发退化。因此骨化性纤维结构不良预后好。病变在患者青春期有自限倾向，治疗尚无统一标准，包括扩大性切除，但不推荐在青春期行手术治疗。也有观点认为其与造釉细胞瘤相关，应进行根治性切除。病变刮除复发率较高。

一、定义

本病是一种良性纤维骨病变，发生于儿童时期的骨骼内，常见于胫骨前皮质。

二、流行病学

本病常发生于 10～30 岁青少年时期，15 岁以后发生率显著降低。也有发生于成人的个案。整体发病率低，男性发病率多于女性。约90%的病例发生于胫骨干，其他发病部位如腓骨、胫腓骨同时发生或双侧胫骨病变，也有上肢的病例报道。

三、临床表现

由于胫骨前内侧易于触及，临床上常表现出胫骨膨胀性改变，质硬且伴有前弓畸形。疼痛症状不典型，易发生病理性骨折。骨折或假关节病发生时，弓状畸形更为明显。

四、病理学表现

本病病变类似于纤维异常增生，骨小梁散布

于纤维基质内。与造釉细胞瘤不同，骨化性纤维结构不良不含上皮细胞（图 12-12）。

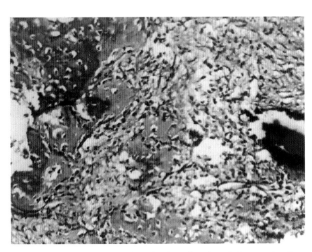

图 12-12 可见增生纤维组织和不规则骨小梁，无细胞异型性

五、影像学表现

1. X 线 /CT 典型影像学表现为偏心的、边缘相当清楚的溶骨性病变，可为单个或多个泡状病灶。胫骨干前皮质内有硬化边界。随着病变的进展，它表现为向干骺端的纵向扩散、皮质扩张、髓内延伸和前弓畸形（图 12-13）。

2. MRI 病变在 T_1WI 表现为与肌肉类似的中等信号强度，信号均匀或混杂。T_2WI 上表现为等信号或高信号影，周围包裹不同厚度的低信号边。MRI 上病变延伸至髓内，皮质挤压膨胀改变。当骨皮质连续性破坏并形成软组织包块时，骨髓和邻近软组织同时表现出信号异常。MRI 增强多数表现出不均匀强化，强化模式为弥漫性增强，包括周边强化、中央强化或间隔强化（图 12-14）。

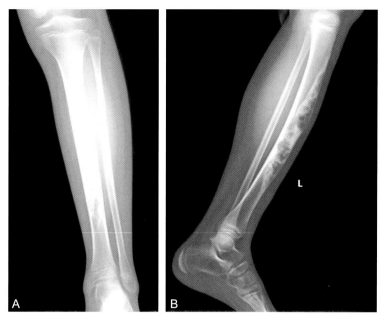

图 12-13　胫骨前缘皮质膨胀性改变，边界清楚

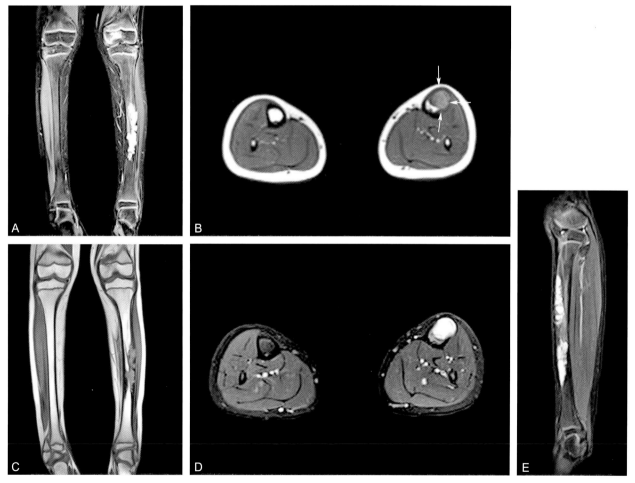

图 12-14　MRI 显示宿主骨髓腔受累。T$_1$WI 呈稍低信号（A 和 B），T$_2$WI 呈高信号（C ～ E）。病灶内有分隔。箭头示病变累及骨皮质

六、鉴别诊断

本病需与纤维结构不良、造釉细胞瘤、非骨化性纤维瘤、促结缔组织增生性纤维瘤、良性纤维组织细胞瘤、淋巴瘤相鉴别。骨化性纤维结构不良常见于儿童群体，造釉细胞瘤多见于老年人群。纤维结构不良病灶源于髓内，而骨化性纤维结构不良发生在皮质内。

第四节　脂　肪　瘤

1955 年 Child 首先报道了骨内脂肪瘤。影像学技术的发展使骨内脂肪瘤逐渐被认识，能够辨别正常脂肪组织和脂肪病变。其病因尚存在争议，有的学者认为是髓质脂肪组织的良性肿瘤，也有的学者认为是继发梗死、感染或创伤的反应性变化。脂肪瘤由成熟的脂肪细胞和少量纤维组织、血管组织构成，伴有脂肪液化、坏死、囊性变和病灶内钙化。根据影像和病理不同，将脂肪瘤分为 3 种类型。第 1 类影像上表现为不规则的透光病变伴有骨皮质膨胀改变，第 2 类脂肪细胞有部分坏死和钙化，第 3 类脂肪细胞失活并形成囊肿、钙化。第 3 类表现与梗死类似。脂肪瘤累及部位的不同可分为软组织脂肪瘤或脂肪肉瘤累及骨组织、来源于骨膜下的骨旁脂肪瘤、来源髓腔的骨内脂肪瘤。脂肪瘤很少引起病理性骨折，无症状患者可长随随访观察，有症状骨内脂肪瘤可行刮除植骨治疗。

一、定义

骨脂肪瘤是一类主要累及下肢长骨的原发骨肿瘤，含成熟脂肪组织。根据累及部位不同分为骨内脂肪瘤、骨膜下脂肪瘤和骨旁脂肪瘤。

二、流行病学

本病好发年龄为 30 ~ 50 岁。本病发病人数占原发性骨肿瘤总发病人数的 0.08%。由于髓质本身黄骨髓和缺乏特异表现的脂肪瘤可能导致统计数据的偏差。男女发病率相当。约 80 的 % 病灶累及下肢。本病好发部位最常见于跟骨，其次为股骨转子下、胫骨近端、股骨远端、腓骨近端。上肢常见于肱骨近端、远端和桡骨干。病灶部位长骨以干骺端常见，股骨以转子间和转子下常见。骨膜下和骨旁脂肪瘤发生率低于骨内脂肪瘤。

三、临床表现

大多数病例无临床症状，因偶然检查时发现。病变本身引发的常见症状为疼痛，可能因为骨膨胀性改变和病灶内缺血引起。骨膨胀时偶尔可触及肿块。但症状可以自发缓解或术后再次出现，患者可能存在不明原因的肌肉骨骼的疼痛。病理性骨折很少发生。

四、病理学表现

骨内脂肪瘤由分化良好的脂肪细胞小叶组成。脂肪细胞包绕骨小梁，可形成坏死、囊肿区域，分布泡沫细胞和纤维化。与骨皮质交界处可见软骨内骨化或反应性骨形成的透明软骨（图 12-15）。

五、影像学表现

1. X 线 /CT　骨内脂肪瘤表现为骨内密度减

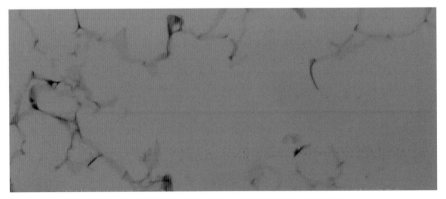

图 12-15　成熟脂肪组织，可形成囊肿和坏死区

低的病变。跟骨脂肪瘤直径在 10 ～ 40mm，有清晰的地图样边界（图 12-16）。多数可见边缘硬化或骨小梁增厚，约占 73%。病灶内因营养不良而发生钙化。钙化边界清楚且不规则（图 12-17）。

少部分脂肪瘤内有骨小梁结构。CT 显示低密度的脂肪成分（－60 ～ －40HU）。囊性病变区域 CT 值仅 0 ～ 20HU（图 12-18）。骨表面脂肪瘤为骨相邻的透光软组织包块，呈分叶状或分隔。

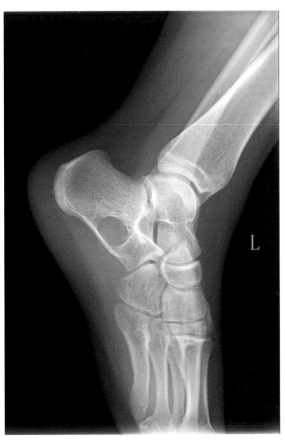

图 12-16 跟骨溶骨性病变，边缘清晰（江西中医药大学附属医院放射科提供）

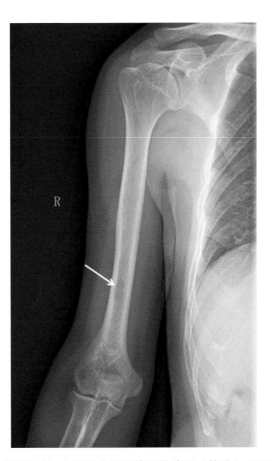

图 12-17 右肱骨中下段溶骨性病变（箭头）（江西中医药大学附属医院放射科提供）

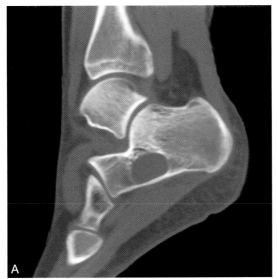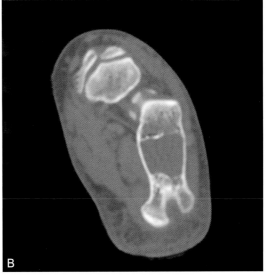

图 12-18 CT 示跟骨松质骨内病变，周围硬化边（江西中医药大学附属医院放射科提供）

2. MRI　MRI 清楚显示病变边界，超过 70% 在 T_1WI、PDWI 和 T_2WI 有低信号的边缘薄的边界。病灶在 T_1WI 和 PDWI 呈高信号。T_2WI 为中高信号，抑脂像为低信号，与其他正常脂肪成像一致（图 12-19）。大多数脂肪瘤在 MRI 可见到囊性变区域，大小不等。中心营养不良性钙化在 T_1WI 和 T_2WI 为不规则低信号影。早期脂肪坏死在 MRI 上可表现为弥漫性水肿区域。在 T_1WI 上可见少量的低信号纤维血管间隔，T_2WI 抑脂像对应为高信号。注射造影剂可见轻微强化（图 12-20 和图 12-21）。

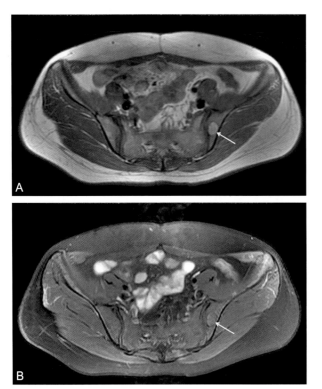

图 12-19　左髂骨邻近骶髂关节处卵圆形规则病变（箭头）。T_1WI（A）呈高信号。T_2WI（B）抑脂后呈低信号

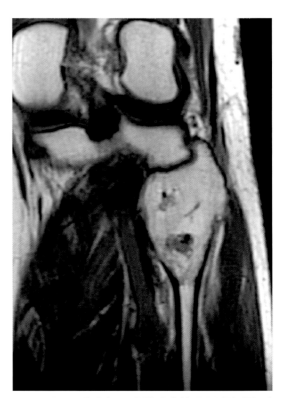

图 12-20　T_1WI 病变与正常髓腔内信号强度相同，坏死钙化区表现为低信号

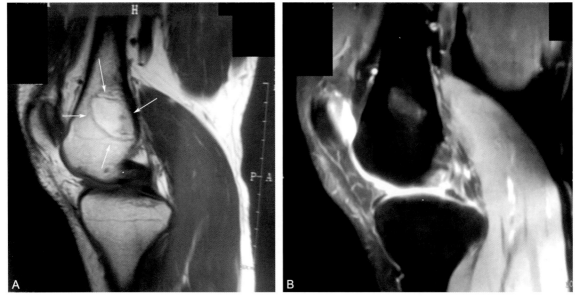

图 12-21　股骨远端脂肪瘤（箭头）。T_1WI 呈高信号，围绕有低信号边（A），T_2WI 抑脂像病灶内有少量稍高信号区（B）

六、鉴别诊断

本病需与血管瘤、纤维结构不良、骨质疏松、骨囊肿、动脉瘤样骨囊肿、骨梗死、内生软骨瘤、脂肪肉瘤、黏液样纤维瘤、巨细胞瘤相鉴别。无

中心钙化的脂肪瘤类似单房骨囊肿。骨梗死也会发生囊性病变，但其通常为周边钙化，而不是脂肪瘤的中心钙化。单纯骨质疏松可以是脂肪成分为主的髓质表现，内部少量小梁结构，与脂肪瘤相似，但没有硬化边。

第五节　脂肪肉瘤

脂肪肉瘤有着和脂肪瘤部分相似的影像学和组织学表现。WHO 将脂肪肉瘤进一步分为高分化、黏液样、多形性、混合性和去分化的亚型。其中高分化脂肪肉瘤最常见，组织学表现为脂肪细胞和散在的成脂细胞。虽然软组织脂肪肉瘤发生率高，但原发骨内的脂肪肉瘤是一种罕见的肿瘤，多为既往含脂肪骨病恶变而来。高分化脂肪肉瘤复发率较高，需广泛性切除，累及主要神经血管时可考虑截肢。远处转移不常见。黏液样脂肪肉瘤复发率约为 10%，辅助性放疗有一定疗效。病灶内坏死和 TP53 过表达的病例可能预后不良。多形性为高级别肉瘤，易发生肺转移。需手术、新辅助化疗、辅助放疗的综合治疗方案，5 年生存率为 30%～57%。预后不良因素包括患者年龄＞60 岁、肿瘤直径＞5cm、肿瘤坏死、高倍视野内超过 20 个有丝分裂、血管受累、无法手术切除。去分化脂肪肉瘤治疗与多形性类似，局部复发率为 40%，转移率为 20%，死亡风险是分化良好肿瘤的 6 倍。

一、定义

脂肪肉瘤是一种恶性间叶性肿瘤，部分成分分化为脂肪组织。组织学上分为高分化、黏液样、多形性、去分化和混合性。单独的骨表面脂肪肉瘤少见，且不易与软组织脂肪肉瘤区分。

二、流行病学

患者年龄分布广泛。虽然在成人软组织肉瘤中是第二常见的疾病，但原发骨肿瘤中占比不足 1%。没有明显的性别倾向。散在病例报道发生部位有肱骨、股骨、胫骨、骨盆、腓骨，几乎都位于四肢长骨。

三、临床表现

本病髓内病变多无症状，累及骨皮质时可引起局部疼痛。形成软组织包块大多无痛，活动性差。高级别脂肪肉瘤质地较韧且进行性增大。

四、病理学表现

镜下可见不同分化阶段的脂肪母细胞及成熟的脂肪细胞。这些肿瘤性细胞，由于分化阶段不同，细胞形态也不同，其共同的特点是，各种脂肪肉瘤细胞不论分化高低，都有不同程度的异型性（图 12-22）。

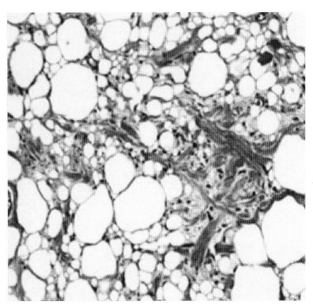

图 12-22　梭形细胞间隔中可见非典型细胞

五、影像学表现

1. X 线 /CT　骨内脂肪肉瘤大多位于长骨中，骨骺、干骺端、骨干均可受累。以股骨和胫骨最常见。表现为溶骨性病灶伴骨皮质破坏。病灶内密度低于周围肌肉组织。低级别肉瘤边界锐利，骨皮质变薄。高级别肉瘤边界不清，可有骨膜反应。

2. MRI　成熟脂肪组织丰富的肿瘤在 T_1WI 上可见低信号病变内分布着线性高信号或结节状区域，形成大理石纹图像。高级别肉瘤病灶内脂

肪成分较少，密集分布纤维血管，呈长 T_1、长 T_2 信号。黏液样变区多为胶状，伴有丛状血管网。T_2WI 表现为高于水信号强度区。囊性变区在 T_2WI 为均匀的高信号。也可见类似其他骨肿瘤的液平面。高级别肉瘤中更易见到中心的钙化。

六、鉴别诊断

本病需与脂肪瘤、血管瘤、骨梗死、放疗后骨损伤、平滑肌肉瘤、黏液样软骨肉瘤、淋巴瘤、浆细胞瘤相鉴别。高级别多形性脂肪肉瘤易与恶性纤维组织细胞瘤相混淆。诊断脂肪肉瘤前应排除非脂肪源性肿瘤浸润髓质残余的非肿瘤性脂肪组织。原发骨内脂肪肉瘤符合脂肪肉瘤的组织学表现且没有其他肿瘤成分，排除软组织起源和转移性。MDM2 和 CDK4 有助于区分脂肪肉瘤和典型脂肪瘤。

第六节　平滑肌肉瘤

平滑肌肉瘤没有肿瘤性成骨或软骨样基质，由穿骨小梁的梭形细胞构成。本病发病人数占子宫恶性肿瘤总发病人数的 2%，占胃肠恶性肿瘤总发病人数的 1%。1993 年 WHO 定义了原发骨的平滑肌肉瘤，除外了软组织或远处转移至骨的肿瘤。细胞学上表现为丰富的深嗜酸性细胞质和细长胞核，偶有亚核空泡。低级别肉瘤细胞核均匀，呈雪茄状，坏死和有丝分裂少见。高级别肉瘤表现明显的核多形性、深染和核仁突出。13 号染色体上 *RBI* 基因重新排列可能与肿瘤形成有关。有报道发现免疫力异常患者中平滑肌肉瘤可能与 EB 病毒感染有关。手术切除是平滑肌肉瘤控制的主要治疗方法。放疗可作为局部辅助性治疗，在一定程度上可能降低肿瘤复发率。但也有学者认为原发性骨的平滑肌肉瘤是放射抗性肿瘤，放疗价值有限。对系统性化疗反应差，总体生存率并不受化疗影响。本病总的 5 年生存率为 62%～78%，无病生存率为 45%～82%。肿瘤的组织学分级与预后直接相关。未转移和手术切缘阴性患者预后较好。肿瘤直径 > 8cm 预后不良，继发性平滑肌肉瘤生存率低于原发性肉瘤。

一、定义

平滑肌肉瘤是一种恶性间叶性肿瘤，由具有平滑肌分化潜力的梭形细胞组成。细胞核呈梭形或环形，细胞质呈嗜酸性，有丝分裂活跃。易发生转移，致死率高。

二、流行病学

本病好发年龄为 30～70 岁，20 岁之前较少发病。本病发病人数占原发性骨肿瘤总发病人数的不足 1%。男女发病比例相当。大多骨的平滑肌肉瘤为转移性病灶，常见的原发部位为子宫和胃肠道。常见发病部位为四肢长骨，股骨远端、胫骨近端约占 70%。颅面骨占 20%，继发于放射后的平滑肌肉瘤约 50% 发生于颅面骨。骨盆是中轴骨中最常见的部位。本病好发部位为股骨远端＞胫骨近端＞下颌骨＞上颌骨＞肱骨近端＞髂骨＞股骨近端、胫骨远端＞脊柱＞其他部位。长骨中干骺端最常受累。与普通人群相比，免疫力低下或免疫缺陷的患者更易发生，如器官移植者、AIDS 患者。

三、临床表现

骨的平滑肌肉瘤可以是原发性的，约 15% 的病例继发于放疗后。典型表现为局部疼痛和肿胀，偶尔可见肿块形成。四肢部位的疼痛局限于病变累及的解剖区域，骨盆平滑肌肉瘤常表现为腰痛或腹股沟周围疼痛，症状部位较模糊。症状可持续数周至数年。20%～40% 的患者发生病理性骨折。

四、病理学表现

平滑肌肉瘤由梭形细胞交织成束簇状。细胞浆呈嗜酸性，细胞核末端圆钝。基质胶原蛋白含量差异大。局部肿瘤细胞可能出现上皮样外观。多核破骨细胞聚集可掩盖肿瘤细胞平滑肌特征（图 12-23）。

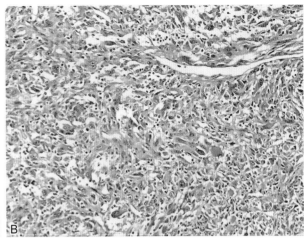

图 12-23 梭形细胞交错，平滑肌特征较明显（摘自 Dorfman and Czerniak's Bone Tumors）

五、影像学表现

1. X 线 /CT X 线片上为侵袭性溶骨性病变，伴有骨皮质破坏和软组织包块形成。边界不清，呈虫蚀样骨质破坏，无硬化边形成。基质内钙化少见。骨膜可反应性形成新骨，影像上皮质增厚或形成 Codman 三角（图 12-24 和图 12-25）。

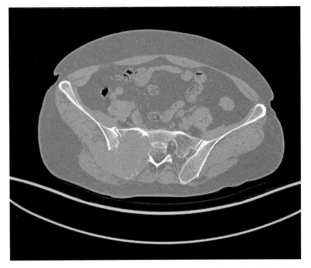

图 12-25 右侧骶髂关节呈溶骨性骨质破坏局部伴软组织肿块形成，病变边界不清，病变内部可见少许骨性密度

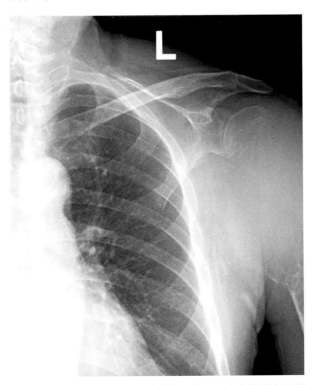

图 12-24 左肱骨近端溶骨性破坏，病灶内有少许残存骨嵴

2. MRI T$_1$WI 病灶呈与肌肉组织相等或低信号。T$_2$WI 呈明显混杂信号。骨病来源髓腔，以干骺端常见，可向骨骺或骨干延伸，呈明显的垂直侵犯趋势。多数病例有邻近软组织受累，尤其是骨盆平滑肌肉瘤，可形成巨大的软组织包块包裹病变骨。病灶边缘模糊且不规则，累及至软组织内病灶边缘可锐利。体积较大病灶内有坏死或囊性变区，T$_1$WI 呈低信号，T$_2$WI 呈高信号。MRI是评估平滑肌肉瘤的首选检查，能明确病变范围和邻近组织受累情况。增强 MRI 显示病灶呈中度或显著不均匀强化（图 12-26 和图 12-27）。

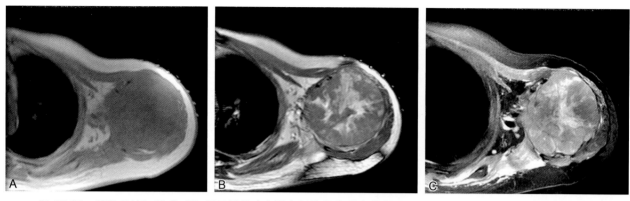

图 12-26　MRI-T$_1$WI（A 和 B）显示肱骨病变混有低信号和稍高信号，T$_2$IW（C）可见高信号及稍高信号影

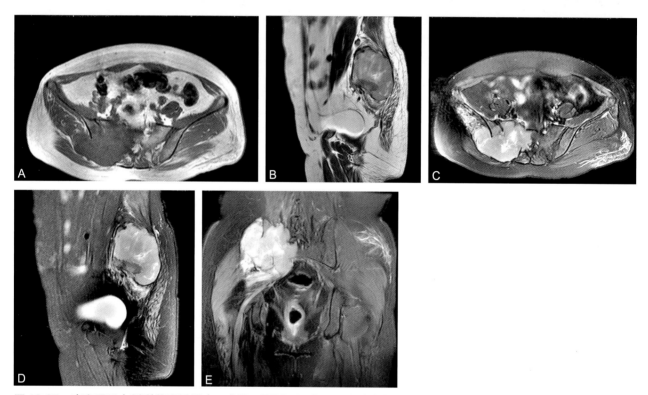

图 12-27　病变累及右侧梨状肌及臀中、小肌。T$_1$WI（A 和 B）呈稍高信号，T$_2$WI（C～E）呈稍高信号，病变内见条絮状高信号

六、鉴别诊断

本病需与未分化多形性肉瘤、成纤维细胞骨肉瘤、转移性肉瘤样癌相鉴别。未分化多形性肉瘤组织形态学为梭形细胞和上皮样细胞增殖，有丝分裂活跃并伴有明显坏死，局部可形成黏液样基质和明显的炎性反应。肿瘤性成骨和肌源性标志物是鉴别骨肉瘤和平滑肌肉瘤的关键。也有报道平滑肌肉瘤基质内钙化的情况，可能被误认是肿瘤性类骨。

主要参考文献

Ahlawat S, Fayad LM. 2020. Revisiting the WHO classification system of bone tumours: Emphasis on advanced magnetic resonance imaging sequences. Part 2. Pol J Radiol, 85: e409-e419.

Aumar DK, Dadjo YBA, Chagar B. 2013. Intraosseous lipoma of the calcaneus: report of a case and review of the literature. J Foot Ankle Surg, 52(3): 360-363.

Bagatur AE, Yalcinkaya M, Dogan A, et al. 2010. Surgery is not always necessary in intraosseous lipoma. Orthopedics, 33(5): 306-311.

Bhurgri Y, Faridi N, Ayub M, et al. 2000. Lipoma of the bone. J Pak Med Assoc, 50(5): 168-169.

Chadwick JW, Alsufyani NA, Lam EWN. 2011. Clinical and radiographic features of solitary and cemento-osseous dysplasia-associated simple bone cysts. Dentomaxillofac Radiol, 40(4): 230-235.

Chen X, Chen K, Su Y. 2020. Evaluation of immediate and delayed surgery for pathological fracture due to unicameral bone cysts in children. J Child Orthop, 14(4): 335-342.

Delsmann BM, Pfahler M, Nerlich A,et al. 1996. Primary leiomyosarcoma affecting the ankle joint. Foot Ankle Int, 17(7): 420-424.

Deventer N, Deventer N, Gosheger G, et al. 2021. Current strategies for the treatment of solitary and aneurysmal bone cysts: A review of the literature. J Bone Oncol, 30: 100384.

Dohi O, Hatori M, Ohtani H, et al. 2003. Leiomyosarcoma of the sacral bone in a patient with a past history of resection of uterine leiomyoma. Ups J Med Sci, 108(3): 213-220.

Dürr HR, Rauh J, Baur-Melnyk A, et al. 2018. Myxoid liposarcoma: Local relapse and metastatic pattern in 43 patients. BMC Cancer, 18(1): 304.

Florenzano P, Pan KS, Brown SM, et al. 2019. Age-related changes and effects of bisphosphonates on bone turnover and disease progression in fibrous dysplasia of bone. J Bone Miner Res, 34(4): 653-660.

Gahvari Z, Parkes A. 2020. Dedifferentiated liposarcoma: Systemic therapy options. Curr Treat Options Oncol, 21(2): 15.

Gouin F, Renault A, Bertrand-Vasseur A, et al. 2019. Early detection of multiple bone and extra-skeletal metastases by body magnetic resonance imaging (BMRI) after treatment of Myxoid/Round-Cell Liposarcoma (MRCLS). Eur J Surg Oncol, 45(12):2431-2436.

Greco M, Mazzocchi M, Ribuffo D, et al. 2013. Parosteal lipoma. Report of 15 new cases and a review of the literature. Ann Ital Chir, 84(2): 229-235.

Han Z, Liu YH, Hao XL, et al. 2018. Large intraosseous lipoma of the skull: A case report and review of the literature. World Neurosurg, 120: 525-529.

Hartley I, Zhadina M, Collins MT, et al. 2019. Fibrous dysplasia of bone and McCune-Albright syndrome: A bench to bedside review. Calcif Tissue Int, 104(5): 517-529.

Jeanrot C, Ouaknine M, Anract P, et al. 2000. Primary leiomyosarcoma of bone. Report of 5 anatomo-clinical cases and review of the literature. Rev Chir Orthop Reparatrice Appar Mot, 86(1): 63-73.

Jeyaraj P. 2019. Histological diversity, diagnostic challenges, and surgical treatment strategies of fibrous dysplasia of upper and mid-thirds of the craniomaxillofacial complex. Ann Maxillofac Surg, 9(2): 289-314.

Jung JY, Jee WH, Hong SH, et al. 2014. MR findings of the osteofibrous dysplasia. Korean J Radiol, 15(1): 114-122.

Kabali TM, Moshy JR, Owibingire SS, et al. 2019. Craniofacial fibrous dysplasia associated with McCune-Albright syndrome: challenges in diagnosis and treatment: case reports. BMC Oral Health, 19(1): 180.

Kamal AF, Anshori F, Kodrat E. 2021. Osteofibrous dysplasia-like adamantinoma versus osteofibrous dysplasia in children: A case report of challenging diagnosis. Int J Surg Case Rep, 80: 105599.

Kang JY, Kim HJ, Wojno TH, et al. 2021. Atypical lipomatous tumor/well-Differentiated liposarcoma of the Orbit: Three cases and review of the literature. Ophthalmic Plast Reconstr Surg, 37(3S): S134-S140.

Khor TS, Sinniah R. 2010. Leiomyosarcoma of the bone: A case report of a rare tumour and problems involved in diagnosis. Pathology, 42(1): 87-91.

Koyuncu EG, Aydıngöz Ü, İskender Ö, et al. 2018. An incidental periscapular lipoma with marked bone erosion in an elderly woman with contralateral shoulder pain. PM R, 10(11): 1292-1293.

Kushchayeva YS, Kushchayev SV, Glushko TY, et al. 2018. Fibrous dysplasia for radiologists: Beyond ground glass bone matrix. Insights Imaging, 9(6): 1035-1056.

Leeson MC, Kay D, Smith BS. 1983. Intraosseous lipoma. Clin Orthop Relat Res, (181): 186-190.

Matsuyama A, Sakamomo A, Aoki T, et al. 2013. Intraosseous leiomyosarcoma arising in the epiphysis of the distal femur. Pathol Res Pract, 209(8): 530-533.

Mierzwiński J, Kosowska J, Tyra J, et al. 2018. Different clinical presentation and management of temporal bone fibrous dysplasia in children. World J Surg Oncol, 16(1): 5.

Mujtaba B, Wang F, Taher A, et al. 2021. Myxoid liposarcoma with skeletal metastases: Pathophysiology and imaging characteristics. Curr Probl Diagn Radiol, 50(1): 66-73.

Noble JL, Moskovic E, Fisher C, et al. 2010. Imaging of skeletal metastases in myxoid liposarcoma. Sarcoma: 262361.

O'Sullivan PJ, Harris AC, Munk PL. 2008. Radiological imaging features of non-uterine leiomyosarcoma. Br J Radiol, 81(961): 73-81.

Panneerselvam E, Panneerselvam K, Chanrashekar SS. 2014. Solitary bone cysts—A rare occurrence with bilaterally symmetrical presentation. J Oral Maxillofac Pathol, 18(3): 481.

Park B, Abode-Iyamah K, Lee SL, et al. 2015. Fibro-osseous lesion of the cranium in an adolescent patient. Surg Neurol Int, 6: 12.

Recine F, Bongiovanni A, Casadei R, et al. 2017. Primary leiomyosarcoma of the bone: A case report and a review of the literature. Medicine (Baltimore), 96(45):e8545.

Rekhi B, Kaur A, Puri A, et al. 2011. Primary leiomyosarcoma of bone--A clinicopathologic study of 8 uncommon cases with immunohistochemical analysis and clinical outcomes. Ann Diagn Pathol, 15(3): 147-156.

Rizer M, Singer AD, Edgar M, et al. 2016. The histological variants of liposarcoma: Predictive MRI findings with prognostic implications, management, follow-up, and differential diagnosis. Skeletal Radiol, 45(9): 1193-1204.

Sandberg AA. 2004. Updates on the cytogenetics and molecular genetics of bone and soft tissue tumors: Liposarcoma. Cancer Genet Cytogenet, 155(1): 1-24.

Schwartz A, Shuster M, Becker SM, et al. 1970. Liposarcoma of bone. Report of a case and review of the literature. J Bone Joint Surg Am, 52(1): 171-177.

Sohn MH, Lim ST, Jeong HJ, et al. 2009. Intraosseous lipoma in the femoral shaft mimicking a bone metastasis on bone scintigraphy. Clin Nucl Med, 34(10): 693-695.

Tahara K, Yamashita K, Hiwatashi A, et al. 2016. MR imaging findings of a leiomyosarcoma of the thoracic spine: A case report. Clin Neuroradiol, 26(2): 229-233.

Torigoe T, Matsumoto T, Terakado A, et al. 2006. Primary pleomorphic liposarcoma of bone: MRI findings and review of the literature. Skeletal Radiol, 35(7): 536-538.

Wang GY, Lucas DR. 2019. Primary leiomyosarcoma of bone: Review and update. Arch Pathol Lab Med, 143(11): 1332-1337.

Wang TT, Wu XR, Cui YF, et al. 2014. Role of apparent diffusion coefficients with diffusion-weighted magnetic resonance imaging in differentiating between benign and malignant bone tumors. World J Surg Oncol, 12: 365.

Zumárraga JP, Arouca MM, Baptista AM, et al. 2019. Primary leiomyosarcoma of bone: Clinicopathologic and prognostic factors analysis in a single institution. Acta Ortop Bras, 27(3): 152-155.

第 13 章　肿瘤复发的评估

近年来骨肿瘤的诊断和治疗技术不断发展，从 X 线成像到磁共振成像，从单一手术治疗到多学科综合治疗，提供了多样化的诊疗方法，提高了临床肿瘤控制疗效。但基于肿瘤本身性质，无论是良性还是恶性骨肿瘤，局部肿瘤复发仍是无法完全规避的挑战。因此，对骨肿瘤复发影像学特征的掌握，了解原发肿瘤复发时典型表现、复发部位的倾向、术后影像干扰等至关重要。鉴别正常治疗后改变和肿瘤复发，便于早期及时干预，以期改善患者生活质量和预后。

第一节　成　像　特　征

X 线对于评估骨溶解、新骨形成和钙化等价值明显。X 线可发现明显的软组织异常，但无法为软组织复发提供可靠的影像征象。CT 能显示出早期轻微的骨改变和钙化。通过计算机进行三维重建，在不规则骨中作用更大。当患者有 MRI 禁忌证时，CT 增强可显示局部血供，提高软组织诊断的敏感度。同时随访中反复的 CT 检查，需考虑累积辐射剂量等问题。骨扫描对检测骨形成高度敏感，同时可判断骨骼系统中形成的单一病灶还是多发病灶。FDG-PET 基于组织糖代谢情况来评估肿瘤是否复发。因肿瘤糖代谢较正常组织增强，检测骨肿瘤复发时异常代谢活动具有高的敏感性和特异度。即使是手术或放疗后组织广泛变性的患者中也有诊断价值。

如无禁忌，MRI 对骨与软组织评估意义非凡。可以将治疗区域内有活性的肿瘤组织、坏死组织、纤维组织或正常组织区分开来。对于可疑局部复发的病灶，活检前 MRI 检查必不可少。X 线检查和 CT 扫描评估骨质溶解、类骨基质或类软骨基质形成有一定优势，可在其影像上见到云雾状、点状 / 环状 / 弧形等表现。而 MRI 优势在于髓内病变、软组织受累范围、脊髓或神经、血管与肿瘤之间的解剖关系等，同时还可通过组织代谢不同来分辨复发情况。与正常肌肉组织信号相比，肿瘤组织一般在 T_1WI 上呈低信号，T_2WI 上呈高信号。基质内骨化、钙化组织在 T_1WI 和 T_2WI 均呈低信号。软骨基质呈长 T_1WI 和长 T_2WI 信号，软骨骨化后则表现为不均匀低信号强度。骨皮质受累可表现为骨膜炎、皮质变薄、缺损、重塑和破坏。但治疗后正常组织反应性改变，如瘢痕化、炎症反应等，导致解剖结构和信号特征的改变可能会干扰 MRI 显像，进而影响对肿瘤组织的精准判断。如果没有合适的参考比较，早期肿瘤复发检测的敏感性和特异性将显著降低。组织内置入物如内固定装置、骨水泥等也会在影像上产生伪影或信号缺失。

第二节　良性骨肿瘤复发

良性骨肿瘤的肿瘤相关并发症以局部复发为主。少数可发生远处转移，如骨巨细胞瘤。当良性骨肿瘤病变复发时还应排除有无恶变可能。良性骨肿瘤首次手术治疗多以病灶内刮除为主，保留的宿主骨可作为早期参考标识。既往研究病理证实术后 MRI 上出现边缘浸润性改变常为肿瘤细胞对骨的侵犯，尤其是术前病灶存在多个不规则突起边缘，这些区域可能残留肿瘤组织。另外肿瘤复发可能与人口统计学因素相关，如肿瘤部位、患者年龄。

具有一定侵袭性的良性骨肿瘤局部复发难以完全避免。常见于病灶周围无硬化边、存在过渡区域等情况。偏心生长的骨巨细胞瘤可紧邻骨皮质或骨骺，延伸至软骨下骨，宿主骨骨皮质膨胀变薄。广泛性切除可有效控制复发率，但影响邻近关节功能。如果病变靠近肢体主要血管、神经，

广泛性切除边界会受到限制。而有报道保留关节的刮除术的复发率可高达 40% ～ 60%。肿瘤复发时最常伴有疼痛症状。影像学上显示病灶内骨质吸收或破坏影考虑复发可能。当既往手术置入骨水泥填塞时，一般骨水泥与宿主骨界面透明间隙在 2mm 以内。随访 6 ～ 12 个月间隙无进展，水泥周围可反应性形成硬化边。如间隙增宽或硬化边溶解提示肿瘤复发。MRI 上骨水泥和置入物会产生信号空洞，需要避开伪影阅片，查找手术区和邻近骨骼系统内是否信号改变或肿块形成。对于无法判断的影像改变应考虑穿刺活检进一步鉴别明确（图 13-1 ～图 13-4）。

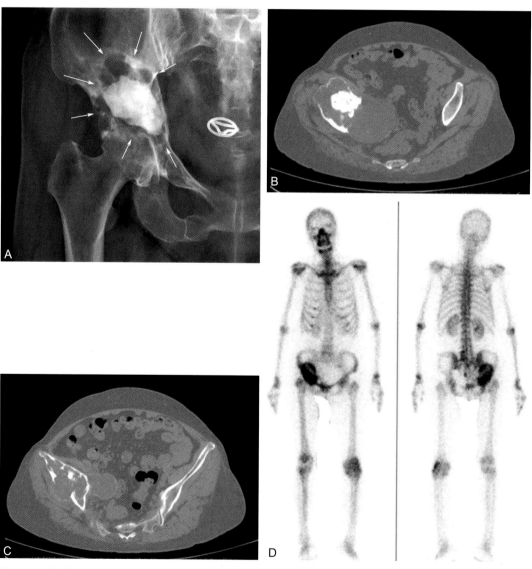

图 13-1　右侧髋臼骨水泥周围骨质溶解（A ～ C），骨扫描示局部核素浓聚（D）。箭头示病变破坏骨质

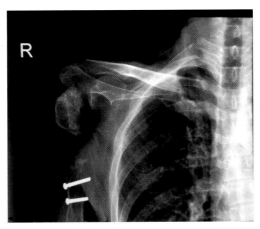

图 13-2　右肱骨近端骨巨细胞瘤腓骨移植术后复发，移植骨破坏溶解

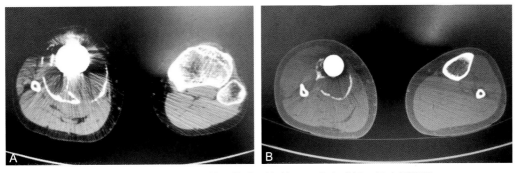

图 13-3　右胫骨近端假体置换术后假体周围密度减低、骨皮质膨胀

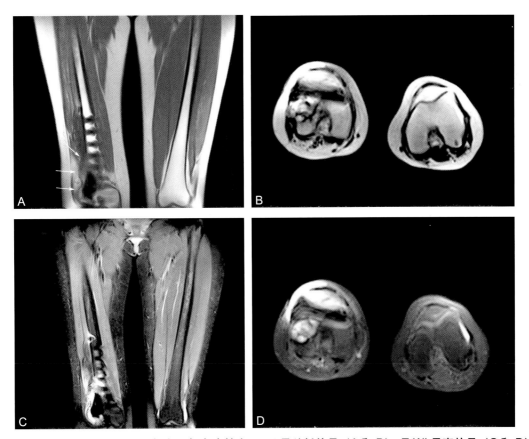

图 13-4　右股骨下段骨巨细胞瘤术后复发，复发病灶在 T_1WI 呈稍低信号（A 和 B），T_2WI 呈高信号（C 和 D）。内固定装置均为低信号。箭头示病变沿内置物侵袭周围软组织

第三节 恶性骨肿瘤复发

恶性骨肿瘤局部复发倾向较强。虽然广泛性切除手术在一定程度上能降低肿瘤复发风险，但疾病本身的性质决定其无法完全避免。据统计30%～40%恶性骨肿瘤患者治疗后发生局部复发，出现转移的患者中复发率高达80%。在没有其他内脏或骨骼系统转移的情况下，通过手术和综合性治疗可控制肿瘤进展。因此，早期对复发肿瘤发现和诊断具有临床价值。当然，复发肿瘤的治疗与原发性肿瘤相比，预后相对较差。对于可切除瘤灶仍推荐首选手术治疗；对于一些无法切除的瘤灶可考虑放射治疗、靶向治疗等。因为复发病灶的完整切除与长期生存率、复发率有一定相关性。也有报道选择二线化疗药物、靶向药物、免疫药物等的治疗随访，但其疗效尚存在争议。如骨肉瘤患者在一线药物（顺铂、多柔比星、甲氨蝶呤、异环磷酰胺）治疗期间病情仍进一步发展，可选择吉西他滨、索拉菲尼等超适应证药物。

软骨肉瘤复发率在20%～50%，以骨盆、脊柱、肩胛骨、肋骨部位常见。手术切除为首要选择。如果无法切除，可考虑局部放射治疗或实验性系统治疗。复发的软骨肉瘤是否影响生存率依然在探索。如果出现肺转移则提示预后不良（图13-5和图13-6）。

骨肉瘤复发率在10%左右，预后不良。相比无法切除病灶的患者，可行手术治疗的患者预后较好。病理性骨折是否与预后相关尚不能确定。化疗期间肿瘤坏死和骨折处愈合可在广泛性切除的条件下行保肢手术。复发的骨肉瘤病灶中约35%发生软组织钙化或骨化，约50%在MRI可见骨与软组织受累。目前MRI可结合金属抑制技术可增加肿瘤术后复发的检测率（图13-7～图13-12）。

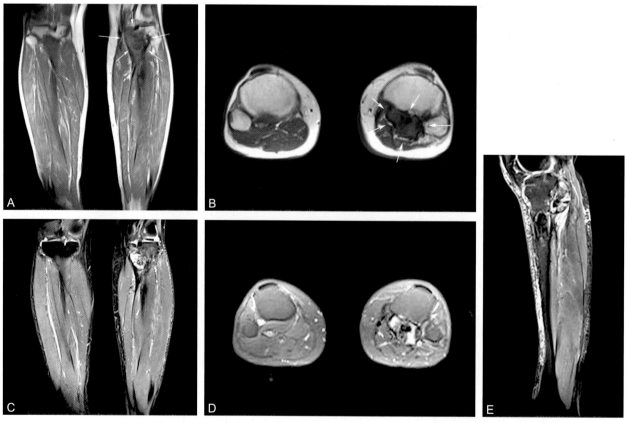

图13-5 左胫骨近端软骨肉瘤切除术后复发。T_1WI呈低信号（A和B），箭头示不规则病变边缘。T_2WI呈混杂高信号（C～E）。病灶内钙化均为低信号。矢状位皮肤和软组织内可见既往手术愈合的瘢痕（E）

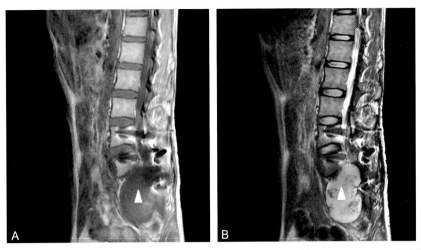

图 13-6　骶骨软骨肉瘤复发，病变（△）主要累及腰椎螺钉远端。T₁WI 呈低信号（A），T₂WI 呈稍高信号，混杂有散在低信号（B）

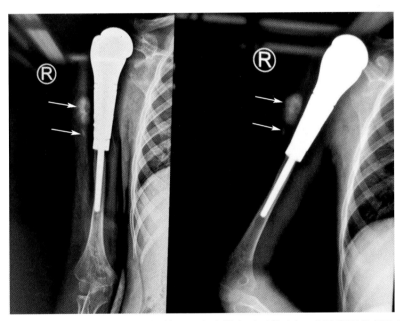

图 13-7　右肱骨近端骨肉瘤切除术后假体周围密度增高影（箭头）。术后病理考虑骨肉瘤复发

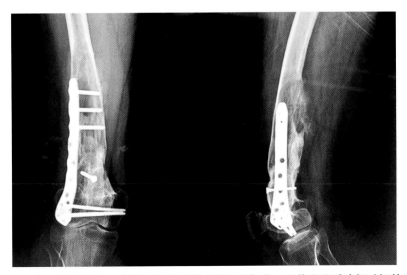

图 13-8　右股骨下段骨肉瘤切除、大段异体骨重建术后肿瘤复发。异体骨骨质溶解破坏并形成骨膜反应

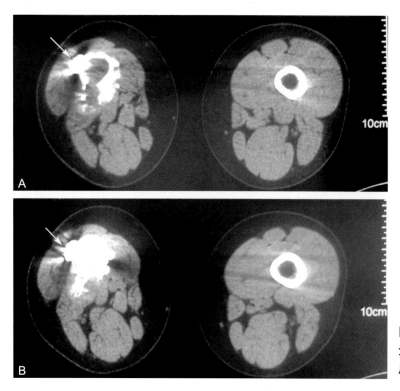

图 13-9 CT 平扫虽然受置入材料周围金属伪影（箭头）影响，但仍可见到骨质破坏、皮质不连续且有肿瘤性成骨

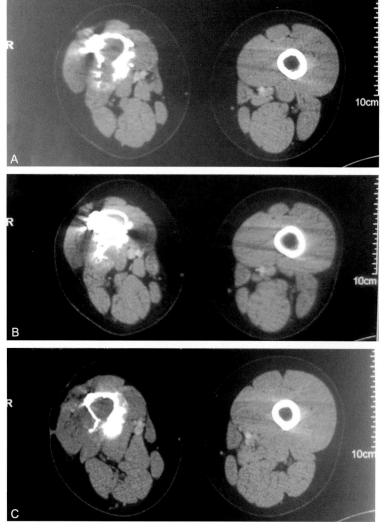

图 13-10 增强 CT 病灶强化受金属伪影影响较大（B），避开伪影时可见到骨质破坏（A）和活性肿瘤组织强化（C）

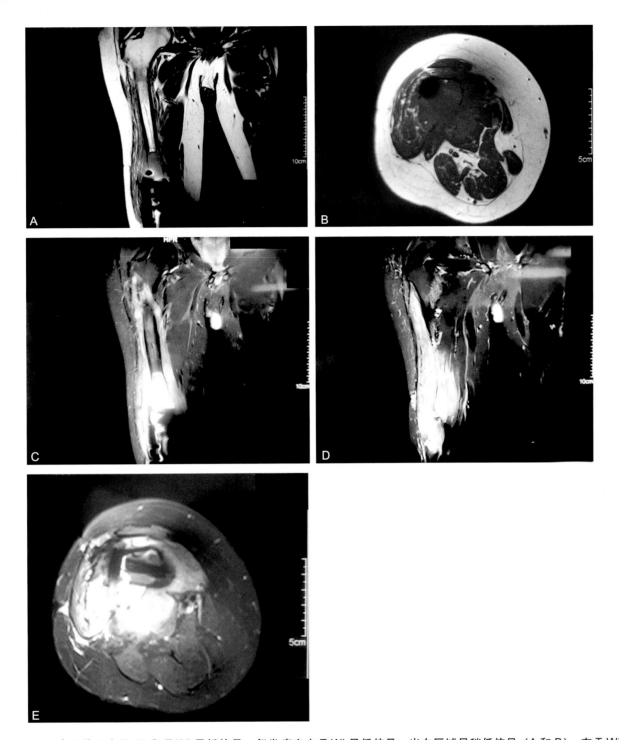

图 13-11　金属伪影在 T_1WI 和 T_2WI 呈低信号。复发病变在 T_1WI 呈低信号，出血区域呈稍低信号（A 和 B），在 T_2WI 呈高信号（C ～ E）

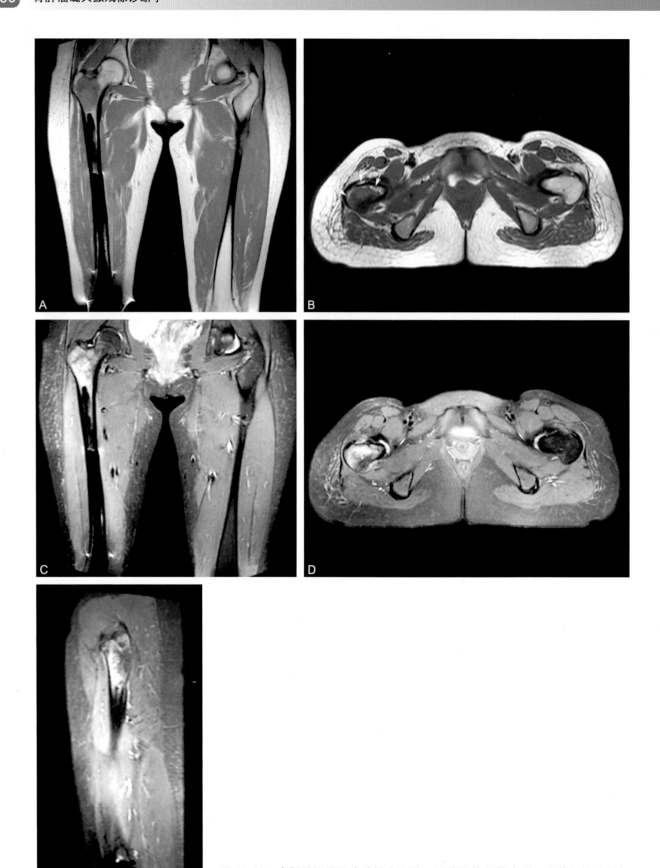

图 13-12　右股骨远端骨肉瘤扩大切除、肿瘤假体置换术后。假体近端肿瘤复发（箭头）。T₁WI 低信号病变累及股骨转子间（A 和 B）。T₂WI 可见高信号病变内低信号的肿瘤性成骨（C～E）

尤因肉瘤是一类小圆细胞肿瘤，儿童和青少年常见。本病常以葱皮样改变和巨大软组织包块为特征，对放化疗极为敏感，多学科治疗使尤因肉瘤患者预后显著改善，生存率可高达 70%。术前辅助治疗可使病灶明显缩小，甚至在影像学上呈阴性表现。手术切除范围依据治疗前还是治疗后影像表现仍存在争议。对于一些无法手术的患者，可考虑单纯放疗和化疗控制病情。复发的尤因肉瘤预后不良，肿瘤控制率约为 13%。尤其是首次综合治疗未行手术的患者，应警惕局部肿瘤复发（图 13-13）。

脊索瘤是复发率较高的骨肿瘤类型。本病治疗方式包括手术、放疗、全身治疗，但对放化疗敏感度低，手术切除后复发率较高。如切缘阳性，复发率可高达 70%。复发肿瘤预后差，再次治疗时治愈率低。姑息性支持治疗不失为一种选择，可减缓肿瘤进展。众多靶向药物，如伊马替尼治疗脊索瘤仍处于实验阶段。当生长缓慢或无症状不可切除病变，也可进行长期临床观察（图 13-14）。

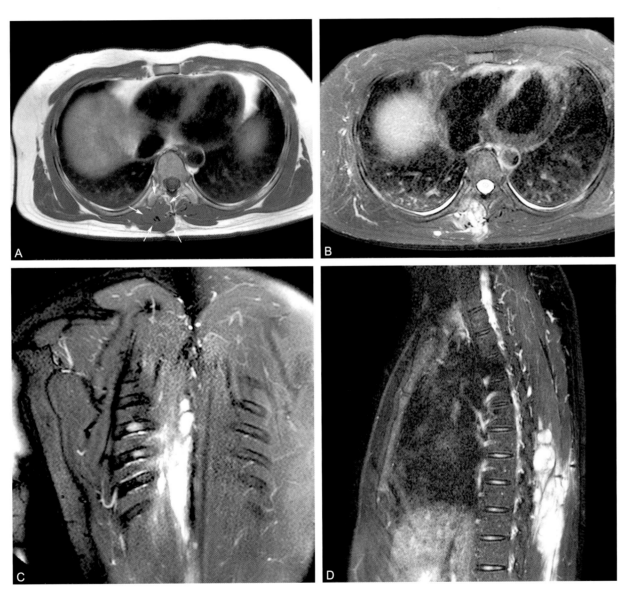

图 13-13　右肩背部尤因肉瘤术后复发，累及右侧横突（箭头）。T$_1$WI 呈低信号（A），T$_2$WI 信号混杂且伴有软组织广泛水肿（B～D）

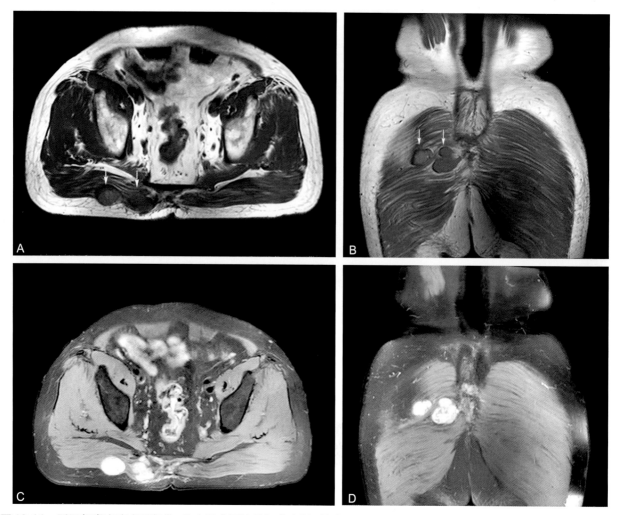

图13-14　骶尾部脊索瘤术后复发，病变沿术区边缘侵袭生长（箭头）。T₁WI混有低信号、稍低信号和散在高信号（A和B），T₂WI呈稍高信号和高信号（C和D）

主要参考文献

Ailon T, Torabi R, Fisher CG, et al. 2016. Management of locally recurrent chordoma of the mobile spine and sacrum: A systematic review. Spine, 41(Suppl 20): S193-S198.

Alpert JS, Boland P, Hameed M, et al. 2018. Undifferentiated pleomorphic sarcoma: Indolent, tail-like recurrence of a high-grade tumor. Skeletal Radiol, 47(1): 141-144.

Bacci G, Forni C, Longhi A, et al. 2007. Local recurrence and local control of non-metastatic osteosarcoma of the extremities: A 27-year experience in a single institution. J Surg Oncol, 96(2): 118-123.

Chugh R, Tawbi H, Lucas DR, et al. 2007. Chordoma: The nonsarcoma primary bone tumor. Oncologist, 12(11): 1344-1350.

Day FN, Ruggieri C, Britton C. 1988. Recurrent osteochondroma. J Foot Ankle Surg, 37(2): 162-164.

Grieser T, Nöbauer-Huhmann IM. Postoperative and posttherapeutic changes after primary bone tumors: What's important for radiologists? Radiologe, 57(11): 938-957.

Hanna SL, Fletcher BD, Fairclough DL, et al. 1991. Magnetic resonance imaging of disseminated bone marrow disease in patients treated for malignancy. Skeletal Radiol, 20(2): 79-84.

He YF, Wang J, Zhang J, et al. 2018. Magnetic resonance feature of "paintbrush borders" sign as a novel way to predict recurrence of giant cell tumor of bone after curettage: A pilot study. J Int Med Res, 46(2): 710-722.

Ibn Essayed W, Almefty KK, Al-Mefty O. 2021. Recurrent chordoma resection in the advanced multimodality image guided operating suite: 2-dimensional operative video. Oper Neurosurg (Hagerstown), 20(5): E344-E345.

Inarejos Clemente EJ, Navarro OM, Navallas M, et al. 2022. Multiparametric MRI evaluation of bone sarcomas in children. Insights Imaging, 13(1): 33.

Johnson K, Davies AM, Evans N, et al. 2001. Imaging recurrent parosteal osteosarcoma. Eur Radiol, 11(3): 460-466.

Kasalak Ö, Dammann A, Adams HJA, et al. 2018. Surveillance MRI for the detection of locally recurrent Ewing sarcoma seems futile. Skeletal Radiol, 47(11): 1517-1522.

Kauffman WM, Fletcher BD, Hanna SL, et al. 1994. MR imaging findings in recurrent primary osseous Ewing sarcoma. Magn Reson Imaging, 12(8): 1147-1153.

Klenke FM, Wenger DE, Inwards CY, et al. 2011. Giant cell tumor of bone: Risk factors for recurrence. Clin Orthop Relat Res, 469(2): 591-599.

Klenke FM, Wenger DE, Inwards CY, et al. 2011. Recurrent giant cell tumor of long bones: Analysis of surgical management. Clin Orthop Relat Res, 469(4): 1181-1187.

Laitinen MK, Parry MC, Le Nail LR, et al. 2019. Locally recurrent chondrosarcoma of the pelvis and limbs can only be controlled by wide local excision. Bone Joint J, 101-B(3): 266-271.

Lantos JE, Agaram NP, Healey JH, Hwang S. 2013. Recurrent skeletal extra-axial chordoma confirmed with brachyury: Imaging features and review of the literature. Skeletal Radiol, 42(10): 1451-1459.

Meazza C, Bastoni S, Scanagatta P. 2020. What is the best clinical approach to recurrent/refractory osteosarcoma? Expert Rev Anticancer Ther, 20(5): 415-428.

Natarajan MV, Mohanlal P, Bose JC. 2007. Limb salvage surgery complimented by customised mega prostheses for malignant fibrous histiocytomas of bone. J Orthop Surg (Hong Kong), 15(3): 352-356.

Nemec SF, Krestan CR, Hojreh A, et al. 2008. Radiological diagnostics of malignant tumors of the musculoskeletal system in childhood and adolescence. Radiologe, 48(10): 962-968.

Neubauer H, Evangelista L, Hassold N, et al. 2012. Diffusion-weighted MRI for detection and differentiation of musculoskeletal tumorous and tumor-like lesions in pediatric patients. World J Pediatr, 8(4): 342-349.

Novello M, Di Rocco C, Tamburrini G, et al. 2016.

Recurrent adult-type fibrosarcoma of the frontal bone in a child. Childs Nerv Syst, 32(6): 1169-1673.

Pennington Z, Ahmed AK, Cottrill E, et al. 2019. Systematic review on the utility of magnetic resonance imaging for operative management and follow-up for primary sarcoma-lessons from extremity sarcomas. Ann Transl Med, 7(10): 225.

Pring ME, Weber KL, Unni KK, et al. 2001. Chondrosarcoma of the pelvis. A review of sixty-four cases. J Bone Joint Surg Am, 83(11): 1630-1642.

Reddy K, Ramirez L, Kukreja K, et al. 2021. Response to denosumab in 2 children with recurrent giant cell tumor of the bone with pulmonary metastasis. J Pediatr Hematol Oncol, 43(2): e215-e218.

Redondo A, Bagué S, Bernabeu D, et al. 2017. Malignant bone tumors (other than Ewing's): Clinical practice guidelines for diagnosis, treatment and follow-up by Spanish Group for Research on Sarcomas (GEIS). Cancer Chemother Pharmacol, 80(6): 1113-1131.

Siddiqui MA, Seng C, Tan MH. 2014. Risk factors for recurrence of giant cell tumours of bone. J Orthop Surg (Hong Kong), 22(1): 108-110.

Song B, Lee K, Lee C, et al. 2018. Prognostic significance of microscopic tumor extension in local recurrence of myxofibrosarcoma and undifferentiated pleomorphic sarcoma. Pathol Int, 68(9): 509-516.

Stacchiotti S, Gronchi A, Fossati P, et al. 2017. Best practices for the management of local-regional recurrent chordoma: A position paper by the Chordoma Global Consensus Group. Ann Oncol, 28(6): 1230-1242.

Tateishi U, Hasegawa T, Miyakawa K, et al. 2003. CT and MRI features of recurrent tumors and second primary neoplasms in pediatric patients with retinoblastoma. AJR Am J Roentgenol, 181(3): 879-884.

Xiong C, Xu X, Zhang H, et al. 2021. An analysis of clinical values of MRI, CT and X-ray in differentiating benign and malignant bone metastases. Am J Transl Res, 13(6): 7335-7341.

Zhang Y, He S, Bi Y, et al. 2021. Refractory recurrent spinal chondrosarcoma: What is the role of salvage surgery? Clin Neurol Neurosurg, 210: 106999.